Karla Kämmer (Hrsg.)

Die neue Pflegedokumentation

Das Management-Handbuch für den optimalen Umstieg

Autoren:
Jürgen Brüggemann
Dr. Alexandra Jorzig
Karla Kämmer
Jutta König
Andreas Kutschke
Reinhard Lay
Gerd Palm
Philipp Seifert
Birger Schlürmann
Heike Schwarzer
Friedrich Trapp

schlütersche

Karla Kämmer ist Diplom-Sozialwissenschaftlerin, Diplom-Organisationsberaterin, Erwachsenenbildnerin, Lösungsorientierter Coach, Gesundheits- und Krankenpflegerin und Altenpflegerin. Sie ist seit vielen Jahren im nationalen und internationalen Gesundheits-, Sozial- und Pflegewesen aktiv. Zu ihren Schwerpunkten gehört u.a. das Veränderungsmanagement in Einrichtungen.

»Pflege ist eine einzigartige Mischung von Kunst und Wissenschaft, angewandt im Kontext zwischen menschlichen Beziehungen, um Wohlbefinden zu fördern, Krankheit zu verhindern und Gesundheit beim Individuum, in Familien und in Gemeinden wiederherzustellen.«

J.M. WILKINSON

Widmung
Ein herrlicher Sommer im Haus St. Maria Immaculata in Essen
Mein Dank für die Top-Begleitung während meines langen Kurzzeitpflegeaufenthaltes gilt allen Mitarbeitenden sowie Inge Berkenbusch, Liliane Heimbach, Gundula Kenders, Dorothea Philipps, Marianne Raupach und Doris Schutz, Mitglieder der Wohngruppe 2.2.

Bibliografische Information der Deutschen Nationalbibliothek
Die Deutsche Nationalbibliothek verzeichnet diese Publikation in der Deutschen Nationalbibliografie; detaillierte bibliografische Daten sind im Internet über http://dnb.ddb.de abrufbar.

ISBN 978-3-89993-357-4 (Print)
ISBN 978-3-8426-8735-6 (PDF)
ISBN 978-3-8426-8736-3 (EPUB)

Reihengestaltung:	Groothuis, Lohfert, Consorten, Hamburg
Umschlaggestaltung:	Kerker + Baum, Büro für Gestaltung GbR, Hannover
Titelbild:	© Style-Photography – Fotolia.com
Satz:	PER Medien+Marketing GmbH, Braunschweig
Druck und Bindung:	Gutenberg Beuys Feindruckerei GmbH, Langenhagen

INHALT

VORWORT

Dieses Buch soll Ihnen die Freude am Pflegeprozess und seiner Dokumentation wieder zurückbringen. Denn die neue Pflegedokumentation bringt Vorteile für alle: Für den Klienten *»steht mehr Zeit zur Verfügung, die Mitarbeiter werden entlastet und die Einrichtung baut Bürokratie ab. Eine Win-Win-Win-Situation. Es sieht so aus, als stehe der Altenpflege wirklich eine Erfolgsstory ins Haus. Seien Sie ein Teil davon!«*[1]

Entdecken Sie den Prozess und seine Planung ganz praktisch wieder neu und als (wieder) brauchbares Arbeitsmittel und Ausdruck Ihrer Profession.

Das Buch liefert Ihnen eine umfassende Darstellung der entbürokratisierten Pflegedokumentation, die neben der Struktur und dem Prozedere relevante Zusammenhänge und Konsequenzen deutlich macht, ja sogar Alternativen aufzeigt.

Sie werden viele Anregungen zur Entwicklung von Potenzialen und Kompetenzen auch in anstrengenden Situationen des Führungsalltags entdecken sowie Ideen, die Ihnen den Alltag etwas leichter und stimmiger machen.

Der Pflegeprozess und seine Dokumentation in der neuen Form sind – professionell angewendet – nicht Ballast, sondern im Kontext des Pflegemanagements eine gute Ausgangsbasis für Ihr Organisations- und Führungshandeln: schlank, logisch, wirksam und transparent. Ein fein gearbeitetes Werkzeug, um Lebensqualität, Zufriedenheit, Sicherheit und auch Glück (!) in den Alltag der Menschen zu tragen – ob sie der Pflege bedürfen oder Pflege leisten und verantworten.

»Hauptanliegen der professionellen Pflege ist es, Menschen zu helfen, ihren individuellen Alltag (wieder) zu bewältigen: sich zu bewegen, Körper und Seele zu pflegen, sich zu ernähren, mit Schmerzen und anderen Beeinträchtigungen umzugehen, sich zu freuen, zu beschäftigen. Therapien einzuhalten, Sinn zu finden, mit anderen Menschen zu kommunizieren.«[2]

Der absolute Vorrang der Klientenorientierung und der Sinnhaftigkeit im neuen Pflegeprozess ermöglicht es ihnen nun, wieder Frieden zu schließen mit ihrer Profession und stolz auf ihren Beruf zu sein.

Wir als Autoren freuen uns, wenn wir mit diesem Buch dazu beitragen, dass Sie wieder mit Lust an die Arbeit gehen und mit Freude und Erfolg den Pflegeprozess in seiner modernen Form umsetzen.

Essen, im September 2016 — Karla Kämmer

---

1 Nolte, K. (2015): Sie sind am Zug. In: Altenpflege. Vorsprung durch Wissen. Dossier 04. Dokumentation: Das neue Strukturmodell: Wie es funktioniert und wie Sie es richtig umsetzen. S. 2. https://www.altenpflege-online.net/silver.econtent/catalog/vincentz/altenpflege/buecher_und_ebooks/themendossiers/altenpflege_dossier_04_dokumentation

2 Zegelin, A. (2015): Alltag leben trotz Krankheit – pflegerische Unterstützung umfasst Informationen,Beraten und Schulen. In: Tanja Segmüller (Hg.): Beraten, Informieren und Schulen in der Pflege. Ein Rückblick auf 20 Jahre Entwicklung. Frankfurt: Mabuse Verlag, S. 15

1 DIE PROFESSIONELLEN WURZELN DES PFLEGEPROZESSES UND SEINER DOKUMENTATION

Karla Kämmer & Reinhard Lay

»Pflege ist eine einzigartige Mischung von Kunst und Wissenschaft, angewandt im Kontext zwischen menschlichen Beziehungen, um Wohlbefinden zu fördern, Krankheit zu verhindern und Gesundheit beim Individuum, in Familien und in Gemeinden wiederherzustellen.«[3]

Pflege ist nicht darauf beschränkt, Probleme zu lösen. Sie beinhaltet auch die Gesundheitsförderung. Pflege integriert subjektive Sichtweisen betroffener Menschen und objektive Daten. Pflege wendet wissenschaftliche Erkenntnisse auf Diagnose- und Behandlungsprozesse an. Pflege bietet eine fürsorgliche professionelle Beziehung, die Gesundheit und Heilung fördert.[4]

Der Pflegeprozess liefert einen Rahmen, in dem Pflegende diese Kombination anwenden. Er ist eine spezielle Form des Denkens und Handelns. Ein systematischer Problemlösungsprozess wird durchgeführt.

Gerade während wir weiter ins Informationszeitalter fortschreiten, in dem es immer mehr um wissenschaftlich abgesicherte (evidenzbasierte) Pflege und die Anwendung neuer Technologien geht, gibt es viele gute Gründe, neben der eigenen professionellen Planungslogik (Gestaltung des Pflegeprozesses) die professionelle Empfindungsfähigkeit und Empathie weiterzuentwickeln. Die auf Expertise und reflektierter Erfahrung gründenden Denkprozesse werden wichtiger denn je:

- Mit dem demografischen Wandel wird die gesellschaftliche Verantwortung der professionell Pflegenden für die Gesundheit der Bevölkerung weiter stark zunehmen. Diese Verantwortung verpflichtet ethisch zu einem planvollen und transparenten Handeln.
- Es werden sich die wirtschaftlichen Ressourcen im Gesundheits- und Sozialwesen nicht wesentlich verbessern: Effektives und effizientes Handeln sichert das Wohlergehen aller und beugt Risiken und Schäden vor.
- Last but not least: Pflege soll Freude machen – nicht nur denen, die ihre Leistungen nutzen, und denen, die diese Kultur tragen und finanzieren, sondern auch uns, die wir Pflege erbringen. Handeln aus eigener Wissensbasis heraus, mit selbstbestimmten Prozessen und Abläufen macht zufrieden und ist durch kein noch so gutes PC-Programm zu ersetzen.[5]

---

3 Wilkinson, J. M. (2012). Das Pflegeprozess-Lehrbuch. Bern: Huber, S. 27

4 ANA American Nurses Association (1995). Nursing policy statement. Washington DC, S. 6

5 vgl. Lay, R. (2012). Ethik in der Pflege. Ein Lehrbuch für die Aus-, Fort- und Weiterbildung. Zweite Aufl., Hannover: Schlütersche

1.1 Grundsätzliche Überlegungen

Der Pflegeprozess gliedert sich in eine Abfolge von Schritten; die Anzahl der Schritte ist unterschiedlich. Es gibt Modelle mit vier, fünf und sechs Schritten. Die Schritte verlaufen eher dynamisch und zyklisch als linear. Den Pflegeprozess als Geschehen zu erlernen und mit ihm fachlich umzugehen ist für die Entwicklung der professionellen Pflege zentral. Es ist das erste Instrument, das ein Lernender benötigt, um »wie eine Pflegeperson zu denken«[6]. Mit dem Pflegeprozess zu arbeiten hat viele Vorteile. Er

- stützt die Ausbildung einer eigenen, professionellen Logik;
- fördert das gemeinschaftliche Arbeiten, indem er eine verbindende Basis schafft;
- verbessert die Kommunikation;
- macht Pflegehandeln nachvollziehbar;
- unterstützt die Teilnahme der Betroffenen am Gesundheitsprozess;
- ermöglicht individualisierte Pflege;
- fördert Kontinuität und Koordination;
- kann die Arbeitszufriedenheit wirksam stärken.

Pflegeplanung ist ein Steuerungsinstrument in diesem Prozess – und seit ihrer offiziellen Einführung in Deutschland (Krankenpflegegesetz von 1985) ein nicht enden wollendes Reizthema zwischen Pflegepraktikern und Pflegewissenschaft.

Eigentlich ist der Sinn des Pflegeprozesses auch bei Praktikern unumstritten. Im Theorie-Praxis-Konflikt geht es primär um Fragen der Theorieanbindung von Prozess und Dokumentation (Zentrale Frage: Braucht es sie? Und: Ist ein gemeinsames Pflegemodell für eine Einrichtung sinnvoll, benötigt man **mehrere** Pflegemodelle je nach Klientenbedarf/Pflegesituation – oder **kein** spezifisches Pflegemodell?

Im Weiteren geht es um den Umfang des notwendigen Nachweises pflegerelevanter Entscheidungen: Bringen schriftlich formulierte (Nah-)Ziele eine Qualitätsverbesserung? Muss aus Absicherungsgründen schriftlich durch das Ausfüllen eines Assessmentformulars festgehalten werden, warum eine Person **nicht** dekubitus-, sturz-, inkontinenzgefährdet ist? Letztlich geht es um den notwendigen Umfang der Schriftlichkeit überhaupt.

Überdies sind durch eine zum Teil fehlgeleitete externe Prüfpraxis und den überangepassten Umgang unserer Berufsgruppe damit die Aufwände so ins Kraut geschossen, dass sich die Frage nach der Angemessenheit, der ethischen Vertretbarkeit der Dokumentation und des Umfangs der Belastung für die Pflegenden stellt.

---

6 Vgl. Alfaro-LeFevre, R. (2010). Pflegeprozess und kritisches Denken. Praxishandbuch zum kritischen Denken, Lösen von Problemen und Fördern von Entwicklungsmöglichkeiten. Bern: Huber, S. 27

Zurück zu den Wurzeln ...

Es gibt einen engen Zusammenhang zwischen Pflege- und Problemlösungsprozess: Ein Problem zu lösen beinhaltet, es zu identifizieren sowie Planungs- und Umsetzungsschritte zur Lösung zu ergreifen. Es ist der Prozess, der angewandt wird, wenn Diskrepanzen zwischen Ist- und Sollzustand bestehen, die aufgelöst werden sollen.

Die Wirksamkeit des Pflegeprozesses hängt von den Anwendern ab. Folgende grundlegende Fähigkeiten sind nach Wilkinson[7] erforderlich:

- Intellektuelle Fähigkeiten (systematisches Denken, Entscheidungsfindung als Auswahl bestmöglicher Handlungsweise inklusive reiflicher Überlegung und Entschlusskraft) sowie kritisches Denken
- Emotionale Intelligenz im Sinne von hermeneutischem Sinnverstehen, Erkennen von Gefühlszuständen, Empathie
- Kreativität und Forscherdrang (Vorstellungsvermögen, ein kritischer Blick für das Auffinden neuer und besserer Wege, um Dinge zu tun. Die Sinnfrage lautet stets: Wozu tun wir dies und wozu auf diese Weise?)
- Zwischenmenschliche Fähigkeiten (verbale/nonverbale Kommunikation, Wissen um menschliches Verhalten, wichtig für Vertrauensaufbau)
- Kulturelle Kompetenz: Respekt vor kulturellen Verhaltensweisen anderer und deren Würdigung
- Psychomotorische Fähigkeiten (Geschicklichkeit, Sicherheit und Achtsamkeit im praktischen Tun)
- Technische Fähigkeiten (Auswerten von Assessments, Umgang mit EDV, Internet)
- Ethische Werte
- Sprache in Wort und Schrift

1.1.1 Pflegeprozess, kritisches Denken und emotionale Intelligenz

Viele Situationen bei der Ausübung unseres Berufes sind gekennzeichnet durch Komplexität, Wandelbarkeit, Ungewissheit, Einzigartigkeit und das Vorliegen von Wertekonflikten.

Beispiel:
Wie geht man mit dem Verhalten von Herrn Meier, einem 89-jährigen Herrn, um, der mitten in der Nacht darauf besteht, zur Genossenschaft zu fahren, um Dünger zu holen? Schon das Erkennen der Situation und das Erfassen der Ursachen sind schwierig:

---

[7] Vgl. Wilkinson 2012, S. 45 f.

- Hat Herr Meier gestern zu wenig getrunken, neue Medikamente bekommen, hat ein Traum seine Erinnerung an früher aktiviert?
- Handelt es sich um eine erstmalige Desorientierung oder ist er chronisch betroffen, etwa aufgrund einer Demenz?
- Was ist zu tun?
  - Hilft validierende Gesprächsführung, mit welchen hilfreichen Begriffen, beruhigenden Schlüsselreizen, wie genau? Ihn auf andere Gedanken bringen, einen Kaffee anbieten oder besser Trinkbrühe? Es scheint leicht zu gehen, weil er sich erst einmal aus dem Flurbereich ins Wohnzimmer führen lässt, aber dort baut er sich vor dem Ausgang auf und beginnt ärgerlich zu gestikulieren.

In dieser Situation zeigt sich, was die Nachtdienstmitarbeiterin »drauf« hat: Ist sie in der Lage, all diese Fragen so zu beantworten, dass sie eine reflektierte Haltung einnimmt, die Situation richtig erfasst und eine angemessene Reaktion zeigt, eine passende Strategie anwendet, den Bewohner beruhigt und zufriedenstellt sowie die Mitbewohner und sich selbst vor Schaden schützt?

In unserem Beispiel beherrscht die Mitarbeiterin ihren Beruf und handelt professionell: Sie geht lächelnd zur Seite, tritt ihm aus dem Weg, bestätigt, dass es genau der richtige Zeitpunkt im Jahr ist, um den Garten zu düngen und schlägt vor, das weitere Vorgehen bei einer Tasse Kaffee zu besprechen. Sie hakt sich bei Herrn Meier ein, er führt sie zur Wohnküche, nimmt am kleinen Tisch im Sessel Platz, findet dort sein Gartenmagazin vor, beginnt zu blättern und als sie mit dem Kaffee kommt, ist er schon friedlich eingenickt.

Dieses Beispiel einer reflektierenden Pflegekraft macht deutlich, dass Pflege geschulte Wahrnehmung und Emotion sowie Denken, Fühlen und Handeln bedeutet.[8] Lernen, eine Pflegekraft zu sein, erfordert mehr als das bloße Verinnerlichen von Fakten. Pflegende bedienen sich gespeicherter Informationen zusammen mit neuen, ihrer Intuition und ihrer Erfahrung, um Entscheidungen zu treffen, neue Ideen hervorzubringen und Probleme zu lösen.

Weit entwickelte, kompetente Pflegende sind in hohem Maße fähig, Situationen zu deuten, sich selbst und ihr Verhalten zu reflektieren und vorausschauend an die Situation anzupassen, ja sogar aktiv moralisch zu handeln.[9]

Eine zentrale Voraussetzung, um Pflegewissen in die Praxis umzusetzen, ist kritisches Denken, eine zielgerichtete Aktivität, bei der Ideen produziert und evaluiert und bei der Urteile gefällt werden. Wilkinson[10] beschreibt Pflege als eine angewandte Disziplin. In jeder neuen Situation bringt sie Basiswissen zur Anwendung. Im Gegensatz zu anderen Disziplinen, z. B. der Mathematik, wo ein Gesetz zum Tragen kommt und ggf. eine Formel angewendet und damit die Fragestellung gelöst wird, trifft Pflege

---

8 Vgl. Olbrich, C. (2010). Pflegekompetenz. 2. Auflage. Bern: Huber, S. 62 f.
9 Vgl. ebd., S. 63
10 Wilkinson 2012, S. 61 ff.

auf ungeordnete und verwirrende Situationen. Es liegen oft ungenügende und widersprüchliche Daten oder eine unbekannte Ursache vor und es gibt nicht die in jeder Situation gültige beste Antwort oder Lösung.

Tritt die im Beispiel geschilderte Situation am Vormittag auf, hat es sich z. B. bewährt, mit dem gartenbegeisterten Herrn Meier ein paar Schritte in den Garten zu gehen und die Beete zu betrachten, über den Stand der Entwicklung zu fachsimpeln. Am Nachmittag ist eher das Auspacken von Gartengerätschaften aus dem Korb und das begleitende Gespräch mit den Tischnachbarn hilfreich, nachts das Herumgehen zum Lieblingssessel.

Um mit solchen Problemen zurechtzukommen, muss die Pflegeperson nicht nur wissen, wo Daten- und Wissenslücken bestehen können (Medikamentenänderung, Flüssigkeitsmangel, Angehörigenbesuch, die latent bestehende Unruhezustände auslösen oder verstärken), wie sie neue Informationen findet (Pflegedokumentation, Übergabeprotokoll), diese einsetzt, Veränderungen vornimmt und mit ihnen umgeht.

Alle diese Fertigkeiten erfordern u. a. kritisches Denken und geschulte Emotionalität. Pflege nutzt Wissen aus anderen Bereichen. Da sie menschliche Reaktionen und Lebensäußerungen betrachtet, muss sie Wissen aus der Physiologie, der Psychologie, der Medizin und dem Recht verstehen, verfügbar haben, deuten und alles miteinander im Alltag aktiv verbinden können. Ohne kritisches Denken gelingt das nicht.

Pflegende arbeiten unter erheblichem Zeitdiktat und in unüberschaubaren Kontexten. Oft passieren überraschende Veränderungen der Bedarfe und Bedürfnisse. Verschlechterungen und Krisen führen zu unvorhergesehenen Wendungen im Tagesablauf. Beim gedanklichen Vorwegnehmen von Veränderungen oder beim Reagieren darauf hilft es, gut zu planen, Stress zu minimieren und einen klaren Blick zu behalten. Pflegende fällen sehr unterschiedliche und wichtige Entscheidungen. Oft hängen das Wohlbefinden, die Schmerzfreiheit oder sogar das Leben der Klienten davon ab.

Sie entscheiden – gerade in der Langzeitpflege – welche Informationen so wichtig sind, dass sie dem Arzt weitergegeben werden müssen, wann sie welche Bedarfsmedikation für angemessen halten, wie sie mit einem Menschen mit Unruhezuständen umgehen. Kurzum: Pflegende brauchen kritisches Denken.

Was ist kritisches Denken?

Nach Wilkinson* ist kritisches Denken sowohl eine Geisteshaltung als auch ein Denkprozess, der auf eine Reihe intellektueller Fähigkeiten zurückgreift. Es ist die Kunst, beim Denken über das eigene Denken nachzudenken, es deutlicher, präziser und relevanter, konsequenter und weniger vorurteilsbeladen zu machen – im Interesse der Klienten.

* Wilkinson 2012, S. 63

1.1.1.1 Kritisches Denken braucht ethische Erdung

Gerade in der Begleitung und Pflege von Menschen mit hohem Hilfe- und Pflegebedarf und mit Demenz erhält das Paradigma des therapeutischen Bündnisses, das der Beziehung zwischen Arzt und Patient oder Pflegeperson und Patient zugrunde liegt, eine hohe Bedeutung. Das Bündnis in der Medizin fußt u.a. auf dem hippokratischen Eid, das der Krankenpflege überwiegend auf christlichen Traditionen, humanistischen Grundhaltungen sowie auf ethischen Kodizes. Letztere wurden 1930 international harmonisiert und 1953 erstmalig unter dem Dach des International Council of Nurses als »Ethics in Nursing Practice« abgestimmt. Im Jahr 2012 erfuhren sie ihre letzte Aktualisierung.[11]

Hilfe- und pflegebedürftige Menschen sind in besonderer Weise auf die moralische Vereinbarung zwischen Medizin, Pflege und den Mitgliedern der Gesellschaft angewiesen. Diese Vereinbarung – Bund genannt – garantiert einen verantwortungsvollen Umgang, wenn Menschen die Hilfe der heilenden Berufe benötigen.[12]

Der Bund enthält drei zentrale Elemente:

1. das Geschenk des Vertrauens des Patienten/Hilfebedürftigen
2. das Versprechen, dieses Vertrauen durch den Einsatz zu rechtfertigen
3. die Verpflichtung, die eigene Expertise im besten Interesse des Patienten zu nutzen

Medizin und Pflege begründen die Notwendigkeit des therapeutischen Bündnisses mit der transzendenten Konnotation, die ihrer Tätigkeit anhaftet. Dazu gehört, dass der in seiner Hilfebedürftigkeit abhängige, alte und kranke Mensch eine besondere Anteilnahme und Sorge auch dann mit Sicherheit erwarten kann, wenn er unbequem, undankbar, schlecht versichert oder auch gefährlich ist.

Nur wenn sich ein Betroffener auf die moralische Integrität von Arzt und Pflegeperson verlassen kann, kann er ertragen, dass diese an ihm Dinge tun, die infolge der Intimität in keiner anderen Beziehung zwischen Fremden möglich, unangenehm oder gar schmerzhaft sind.

Das Bündnis soll vor Missbrauch schützen. Es erfordert die persönliche und nicht transferierbare Verantwortung jedes Betreuers, dem Wohl der Patienten Priorität zu geben und die Würde und Heiligkeit des Lebens – des Kranken und des eigenen – zu wahren (das heißt auch, die Grenzen des Wirkens anzuerkennen).

Das Bündnis ist vor allem dort von Bedeutung, wo der benötigte Beistand über das vertraglich geregelte Leistungsminimum hinaus erforderlich ist, wenn z.B. infolge einer Demenz oder einer anderen unheilbaren Krankheit keine Heilung mehr stattfinden kann. Hier gewährleistet das Bündnis, dass für die betroffenen Personen trotzdem alles getan wird, um ihnen das Leben erträglich zu gestalten.

---

[11] Vgl. Fry, S.T. (2008). Ethics in nursing practice. A guide to ethical decision making. International Council of Nurses. Oxford: o.V., S. 53f.

[12] Vgl. Käppeli, S. (2006). Das therapeutische Bündnis in Medizin und Pflege – wie lange noch? Ethique Le Journal. In: Schweizerische Ärztezeitung, 87. Jahrgang 26/2006, S. 26f.

Kritisches Denken ist eine fragende und kreative Haltung, die auch Gefühle einschließt. Es ist durch folgende Merkmale gekennzeichnet: unabhängiges Denken, intellektuelle Bescheidenheit, intellektueller Mut, Empathie, Integrität, Ausdauer, Neugier, Glaube an die Vernunft, Unvoreingenommenheit, Interesse am Erforschen von Gedanken und Gefühlen.

Menschen, die kritisch denken, zeichnen sich aus durch eine präzise Sprache und die Fähigkeit,

- Fakten und Interpretationen zu unterscheiden,
- Zusammenhänge zu klären,
- Ähnlichkeiten und Unterschiede zu erkennen und zu vergleichen sowie
- folgern zu können (insbesondere Wichtiges von Unwichtigem trennen, Vor- und Nachteile abwägen, evaluieren).

Kritisches Denken und der Pflegeprozess haben vieles gemeinsam. Sie sind aber nicht identisch. Pflegende handeln einen Teil ihres Tages effektiv, ohne kritisch zu denken. Viele Entscheidungen beruhen auf bewährten Routinen und Gewohnheiten.

Fazit

Für die Gestaltung des Pflegeprozesses und einer hilfreichen Pflegebeziehung ist kritisches Denken ganz entscheidend, beispielsweise wenn wir untersuchen, Relevantes weitergeben wollen, Berufsangehörige oder Klienten angemessen beraten und anleiten möchten.

1.1.1.2 Der Pflegeprozess braucht kritisches Denken und emotionale Schwingungsfähigkeit

»Hauptanliegen der professionellen Pflege ist es, Menschen zu helfen, ihren individuellen Alltag (wieder) zu bewältigen: sich zu bewegen, Körper und Seele zu pflegen, sich zu ernähren, mit Schmerzen und anderen Beeinträchtigungen umzugehen, sich zu freuen, zu beschäftigen. Therapien einzuhalten, Sinn zu finden, mit anderen Menschen zu kommunizieren.«[13]

Um Menschen in ihren Bewältigungsstrategien und in ihrer Hoffnung zu unterstützen, benötigen professionell Pflegende Verstand (kritisches Denken) und Gefühl (emotionale Intelligenz). Gerade im Pflegeprozess kommt es darauf an, sich in das Gegenüber hineinzuversetzen und ein gutes Empfinden dafür zu haben, wie sich der andere fühlen mag. Um Klienten zu unterstützen, sind folgende Grundhaltungen hilfreich:

---

[13] Zegelin, A. (2015). Alltag leben trotz Krankheit – pflegerische Unterstützung umfasst Informationen, Beraten und Schulen. In: Segmüller, T. (Hrsg.): Beraten, Informieren und Schulen in der Pflege. Ein Rückblick auf 20 Jahre Entwicklung. Frankfurt: Mabuse, S. 15

1. Respekt vor der Autonomie und Vertrauen in den Patienten und Vertrauen darin, dass er eine gute Wahl trifft
2. Radikale Zukunftsorientierung und das Entwickeln einer konkret angestrebten Zukunft mit Zielen und Handlungssträngen
3. Orientierung an der Stärke der betroffenen Menschen und Verknüpfung unterschiedlicher Perspektiven
4. Die Betroffenen als nutznießenden Hauptakteur des Prozesses sehen

1.1.1.3 Pflegeprozess und emotionale Intelligenz

Intelligenz ganz allgemein beschreibt die Fähigkeit eines Menschen, mit den Anforderungen der Welt zurechtzukommen. Es werden heute zwei Intelligenzformen unterschieden:

1. Der Intelligenzquotient (IQ), wie wir ihn aus Schule und Wissenschaft kennen. Darunter fallen: Nachdenken, prüfen, überprüfen, Fakten sammeln, Sinn erkennen und nach Logik entscheiden.
2. Emotionale Intelligenz (EQ) ist ein Begriff, der im deutschsprachigen Raum durch Daniel Goleman[14] bekannt geworden ist.

Im vorangegangenen Text ist viel über die Bedeutung des kritischen Denkens für den Pflegeprozess berichtet worden, der Schwerpunkt liegt auf Analyse und Logik. An dieser Stelle soll dieser Aspekt um den der emotionalen Intelligenz erweitert werden. Sie ist erforderlich, um mit Menschen zu befriedigenden Lösungen zu kommen, z.B. in der Pflegebeziehung, indem wir beispielsweise bei einem Menschen mit Demenz Verhalten sinnverstehend deuten, in Personalentwicklung und Führung, wenn wir Menschen für Aufgaben begeistern und auswählen wollen.

Unter emotionaler Intelligenz versteht man nach Bradberry und Greaves das Vermögen, folgende vier Fähigkeiten gezielt einzusetzen:[15]

1. Selbstwahrnehmung (eigene Emotionen genau wahrnehmen und eigene Reaktionen verstehen können)
2. Selbstmanagement (mit eigenen emotionalen Reaktionen auf Menschen und Situationen angemessen umgehen können)
3. Soziales Bewusstsein (Emotionen anderer Menschen genau erfassen und verstehen, was in ihnen vorgehen könnte)
4. Beziehungsmanagement (Bindungen zu anderen Menschen aufbauen)

Tabelle 1 verdeutlicht in der Gegenüberstellung den Unterschied.

---

[14] Goleman, D. (1997). Emotionale Intelligenz. München: dtv

[15] Vgl. Bradberry, T. & Greaves, J. (2016). Emotionale Intelligenz 2.0. München: mvg

Tabelle 1: IQ-Intelligenz – Emotionale Intelligenz

IQ-Intelligenz	Emotionale Intelligenz
Nachdenken, Grübeln	Assoziieren
Logik	Versuch/Intuition
Verstand	Gefühl
Analyse	Ganzheitlichkeit
Harte Fakten	Weiche Informationen/Zwischentöne
Prüfen/überprüfen	Im Kontext betrachten

Beide Intelligenzformen ergänzen sich.

Fazit

Emotionale Intelligenz ist die Fähigkeit, bei sich selbst und anderen Emotionen zu erkennen, zu verstehen sowie dieses Bewusstsein dafür zu nutzen, Verhalten und Beziehungen gut zu steuern. Emotionale Intelligenz ist eine flexible Fertigkeit, die erlernt werden kann.

Der EQ ist entscheidend für die Bewältigung einer Fülle von Anforderungen im Alltag der Pflege/in der Begleitung der Unterstützung des Pflegeprozesses, u. a.:

- in der Bereitschaft, Verantwortung zu übernehmen
- in Form von Empathie
- bei der Entscheidungsfindung
- als Fähigkeit, Veränderungen zu akzeptieren
- beim Zeitmanagement
- als Durchsetzungsvermögen

Emotionale Intelligenz arbeitet schnell. Sie erfasst das Wesentliche, ist dabei aber nicht so genau wie ihre Schwester, die klassische Intelligenz. Jedoch: In vielen alltäglichen (Gefahren-)Situationen ist »schnell« oft intelligenter als »hundertprozentig richtig«! Denken Sie an das Zusammensacken eines Klienten, der stürzt: Sie greifen zu, ohne zu überlegen und das ist gut so.

Und noch etwas, das als Führungsperson für Sie wichtig ist: Emotionale Intelligenz ist erlernbar und kann immer weiter verfeinert werden. Es lohnt sich, selbst den neuen Test »Emotional Intelligence Appraisal®« online (www.talentsmart.com/test) zu absolvieren und die eigenen Fähigkeiten für die anspruchsvolle neue Führungskultur im Rahmen des Supportive Leadership (s. Kapitel 11.1) zu steigern.

Fazit

Das Arbeiten an (und mit) der emotionalen Intelligenz ist auch für die Entwicklung jeder/jedes einzelnen Mitarbeitenden Gold wert. Pflege ist ein Fachgebiet, in dem emotionale Intelligenz eine hohe Bedeutung hat. Nicht nur im Umgang mit den Klienten, sondern auch für gezielte Persönlichkeitsentwicklung (hier: besonders im Aufbau von reflektierendem und aktiv-ethischem Handeln (s. Kapitel 11.4.1.3 und 11.4.1.4). Dort erfahren Sie, mit welchen Lernangeboten Ihnen (und Ihrem Führungsteam) gezielt Verbesserungen gelingen.

1.1.2 Die noch junge Geschichte der Pflegeprozessplanung

»Der Pflegeprozess ist mehr als nur das Schreiben eines Pflegeplans!«[16]

Werfen wir einen Blick auf die Anfänge der Pflegeprozessplanung, auf ihre Entwicklung, auf die unterschiedlichen Ansprüche und Erwartungen, denen sie unterworfen war und die sie zu einem branchenspezifischen und in den letzten Jahren gesundheitspolitischen Zankapfel machten.

Die Idee einer allgemein gültigen Planbarkeit von Pflege nahm Mitte des letzten Jahrhunderts in den USA ihren Lauf (ist also noch gar nicht lange her). Im Zeitalter der unbedingten Technikgläubigkeit lag es nahe, die organisatorischen Abläufe in der Pflege und die gesundheitliche Entwicklung der Gepflegten analog zu den Steuerungsmodellen in Wirtschaft und Technik als »Regelkreis« zu betrachten (nursing process)[17]. Gleichzeitig gab es aber auch eine Gegenbewegung, die Pflege in erster Linie als Beziehungsprozess, der interaktionales Handeln erfordert, betrachtete.[18] Diese Bewegung hatte ihren Ursprung in der psychiatrischen Pflege.

Beide Sichtweisen zu berücksichtigen versuchen Verena Fiechter und Martha Meier in ihrem Modell der Pflegeplanung, das sie 1981 veröffentlichten.[19]

---

16 Wilkinson 2012, S. 37

17 Vgl. Yura, H. & Walsh, M. B. (1978). The Nursing Process. Assessing, Planning, Implementing, Evaluating. New York: Appleton-Century-Crofts

18 Vgl. Peplau, H. (1952/1991). Interpersonal Relations in Nursing. 3rd ed. New York: Springer Publishing Co.

19 Vgl. Fiechter, V. & Meier, M. (1981). Pflegeplanung. Eine Anleitung für die Praxis. Basel: RECOM

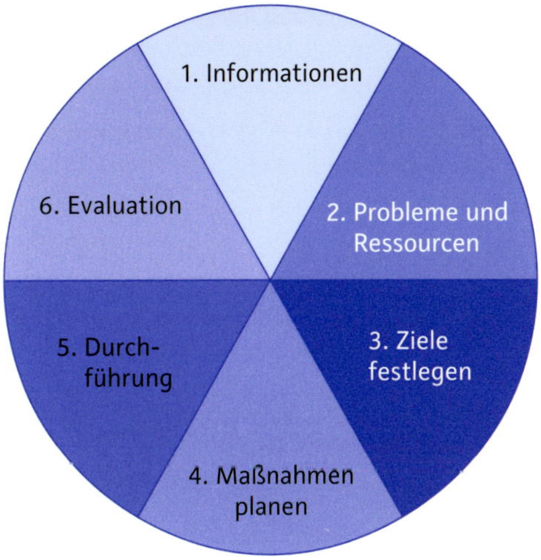
1. Informationen
2. Probleme und Ressourcen
3. Ziele festlegen
4. Maßnahmen planen
5. Durch-führung
6. Evaluation

Abb. 1: Der Pflegeregelkreis nach Fiechter & Meier (1981)[20].

1. Informationssammlung = Erhebung des IST-Zustandes des Bewohners
2. Probleme und Ressourcen beschreiben und möglichst nach Prioritäten ordnen
3. Pflegeziele festlegen = erreichbare Nah- und Fernziele überprüfbar formulieren. Spätestens hier Prioritäten festlegen bzw. überprüfen
4. Maßnahmenplanung = genaue Festlegung, wie das Pflegeziel erreicht werden soll
5. Pflege durchführen = Abweichungen/Besonderheiten im Pflegebericht dokumentieren
6. Evaluation der Pflege = Erfolgskontrolle der Maßnahme

Nach der Evaluation beginnt der Prozess von neuem bei Phase 1 mit dem Ziel, die Pflegeziele und die Maßnahmen einer eventuell neuen Gegebenheit anzupassen.[21]

1988 wurde der Pflegeprozess Bestandteil des Sozialgesetzbuchs (§113 SGB XI) und 2001 des Altenpflegegesetzes. Spätestens seit diesem Zeitpunkt ist er Unterrichtsinhalt in der Altenpflegeausbildung.

Das seit Mitte der 1970er-Jahre existierende Pflegeprozessmodell der WHO mit seinen vier Phasen war richtungsweisend für die Entwicklung des zurzeit aktuellen Entbürokratisierungsprojekts »Strukturmodell zur Modifizierung des Pflegeprozesses und der Pflegedokumentation«[22]:

1. Assessment
2. Planung
3. Implementation/Intervention
4. Evaluation

---

20 http://www.pflegewiki.de/wiki/Pflegeregelkreis [Zugriff am 02.03.2016]
21 Ebd.
22 Ebd.

Profession, Prozess, Planung

Mein Plädoyer für die Pflegeprozessplanung

Meine persönliche Beziehung zum Thema Pflegeplanung begann 1980 am Berufsfortbildungswerk des DGB (bfw) in Hamburg in meiner Weiterbildung zur Lehrerin für Pflegeberufe. Damals erlebte ich Pflege in der Praxis noch vielerorts als ein Anhängsel der Medizin. Die naturwissenschaftliche Sicht auf Krankheit und Gesundheit dominierte und die Lehrbücher der Krankenpflege waren nach Organsystemen und ihren Störungen geordnet, nach entsprechenden Krankheiten und nach medizinischen Spezialgebieten eingeteilt.

In erster Linie konzentrierte sich die Krankenpflegeperson auf die sorgfältige Beobachtung der Patienten, das Ausführen von Pflegeverrichtungen bzw. auf das Umsetzen ärztlicher Anordnungen. Pflege erschien eher erfahrungsgeleitet und zuarbeitend als selbstbestimmt und konzeptionell.

Mein Bild von Pflege war anders geprägt!

Ich selbst hatte in den 70er-Jahren eine hervorragende Ausbildung zur Krankenschwester in der Schwester-Maria-Ridder-Schule in Köln unter Leitung von Elisabeth Unkelbach und Elisabeth Drerup genießen dürfen, mit viel mehr Theorie als damals üblich, einer tollen Praxisanleitung und einer umfassenden Bildung in Haltung, Verantwortung, Selbstführung und Kompetenz.

Krankenpflege wurde dort zu der Zeit bereits als Beziehungsprozess gelehrt und gelernt. Es wurde die Auffassung vertreten, dass die Krankenpflegeperson, ihr Wissen und ihr Können einen maßgeblichen Einfluss auf Wohlergehen und Heilungsprozess habe.

Dies unter anderem, indem die Krankenpflegeperson durch mitmenschliche Zuwendung und Beratung ein Umfeld und Klima schafft, in dem die erkrankte Person sich verstanden fühlt, heil werden und wachsen kann.

Von Anfang an wurde ich beruflich in der Auffassung sozialisiert, dass die Pflegeperson vor dem Hintergrund eigenen Wissens den Grad der Hilfebedürftigkeit abklärt, Ressourcen nutzt, Bedürfnisse und Probleme erkennt sowie die sich bedingenden Zusammenhänge untereinander. Sie ist verantwortlich für wirksame, geplante systematische und reflektierte Pflegemaßnahmen.

So war ich auf ein selbstreflektiertes, bewusstes und verantwortliches Wahrnehmen meiner professionellen Rolle vorbereitet (ohne dass wir diese Begriffe damals so benutzt hätten).

Als ich dann im Berufsfortbildungswerk des DGB in Hamburg (bfw) auf die ersten Modelle des Pflegeprozesses traf – zuerst das reine, vierstufige WHO-Modell – war ich sofort begeistert. Ich wusste: Die eigenständige Planung des fachlichen Vorgehens in Form eines geplanten Prozesses – das ist ein wichtiger Schlüssel zur Selbstbestimmung der Pflege!

▸▸

Für mich war und ist die Anwendung des Pflegeprozesses ein zentraler Aspekt der Selbstbestimmung der Pflege, eine Säule zur Selbstbestimmung unseres Berufes. Und da war ich von Anfang an ganz vorne mit dabei. Die Entwicklung eigener Theorien und Konzepte, eine eigenständige Handlungssystematik, eigene Zielsetzungen für ein systematisches, nachvollziehbares und fachliches Vorgehen mit eigenständigen Maßnahmen und Prüfkriterien für Erfolg, das war es, was ich suchte.

Schon 1981 begannen wir in der Altenpflegeausbildung damit, von Anfang an Pflege auf Basis des Prozessmodells zu unterrichten und diesen Ansatz in den Altenpflegeeinrichtungen umzusetzen.

Bald setzte sich im pädagogischen Herangehen das sechsstufige Modell nach Verena Fiechter und Martha Meier durch. Wir waren fasziniert von unserem Anliegen, mit der Planung des Pflegeprozesses eine praktische Anleitung für die Gestaltung personzentrierter Pflege zu schaffen. Im kybernetischen Regelkreis sahen wir eine Möglichkeit, das eigene Denken und Handeln systematisch zu ordnen und in professionellen Abstimmungsprozessen fachliche Entscheidungen (mit-) zu fällen, als kompetentes Mitglied des interdisziplinären Teams zu agieren und die fachliche Verantwortung in der direkten Pflege eigenständig und selbstbestimmt zu tragen.

Für mich wurden die Pflegeprozessplanung und die Pflegedokumentation zur Last, als sie zum Kontroll- und Misstrauensinstrument missbraucht wurden, in dem es als erforderlich angesehen wurde zu definieren, warum man etwas **nicht** tut.

Diese pervertierte Absicherungsrhetorik hat bei vielen Pflegenden die Freude am fachlichen Denken und Handeln getötet, es wurden vielerorts sinnfrei Assessments und Checklisten ausgefüllt. Alle Ideen, die eigenständige Gestaltungsfähigkeit gerade in kritischen und risikogeneigten Prozessen mit Arbeitshilfen zu unterstützen, z. B. über unser RiP®-Managementsystem, haben diesen Trend nicht aufhalten können.

Umso mehr unterstütze und befürworte ich den Prozess der Entbürokratisierung.

Karla Kämmer

1.1.3 Pflegeprozess und Professionalität

Für ihre Verfechter steht die systematisierte Pflegeprozessplanung für Professionalität. Wichtige Kennzeichen:

- Die Planung des Pflegeprozesses ist ohne fachliche Kompetenz nicht möglich.
- Die Kriterien für die Planung beruhen auf wissenschaftlichen Grundlagen.
- Der Pflegeprozess ist Ausbildungsbestandteil.
- Systematisches und dokumentiertes Vorgehen erleichtert mit seiner Nachvollziehbarkeit nicht nur das klientenorientierte Qualitäts- und Risikomanagement, sondern liefert auch wertvolle betriebswirtschaftliche Kennziffern.

2 WAS IST NEU AN DER ENTBÜROKRATISIERTEN DOKUMENTATION?

Karla Kämmer, Andreas Kutschke

»Es geht nicht um die Veränderung einiger Formulare, sondern um die Neuausrichtung des Pflegeprozesses.«[27]

Die »entbürokratisierte Pflegedokumentation« ist ein verschlanktes Konzept für die Prozessgestaltung und deren Dokumentation in der Langzeitpflege. Sie ist das vom Bundesministerium für Gesundheit favorisierte Modell. Daneben gibt es viele andere Alternativen, u. a. den Ansatz von Jutta König (s. Kapitel 7).

Die Grundprinzipien des Strukturmodells[28]:

- Stärkung der fachlichen Kompetenz der Pflegefachkräfte
- Konzentration auf die Wünsche, Bedürfnisse und Perspektive der pflegebedürftigen Person
- Stärkung und konsequente Beachtung von Individualität und Selbstbestimmung der pflegebedürftigen Person (personzentrierter Ansatz)
- Erfassung pflege- und betreuungsrelevanter biografischer Aspekte im Rahmen der Themenfelder der SIS
- Übersichtliche Darstellung zur Einschätzung pflegerischer Risiken und Phänomene in einem eigens dafür entwickelten Instrument als Bestandteil der SIS
- Verständigung zu individuellen Leistungen und Wünschen sowie die Dokumentation dieses Konsenses
- Beschränkung im Pflegebericht auf Abweichungen von regelmäßig wiederkehrenden Maßnahmen der Grundpflege und Betreuung

---

27 Rommel, U. & Endreß, M. (2015). Einschneidender Prozess. In: Altenpflege. Vorsprung durch Wissen. Dossier 04. Dokumentation: Das neue Strukturmodell: Wie es funktioniert und wie Sie es richtig umsetzen. S. 6. Im Internet: https://www.altenpflege-online.net/silver.econtent/catalog/vincentz/altenpflege/buecher_und_ebooks/themendossiers/altenpflege_dossier_04_dokumentation

28 Beikirch E. et al., Projektbüro Ein-STEP (Hrsg.) (2015). Informations- und Schulungsunterlagen für Pflegeeinrichtungen und Multiplikatoren/innen, Version 1.0. Berlin

2.1 Die vier Elemente des Strukturmodells

NEU: Vier statt sechs

Im Strukturmodell werden die ersten drei Schritte des bisher meist angewandten sechsstufigen Pflegeprozesses (Informationssammlung, Probleme/Ressourcen, Ziele) zusammengefasst in der Strukturierten Informationssammlung (Element 1) (s. auch Kapitel 3.1). Es geht vor allem darum, wesentliche Facetten zu der pflegebedürftigen Person zu erkennen und zu dokumentieren und weniger darum, möglichst viele Aspekte »abzuarbeiten«.

Tabelle 2: Gegenüberstellung Pflegeprozess nach Fiechter und Meier und das Strukturmodell

Pflegeprozess nach Fiechter & Meier (1981) – Sechs Phasen –	Strukturmodell – Vier Elemente –
1. **Informationssammlung** (in der die pflegerische Anamnese und der Ist-Zustand beschrieben werden, die Biografie wird meistens separat erfasst) 2. **Beschreibung der Ressourcen und Probleme** (hier wurden verschiedene Strategien empfohlen) 3. **Zielbeschreibung** (Nah- und Fern-Ziele)	1. **Strukturierte Informationssammlung**
4. **Maßnahmenplanung** (oft bezogen auf die ATL-Struktur) →	2. **Individuelle Maßnahmenplanung**
5. **Durchführung** (in der Regel auch Leistungsnachweis) →	3. **Berichteblatt mit Fokus auf Abweichungen**
6. **Evaluation** →	4. **Evaluation**

Aus der Sicht des Praktikers

Vielleicht ist der Begriff »Strukturierte Informationssammlung« irreführend im Vergleich mit den bisher genutzten Informationssammlungen, die in bestimmter Weise auch strukturiert sind. Der Unterschied besteht darin, dass sich die neue Informationssammlung relativ grob an Handlungsfeldern strukturiert (was viel Raum für Individualität lässt), während die bisherigen sich kleinteilig an Strukturelementen des entsprechenden Pflegemodells ausrichten (z. B. ATL-Struktur im Modell der Lebensaktivitäten von Roper, Logan und Tierney* oder AEBDL-Aktivitäten).

Nachteil dieser feinteiligen Unterteilung war, dass viele Informationen fragmentiert oder doppelt verarbeitet wurden. Auch gab es in den bisherigen Informationssammlungen viele einzelne Punkte, die im Multiple-Choice-Verfahren angekreuzt wurden. Dieses kleinschrittige Verfahren wird in der SIS nicht mehr angewandt. Wenn man so will, wird nur Zutreffendes beschrieben.

Beispiel:
Wenn bei dem Pflegebedürftigen weder PEG noch Blasenkatheter vorhanden sind, muss dies auch nicht erfasst werden.

* Roper, N.; Logan, W. & Tierney, A. J. (Hrsg.) (1983). Die Elemente der Krankenpflege. Ein Pflegemodell, das auf einem Lebensmodell beruht. Basel: Recom

2.1.1 Aufbau des Strukturmodells

NEU: Handlungsleitendes Verfahren

»Neu ist, dass die Pflegedokumentation jetzt wieder gerne in die Hand genommen wird, weil sie einen geplanten Pflegeprozess abbildet, der das konkrete praktische Vorgehen ohne Schnörkel kurz und knapp beschreibt.« So oder so ähnlich berichteten Pflegepraktiker mit Steuerungsfunktion erstaunt nach einigen Monaten der Anwendung.

Das Strukturmodell besteht aus vier Elementen. Schauen wir sie uns im Einzelnen an.

2.1.1.1 Element 1: Die strukturierte Informationssammlung (SIS)

NEU: Fokus auf Selbstbestimmung

Die Sicht der betroffenen Person erhält einen hohen Stellenwert im neuen Pflegeprozess – und damit auch der Ansatz der professionellen und wertschätzenden Pflege als Beziehungsarbeit im pflegerischen Alltag.

Die SIS bildet den Einstieg in den Pflegeprozess. Als Informationssammlung ist sie so angelegt, dass sie mit der Sichtweise der pflegebedürftigen Person zu ihrer Lebens- und Pflegesituation und ihren Wünschen und Bedarfen an Hilfe und Unterstützung beginnt. Die Person kommt selbst zu Wort und ihre Gedanken, Wünsche und Empfindungen werden möglichst in wörtlicher Rede aufgenommen. Aktiv zuhören ist hier die Hauptaufgabe der Pflegeperson, der fachliche Filter wird in dieser Phase ausgeschaltet.

NEU: Planen in sechs kompakten Themenfeldern

In sechs Themenfeldern werden die für die Pflege und Betreuung relevanten Informationen erfasst. Dabei wird die pflegebedürftige Person aktiv in den Pflegeprozess einbezogen. Neben den gesundheitlichen Aspekten werden insbesondere soziale und psychische Zusammenhänge wahrgenommen und berücksichtigt. In dieser Form bildet die Pflegedokumentation das ganz praktische Herzstück der Informationserfassung und -weitergabe im Alltag.

Um der individuellen Situation der Person optimal gerecht zu werden, wird auf Textbausteine verzichtet. Die Reihenfolge der Bearbeitung der Themenfelder ist frei. Wichtig ist, dass jedes Themenfeld genutzt wird.

Als Vorgehen hat es sich bewährt, dass die hilfebedürftige Person ihre Sicht, Wünsche und Erfordernisse zur Situation schildert. Im zweiten Schritt nimmt die Pflegefachkraft ihre pflegefachliche Einschätzung vor und schlägt Interventionen vor.

Auf dieser Basis erfolgt eine Abstimmung, die im Themenfeld festgehalten wird. Die SIS bildet kurz und präzise den Verständigungsprozess ab, der zwischen der pflegebedürftigen Person und der Pflegefachkraft – bezogen auf die Schwerpunkte der sechs Themenfelder – erfolgt. Er beachtet und berücksichtigt beide Sichtweisen und bildet den Ausgangspunkt für die Maßnahmenplanung.

Die Themenfelder lauten:

1. Kognitive und kommunikative Fähigkeiten
2. Mobilität und Beweglichkeit
3. Krankheitsbezogene Anforderungen und Belastungen
4. Selbstversorgung
5. Leben in sozialen Beziehungen
6. Wohnen/Häuslichkeit

Die Ablösung ist da

Die Unterteilung in der Dokumentation in die sechs Themenfelder löst andere Strukturierungskonzepte, wie ABEDL, AEDL, ATL ab, weil eine zu feine Aufsplitterung der Pflegediagnostik und -planung (z. B. in 13 AEDLs) in der Vergangenheit eher zum Aufblähen der Dokumentation und mangelnder Übersichtlichkeit geführt hat.

Das bedeutet nicht, dass die Anwendung von bedarfsgerechten Pflegekonzepten, -modellen oder -theorien in der entbürokratisierten Pflegewelt »out« wäre. Da sind Sie als Pflegemanagementverantwortliche völlig frei. Es wird lediglich empfohlen, nicht mehr die Dokumentation danach zu strukturieren.

Zur SIS gehört die Risikomatrix, das von Prof. Dr. Martina Roes (Universität Witten-Herdecke) entwickelte kriteriengeleitete Initialassessment für die fünf am häufigsten in der Langzeitpflege vorkommenden pflegesensitiven Phänomene und Risiken:

- Dekubitus
- Inkontinenz
- Sturz
- Schmerz
- Ernährung

Und:

- Sonstiges

Das Feld »Sonstiges« steht dafür, dass diese Risiken und Phänomene im Einzelfall durch weitere ergänzt werden müssen.

Risiken und Phänomene werden aus den in den Themenfeldern erfassten Informationen herauspräpariert und in der Systematik der Matrix eingeschätzt. Es ist zunächst einmal die Frage zu klären, ob ein potenzielles Risiko vorliegt bzw. ob ein bestehendes Risiko durch die pflegebedürftige Person erfolgreich kompensiert wird. In diesem Fall erfolgt die Einschätzung des Risikos mit »nein« und ist abgeschlossen. Ist die einschätzende Person sich nicht sicher bei der Beurteilung des Risikos, erfolgt weitere Beobachtung (Eintragung: »Weitere Einschätzung notwendig«) über ein kurzes Zeitintervall plus Hinzuziehen eines Experten oder eine Fallbesprechung. Bei der Beurteilung dienen die Expertenstandards des Deutschen Netzwerks für Qualitätsentwicklung in der Pflege (DNQP) als pflegerisches Grundwissen.

Das Ergebnis wird mit dem Themenfeld vernetzt und in die Maßnahmenplanung werden entsprechende Maßnahmen aufgenommen. Die Risikoeinschätzung muss immer mit den Inhalten der Themenfelder übereinstimmen. In der ambulanten Pflege wird zusätzlich die Beratung des Klienten erfasst.

2.1.1.2 Element 2: Die individuelle Maßnahmenplanung

NEU: Gemeinsame Maßnahmenplanung

Das bewusste Zusammenführen der individuellen Sicht der pflegebedürftigen Person mit der fachlichen Einschätzung der Pflegefachkräfte, das Ergebnis des Verständigungsprozesses und der Risikoeinschätzung bilden die Grundlage aller pflegerischen und betreuenden Maßnahmen. Die Maßnahmenplanung ist handlungsleitend für das ganze Team. Sie umfasst alle Interventionen in übersichtlicher Form – meistens als standardisierte Maßnahmenplanung:

Stationär

- Voranstellen der individuellen Wünsche (Grundbotschaft) mit ausführlicher Beschreibung der 24-Stunden-Versorgung, wobei regelhaft wiederkehrende pflegerische Handlungen im Tageslauf nur einmal beschrieben und im Folgenden durch ein Kürzel im Tagesverlauf gekennzeichnet werden.
- Individuelles Festlegen der Leistungserbringung zu gewünschten Zeitpunkten und Maßnahmen, die aus Risiken (z. B. Sturz) und pflegesensitiven Phänomenen (z. B. herausforderndes Verhalten) abgeleitet werden.

Ambulant

Die Maßnahmen sind ambulant durch den abgeschlossenen Pflegevertrag vorgegeben, deshalb hat sich hier die Variante der Maßnahmenplanung unter Berücksichtigung der Leistungskomplexe bewährt. Sie dient der detaillierten Beschreibung des pflegerischen Vorgehens beim Klienten mit zeitlicher Festlegung.

2.1.1.3 Element 3: Das Berichteblatt mit Fokus auf Abweichungen

NEU: Fokus des Berichts liegt auf Abweichungen

Durch die strukturierte Informationssammlung und eine daraus abgeleitete Maßnahmenplanung sind die Maßnahmen einmal nachvollziehbar dargestellt und bedürfen keiner fortlaufenden Bestätigung. Die Aufmerksamkeit der Pflegenden wird auf davon abweichende Ereignisse und auf Veränderungsprozesse gelenkt.

2.1.1.4 Element 4: Die Evaluation mit individuell festgelegten Daten

NEU: Individuell festgelegte Evaluationsintervalle

Durch den Fokus auf Abweichungen kann individuell evaluiert sowie zielgerichtet und angemessen auf Veränderungen reagiert werden.

2.2 Der »Immer so«-Grundsatz

NEU: Grundpflege nicht mehr einzeln abzeichnen

Unter bestimmten Bedingungen ist es möglich, auf die Dokumentation grundpflegerischer Routinen zu verzichten. Eine wesentliche Voraussetzung dafür ist der Nachweis entsprechender Verfahrensanleitungen, Leitlinien oder Standards, die belegen, dass die jeweiligen Elemente der Grundpflege der ständigen Übung entsprechen, also »immer so« gehandhabt werden (s. auch Kapitel 5).

2.3 Praktikabel, nachvollziehbar, zeitsparend

Die Umstellung der Dokumentation auf das Strukturmodell zur entbürokratisierten Pflegedokumentation ist eine strategische Unternehmensentscheidung von grundsätzlicher Bedeutung. Eine Entscheidung, die sich in vielen Fällen wirklich lohnt. Es geht um eine prinzipielle Neuausrichtung des Pflegeprozesses in Richtung Praktikabilität.

Umsteigen oder nicht?

Wann Sie besser nicht auf die neue Dokumentation umsteigen sollten, lesen Sie in Kapitel 6.5.

2.3.1 Was macht den Pflegeprozess im Strukturmodell praktikabel?

Das Prozedere des Strukturmodells setzt an den realen Bedürfnissen und Bedarfen an, sowohl an denen der Pflegebedürftigen, die sich durch seine Anwendung in die Gestaltung ihrer Pflegesituation praktisch eingebunden fühlen, als auch an denen der Pflegepersonen, die Schreibaufwand und Bürokratie auf das Wesentliche reduziert sehen. Die Anzahl der Dokumente ist übersichtlich, die schriftliche Erfassung ist auf das Ergebnissichernde und Handlungsleitende konzentriert.

Planungsschritte wie Beschreibung von Problemen und Ressourcen sowie Ätiologie (ehemaliges PESR-Modell) werden in den intrinsischen Denkprozess der Pflegeperson zurückverlagert, das heißt, sie fallen nicht weg, sondern werden als implizite Voraussetzung der Maßnahmenplanung angesehen. Das Gleiche gilt für die Begründung der pflegerischen Entscheidungen in der Risikomatrix.

Vorrang geben

Die pflegefachliche Einschätzung hat Vorrang vor einer schematischen, unreflektierten und oft nicht notwendigen Anwendung von standardisierten Einschätzungsinstrumenten.

Mit anderen Worten:
Es muss nicht bei jedem neu aufgenommenen Klienten routinemäßig eine Anzahl von Assessments durchgeführt werden, um nachzuweisen, dass alle irgendwie möglichen Risiken in den Blick genommen und ausgeschlossen wurden. Oder: Es muss nicht jeder Bewohner eines Wohnbereichs einmal im Monat routinemäßig gewogen und sein Gewicht erfasst werden.

Ambulant käme niemand auf die Idee, Kontrollzwang in dieser Form auszuüben. Dieses Vorgehen ist heute allgemein als angstgeleitete Fehlentwicklung anerkannt.

2.3.2 Wie wird Nachvollziehbarkeit erleichtert?

Der Effekt stellt sich schon optisch ein: Die wichtigsten Informationen befinden sich in sechs übersichtliche Portionen logisch unterteilt auf einem DIN-A3-Bogen, die wesentlichen Risiken passend dazu geordnet.

Durch die Kompaktheit der Darstellung ist der »rote Faden«/die innere Logik des geplanten Pflegeprozesses leicht zu erfassen bzw. zu überprüfen. Die Maßnahmenplanung ist Handlungsgrundlage für das gesamte Team. Doppeldokumentationen und Informationslücken wird vorgebeugt.

2.3.3 Wie viel Zeit sparen Sie?

Spitzenreiter in der Zeitersparnis sind die stationären Pflegebereiche mit nahezu 50 % des zeitlichen Aufwands im Vergleich zur herkömmlichen Dokumentation. Ulrich Rommel und Stefan Vittek[29] haben es minutengenau recherchiert und kommen auf Werte, die deutlich darüber liegen. Sie werden ihre Messungen (Vergleich Zahlen Statistisches Bundesamt zum Bürokratieabbau/Expertenbefragung/Einsparpotenzial Praxistest) regelmäßig wiederholen und ihre Ergebnisse veröffentlichen – auch wenn sich das Einsparpotenzial erst im Jahr nach dem Projektabschluss vollständig realisieren

[29] Rommel, U. & Vittek, S. (2015). Erhebliches Potenzial. In: Altenpflege. Vorsprung durch Wissen. Dossier 04. Dokumentation: Das neue Strukturmodell: Wie es funktioniert und wie Sie es richtig umsetzen. S. 29 ff. Im Internet: https://www.altenpflegeonline.net/silver.econtent/catalog/vincentz/altenpflege/buecher_und_ebooks/themendossiers/altenpflege_dossier_04_dokumentation

3 AUFBAU UND ANWENDUNG DES STRUKTURMODELLS

Karla Kämmer, Andreas Kutschke

»Alles sollte so einfach wie möglich gemacht werden, aber nicht einfacher.«

(ALBERT EINSTEIN)

Friedhelm Rink, der ehemalige Projektkoordinator BMG stationär/Projektverantwortlicher NRW, betont in seinen Vorträgen und Publikationen, dass die SIS keinen Absolutheitsanspruch erhebe. Sie stellt vielmehr eine veränderte Grundlage für die Pflegedokumentation dar. Es handelt sich um ein Modell, das sich in seiner weiteren Nutzung gemeinsam von Anwendern, Prüfdiensten und Wissenschaft nach und nach zu einer neuen Methode entwickeln wird. Die SIS soll helfen, unnötige Aufwände im Pflegeprozess, die durch permanente Absicherungs- und Bearbeitungsimpulse entstehen, sog. Tamagochi-Effekte, zu vermindern.

Hinweis in eigener Sache

Sie werden im Folgenden sehr oft die Wörter »selbständig« bzw. »Selbständigkeit« finden. Da in den Begutachtungs-Richtlinien (die wir Ihnen ab Kapitel 10 vorstellen) lediglich die Schreibweise mit einem »st« vorkommt, haben wir uns entschieden, diese Schreibweise konsequent zu übernehmen. Auch wenn sie nicht der Empfehlung des Dudens (selbstständig bzw. Selbstständigkeit) entspricht.

3.1 Element 1: Die strukturierte Informationssammlung (SIS)

Die Idee der strukturierten Informationssammlung ist eine kompakte und zielgenaue Darstellung fachlicher Aspekte für die in Pflege und Betreuung Arbeitenden. Die besondere Anforderung an diese Struktur besteht auf mehreren Ebenen:

- Es sollen Informationen aus den Bereichen Pflege, Betreuung und Hauswirtschaft abgebildet werden.
- Diese sollen individuelle psychische, medizinische, aber auch soziale Aspekte widerspiegeln.
- Darüber hinaus sollen den Themenfeldern auch biografische Informationen zugeordnet werden, die dann wieder von den verschiedenen Berufsgruppen genutzt werden können.

- Eine Risikobewertung soll aus den bisher gesammelten Informationen strukturiert ableitbar sein.
- Last but not least sind alle diese Informationen idealerweise auf einer DIN-A3-Seite erfasst.

Die Grundbotschaft lautet: Eine knappe Darstellung der pflege- und betreuungsrelevanten Aspekte der pflegebedürftigen Person.

Die SIS wird vor allem im Erstgespräch eingesetzt, bei der Übernahme der Pflegesituation. Im weiteren Verlauf werden ihre Inhalte in Dokumentationsüberprüfungen, Pflegevisiten und Fallbesprechungen aufgegriffen. Bei grundlegenden Veränderungen der Pflegesituation hat es sich bewährt, eine neue SIS (Folgerhebung) anzulegen.

Aufbau der SIS:

- Allgemeine Daten wie der Name, Datum und Unterschriften der Betroffenen und der Bezugspflegepersonen
- Perspektive des Pflegebedürftigen (B-Feld)
- Die fachliche Perspektive mit den Themenfeldern (C 1-Feld)
- Die Matrix zur Risikoeinschätzung (C 2-Feld)

Die SIS versteht sich als eine Informationssammlung, die verschiedene Aspekte der Pflege und Betreuung zusammenbringt, wie:

- Ist-Zustand
- Pflegerische Anamnese
- Biografische Informationen
- Mögliche Aushandlungsprozesse durch die Akteure

Aus der Sicht des Praktikers

Die **Bedürfnisperspektive** des Pflegebedürftigen soll mit der fachlichen **Pflegeperspektive** abgeglichen werden. Dieser Abgleich mündet im besten Fall in einen **Aushandlungsprozess** und dieser in einer gezielten pflegerisch-betreuerischen Maßnahme. Diese Maßnahme basiert dann quasi auf einem Konsens. In diesem Zusammenhang wird dann deutlich, dass die Einschätzung von Ressourcen und Problemen sehr unterschiedlich sein kann und nicht selten in der Wahrnehmung des Betrachters liegt. Ähnliches gilt für die Beschreibung von Zielen.

Selbstverständlich ist es ein Ziel professionell Pflegender, Körperfunktionen zu erhalten, Wohlbefinden weitestgehend herzustellen oder zu erhalten. In dem vorgestellten Strukturmodell wird davon ausgegangen, dass diese Ziele fachpflegeimmanent sind. In der neuen Struktur wird der Pflegebedürftige angeregt und motiviert, persönliche Ziele zu benennen. Wenn ein Konsens aus fachlichen und persönlichen Vorstellungen erzielt ist, wird dieser in der SIS dargestellt.

Beispiel 1
Die Pflegekraft erkennt eine deutliche Sturzgefahr bei einem Klienten und möchte dieser mittels Kraft- und Balance-Training und dem Anlegen von Hüftprotektoren entgegenwirken. Der Klient möchte aber weder am Kraft-Balance-Training teilnehmen noch die Hüftprotektoren bezahlen und anziehen. Der Aushandlungsprozess ergibt eine Einigung auf täglich festes Schuhwerk und kurze Spaziergänge. Diese Aktionen zur Reduktion des Sturzrisikos werden in die Maßnahmenplanung aufgenommen. Der Aushandlungsprozess wird in der SIS unter dem entsprechenden Themenfeld skizziert.

Beispiel 2
Werden in dem Aushandlungsprozess besondere Ziele beschrieben, werden diese in dem entsprechenden Themenfeld oder direkt in der Sichtweise des Hilfebedürftigen erläutert. Äußert dieser beispielsweise: »Ich möchte möglichst alles alleine machen, um meine Selbständigkeit zu erhalten«, so wird dies entsprechend wörtlich zitiert und dann im besten Fall handlungsleitend sein.

Über die pflegerischen Aspekte hinaus ist es ein professionelles Anliegen, soziale Beziehungen möglich zu machen, vor allem bei Hilfebedürftigen, die dies nicht mehr aus eigener Kraft können. Hier wird ein weiteres Anliegen der neuen Struktur deutlich, nämlich die Informationen und Handlungsweisen der verschiedenen am Prozess beteiligten Berufsgruppen zusammenzuführen und abzustimmen.

3.1.1 Häufiges Missverständnis: Arbeitet die neue Dokumentation ohne Biografie?

Merke

Die erforderlichen biografischen Informationen sind direkt an die Themenfelder der SIS gekoppelt:
1. Kognitive und kommunikative Fähigkeiten
2. Mobilität und Beweglichkeit
3. Krankheitsbezogene Anforderungen und Belastungen
4. Selbstversorgung
5. Leben in sozialen Beziehungen
6. Haushaltsführung (ambulant); Wohnen/Häuslichkeit (stationär)

Die Themenfelder bilden eine kompakte Grundlage für die Maßnahmenplanung ab. Ein besonders wichtiger Aspekt kommt hinzu: Die erste Risikoeinschätzung, die zu Beginn des Prozesses erhoben wird.

3.1.2 Die Perspektive der pflegebedürftigen Person/Eingangsfragen an die pflegebedürftige Person (B-Feld)

Die SIS startet mit der Einschätzung der Situation durch die pflegebedürftige Person. Im Verständnis der personzentrierten Pflege/der Pflegecharta gehört ihr das erste und das letzte entscheidende Wort. Um ihre Gefühle und Gedanken zu erfahren und optimal aufnehmen zu können, hat sich die Form des narrativen Interviews bewährt.

Das heißt, die Pflegefachperson stellt einige (wenige) Impulsfragen, die die betroffene Person zum Erzählen (lat.: narrare) anregen. Sie soll durch ihre verbale und nonverbale Kommunikation eine möglichst entspannte und freie Gesprächsatmosphäre erzeugen.

Zeit zum Erzählen

Beginnen Sie ein offenes Gespräch, in dem es um die Sorgen und Wünsche der pflegebedürftigen Person und um wesentliche biografische Informationen geht.

Wichtig ist, dem pflegebedürftigen Menschen Zeit zum Erzählen zu geben, ihm offene Fragen zu stellen, ihm Mut zu machen, seine Sorgen, Wünsche und Befürchtungen zu äußern. Der Erzählfluss soll so wenig wie möglich durch fachliche Fragen unterbrochen werden.

Dieses Gespräch wird als narratives Interview bezeichnet.

Die drei Leitfragen, die direkt in der SIS vermerkt sind, lauten:

1. Was bewegt Sie im Augenblick?
2. Was brauchen Sie?
3. Was können wir für Sie tun?

Denken Sie daran: Stellen Sie eher nicht die Frage nach dem Warum (das führt zu rückwärtsgerichteten, häufig wenig hilfreichen Denkinhalten), sondern fragen Sie nach dem Wozu. Diese Fragestellung führt zu veränderungsoffenen und zukunftsgerichteten Antworten.

- Wozu kommen Sie zu uns? Was soll hier jetzt besser oder anders werden?
- Wie können wir Sie unterstützen?

Mit diesen Fragen kann das Gespräch eröffnet oder auch zusammenführend geschlossen werden. Fachlich gesehen dienen die Leitfragen der Erfassung der Angaben der pflegebedürftigen Person zu ihren Gewohnheiten, Fähigkeiten, Wünschen, ihrer Hilfe- und Pflegebeschreibung sowie zur Eigenwahrnehmung ihres individuellen Unterstützungsbedarfs. Entscheidend für den Gesprächsverlauf ist immer das aktive Zuhören der Pflegefachkraft. Die Angaben der pflegebedürftigen Person zu ihren Hauptproblemen, Wünschen und zu ihrem Unterstützungsbedarf werden als Zitat, d.h. im Wortlaut, niedergeschrieben, um eine ungewollte Interpretation durch die Pflegefachkraft zu vermeiden.

3.1.2.1 Das B-Feld bei Menschen mit gerontopsychiatrischem Hilfebedarf

Gerade bei gerontopsychiatrisch veränderten Menschen gilt es, sensibel, situations- und bedarfsgerecht bedeutsame Lebensthemen, u. a.:

- **Lebensstolz** (Lebensleistung, Bedeutung, Stärke, Kompetenz),
- **Lebensnot** (Trauer, Krieg, Schuld, Tod von Angehörigen),
- **Bewältigungsstrategien** (Glaube, prägende Leitsätze, Werte und Prinzipien) und
- Krisenhelfer (»Kleine Tröster« – Was hat Ihnen in schwierigen Lebenssituationen geholfen/gut getan?) sowie
- **betreuungsrelevante Aspekte** (Interessen)

zu erfassen, zu erspüren, zu ermitteln, ohne in den Stil einer plumpen Abfrage zu verfallen.

- Was ist Ihnen wichtig?
- Wie ist es Ihnen gelungen, trotz der vielen Anforderungen des Lebens immer weiterzumachen?
- Wie war es früher?

Kenntnisse zu diesen Aspekten helfen – gerade in den kritischen Verunsicherungssituationen des Übergangs in die Pflegebedürftigkeit bzw. in eine Pflegeeinrichtung – die betroffene Person in ihrer Weltsicht zu verstehen und entsprechend zu intervenieren.

In diesen Gesprächssituationen hat es sich bewährt, die Erfahrungen und Einschätzungen von Angehörigen und Betreuern hinzuzuziehen, falls die pflegebedürftige Person aufgrund ihres Zustandes keine Aussagen treffen kann.

Sowohl die pflegebedürftige Person, als auch ihre Angehörigen und die Pflegefachperson haben hier die Chance, in einen werteorientierten Dialog einzutreten, der durch gegenseitige intensive Wahrnehmung/Auseinandersetzung bzgl. Selbstbestimmung, Assistenz in der Lebensweltgestaltung, Lebensqualität gekennzeichnet ist und im positiven Falle zu einer Verständigung und zu Vereinbarungen im Interesse der betroffenen Person führt.

3.1.3 Die sechs Themenfelder: Klasse statt Masse

Die fachliche Einschätzung der Situation durch die Pflegefachkraft bildet sich auf Basis von fünf wissenschaftsbasierten Themenfeldern ab. Das sechste Feld ergänzt die Situationseinschätzung mit den Themenbereichen Haushaltsführung (ambulant) und Wohnen/Häuslichkeit (stationär). Diese sechs Themenfelder bearbeiten Sie, nachdem Sie die Darstellung des Bewohners/Patienten gehört und niedergeschrieben haben. Die Reihenfolge ist beliebig. Ergänzend zu den Informationen durch die pflegebedürftige

Person können Sie Ihre Expertise und Ihre Empathie einbringen – u. U. durch sinnverstehendes Deuten von Symptomen und Äußerungen bei Menschen mit Demenz und eingeschränkter Ausdrucksfähigkeit[30]. Hier sollen Sie ganz Pflegefachkraft sein, also den »fachlichen Filter« ansetzen. Das heißt: Handeln Sie das Vorgehen miteinander aus, verständigen Sie sich und beraten Sie, wo dies angezeigt ist.

Wichtig ist, dass Sie in den Themenfeldern frei formulieren und möglichst mit dem vorgegebenen Platz auskommen. Nutzen Sie daher knappe und präzise Aussagen mit pflegefachlichen Begrifflichkeiten und notieren Sie relevante biografische Erkenntnisse.

Dringend geboten: dreiteilige Struktur

In allen Themenfeldern sollte die folgende dreiteilige Struktur erkennbar sein:
1. Sicht des Pflegebedürftigen
2. Pflegefachliche Einschätzung
3. Vereinbarung

Inhaltlich gibt es in den sechs Themenbereichen Überschneidungen, da vieles ineinander fließt. Betrachten Sie daher die Bereiche als Orientierungshilfe, um Situationen umfassend wahrnehmen zu können. Durch die Kürze und Übersichtlichkeit der SIS erhalten Sie auf jeden Fall ein gutes Gesamtbild zur Lebens- und Gesundheitssituation.

3.1.3.1 Themenfeld 1: Kognitive und kommunikative Fähigkeiten

Hier bearbeiten Sie den Ist-Zustand der pflegebedürftigen Person mit Ressourcen und Beeinträchtigungen in Bezug auf:

- Sinneswahrnehmungen
- Orientierung
- Gedächtnis und Verstehen
- Herausforderndes Verhalten
- Möglichkeit, sich verbal oder nonverbal zu äußern

Im Hinterkopf haben Sie die Leitfrage/den Leitgedanken des Themenfeldes (bitte nutzen Sie diese nicht zum schematischen Ausfüllen):

- Inwieweit ist die pflegebedürftige Person in der Lage, sich zeitlich, persönlich und örtlich zu orientieren und zu interagieren sowie Risiken und Gefahren, auch unter Beachtung von Aspekten des herausfordernden Verhaltens, zu erkennen?

---

30 Vgl. Beikirch, E.; Kämmer, K. & Roes, M., BMG (Hrsg.) (2015). Handlungsanleitung (Version 1.1) zur praktischen Anwendung des Strukturmodells (ambulant/stationär), der integrierten Strukturierten Informationssammlung (SIS) mit der Matrix zur Risikoeinschätzung, der Maßnahmenplanung und der Evaluation sowie mit Hinweisen zum Handlungsbedarf auf der betrieblichen Ebene. Berlin, 2. März 2015, S. 11. Im Internet: https://www.ein-step.de/fileadmin/content/documents/Handlungsanleitung_zum_neuen_Strukturmodell.pdf

Sie als Pflegefachperson sollten möglichst prägnant die Situation mit Handlungs- und Gestaltungsräumen der pflegebedürftigen Person, ihre Kompetenzen, Gewohnheiten und Risiken beschreiben.

Wichtige Aspekte u. a.: Bewusstsein, Orientierung, Schlaf, Antrieb, Stimmung, Gedächtnis, Denken und Wahrnehmen (Wahn, Halluzinationen?), Störungen im Erkennen (Agnosie), Störungen in Koordination (Apraxie). Kann sich die pflegebedürftige Person bemerkbar machen und Hilfe holen (Bewusstseinslage)? Schlaf/Tag-Nacht-Umkehr? Wie sieht es aus mit Hörgeräten und Brille: Sind sie vorhanden, erforderlich und o.k.?

In diesem Themenfeld ist auch das Auftreten von herausforderndem (Unruhe, Wanderungstendenz) oder abwehrendem Verhalten zu beschreiben.

3.1.3.2 Themenfeld 2: Mobilität und Beweglichkeit

Hier bearbeiten Sie den Ist-Zustand der pflegebedürftigen Person mit Ressourcen und Beeinträchtigungen in Bezug auf:

- Fortbewegung
- Veränderung der Körperposition
- Nutzung von Gehhilfen oder Rollstuhl
- Abhängigkeit von personeller Unterstützung bei Transfer, Bewegung oder Lagerung
- Beweglichkeit von Gelenken

Im Hinterkopf haben Sie die Leitfrage/den Leitgedanken des Themenfeldes (bitte nutzen Sie diese nicht zum schematischen Ausfüllen):

- Inwieweit ist die pflegebedürftige Person in der Lage, sich frei und selbständig innerhalb und außerhalb der Wohnung bzw. des Wohnbereichs zu bewegen? Beachten Sie bitte hier auch den Aspekt Wanderungstendenz/herausforderndes Verhalten. Wichtig ist dabei die Einschätzung der Möglichkeiten der Person, sich durch Bewegung angemessene Anregung zu verschaffen und an der Alltagswelt teilzuhaben.

Wichtige Aspekte u. a.: Mobilität jetzt und früher, Positionswechsel im Liegen/im Stuhl selbständig? Ortsfixierung? Gehen möglich? Treppensteigen? Hilfsmittel? Individuelle Beeinträchtigungen (körperlich, kognitiv, psychisch)? Vorhandene Erkrankungen/Bezug Themenfeld 3 beachten: Dekubitus? Kontrakturen? Spastik? Paresen? Diabetes- oder Parkinsonfolgen? Stürze und Maßnahmen, FEM?

3.1.3.3 Themenfeld 3: Krankheitsbezogene Anforderungen und Belastungen

Hier bearbeiten Sie den Ist-Zustand der pflegebedürftigen Person mit Ressourcen und Beeinträchtigungen in Bezug auf:

- Erkrankungen
- Behandlungen und Therapien

- Medikamente
- Pflegerisch notwendige Maßnahmen

Im Hinterkopf haben Sie die Leitfrage/den Leitgedanken des Themenfeldes (bitte nutzen Sie diese nicht zum schematischen Ausfüllen):

- Inwieweit benötigt die pflegebedürftige Person aufgrund ihrer gesundheitlichen Situation, ihrer Behinderungen, Einschränkungen oder Belastungen und deren Folge pflegerische Unterstützung. Vermeiden Sie das reine Aufzählen von Diagnosen und ärztlichen Therapien, die an anderer Stelle erfasst sind.

Beachten Sie individuelle Belastungsfaktoren, therapeutische Settings, Compliance, Unterstützungsbedarf bzgl. Risiken und Phänomenen

Wichtige Aspekte u. a.: Pneumonierisiko? Schluckstörungen? Ausscheidungen selbständig, Inkontinenzform, -profil? Sensorische Deprivation? Suizidalität? Abhängigkeit? Urinableitung (welche, seit wann?) Hilfsmittel? Schlafen (bisherige Maßnahmen, Wünsche)? Diabetes? Chronische Wunden? Schmerzen (inkl. differenzierte Beschreibung)? Ernährungs- und Trinkeinschränkungen und -probleme, Vitalwerte.

3.1.3.4 Themenfeld 4: Selbstversorgung

Hier bearbeiten Sie den Ist-Zustand der pflegebedürftigen Person mit Ressourcen und Beeinträchtigungen bezüglich:

- Körperpflege
- An- und Auskleiden
- Ernährung
- Ausscheidung

Im Hinterkopf haben Sie die Leitfrage/den Leitgedanken des Themenfeldes (bitte nutzen Sie diese nicht zum schematischen Ausfüllen):

- Inwieweit ist die Fähigkeit der pflegebedürftigen Person hierzu selbständig oder eingeschränkt?

Ziel der pflegerischen Intervention ist die Unterstützung größtmöglicher Autonomie, Selbstverwirklichung und Kompetenz. Bitte beschreiben Sie eventuelle Konflikte zwischen fachlichen oder ethischen Werten sowie die Verständigungsprozesse nachvollziehbar.

Wichtige Aspekte u. a.: Essen und Trinken (Vorlieben und Abneigungen), Verdauung, Mundstatus, Magensonde, Kleiden oder Körperpflege selbständig? Hautzustand? Besondere Rituale? Vorlieben, Wünsche zu Haar- oder Nagelpflege, zu Kleidung. Schuhen oder zur Rasur? Spezielle Körperpflegemittel, Kosmetikartikel?

3.1.3.5 Themenfeld 5: Leben in sozialen Beziehungen

Hier bearbeiten Sie den Ist-Zustand der pflegebedürftigen Person mit Ressourcen und Beeinträchtigungen in Bezug auf:

- Persönliche Kontakte
- Beziehungen
- Interaktionen
- Kontaktpflege
- Aktivitäten im Umfeld

Im Hinterkopf haben Sie die Leitfrage/den Leitgedanken des Themenfeldes (bitte nutzen Sie diese nicht zum schematischen Ausfüllen):

- Inwieweit kann die pflegebedürftige Person Aktivitäten im näheren Umfeld oder außerhäuslich selbst gestalten? Wer unterstützt sie dabei? Wen benötigt sie zur Unterstützung?

Wichtige Aspekte u. a.: Kontaktfreude? Bevorzugte Kontakte? Gruppentyp, eher zu zweit, oder alleine? Frühere Berufstätigkeit? Lebensstolz? Lieblingsthemen? Lieblingsbeschäftigungen? Kontakt zu sozialem Umfeld, z. B. Familie, Verein, Partei, Gemeinde? Praktizierter Glaube, Kirche. Wünsche bzgl. Schwächerwerden und Sterben?

3.1.3.6 Themenfeld 6: Ambulant → Haushaltsführung

Hier bearbeiten Sie den Ist-Zustand der pflegebedürftigen Person mit Ressourcen und Beeinträchtigungen in Bezug auf:

- Reinigung und Aufräumen der Wohnung
- Zubereitung von Mahlzeiten
- Einkäufe
- Finanzielle und Behördenangelegenheiten

Im Hinterkopf haben Sie die Leitfrage/den Leitgedanken des Themenfeldes (bitte nutzen Sie diese nicht zum schematischen Ausfüllen):

- Es geht um die Erfassung und Beschreibung, inwieweit die pflegebedürftige Person ihren eigenen Haushalt noch selbst/mit Unterstützung organisieren und bewältigen kann.

Es erfolgen Hinweise zur Abstimmung mit Nachbarn/Familie über arbeitsteiliges oder aufgabenorientiertes Vorgehen in der Versorgung der betroffenen Person. Hierbei geht es auch um die Beschreibung der Konflikt-, Risiko- und Aushandlungssituationen, die sich infolge psychosozialer Wohn-, Pflege- und Lebenssituationen ergeben.

Wichtige Aspekte u. a.: Was kann die Person noch selbständig leisten? Wer hilft? Welche Wünsche zur Haushaltsführung bestehen? Gibt es Haustiere?

3.1.3.7 Themenfeld 6: Stationär → Wohnen und Häuslichkeit

Hier bearbeiten Sie den Ist-Zustand der pflegebedürftigen Person mit Ressourcen und Beeinträchtigungen in Bezug auf:

- Wohnen
- Gestaltung des Wohnumfelds
- Gewöhnung an die neue Wohnumgebung

Im Hinterkopf haben Sie die Leitfrage/den Leitgedanken des Themenfeldes (bitte nutzen Sie diese nicht zum schematischen Ausfüllen):

- Es geht um die Erfassung und Beschreibung, in wieweit die pflegebedürftige Person ihre Bedürfnisse und Bedarfe in Hinblick auf Wohnen, Lebensweltgestaltung und Häuslichkeit in der stationären Einrichtung umsetzen kann.

Die Realisierung des Bedürfnisses Wohnen (Beheimatung) ist zentral, um Wohlbefinden, Gesundheit, Sicherheit und Vertrautheit zu erlangen. Wichtig in der unmittelbaren Lebensumwelt. Einzelzimmer, Apartment mit Küchenzeile für bestehende Selbstversorgungspotenziale, Biografie, Doppelzimmerthematik.

Wichtige Aspekte u. a.: Wunsch nach Zimmergestaltung, Interesse an Mitwirkung? Eigene Möbel? Wichtige Erinnerungsstücke? Bilder (Bedeutung)? Haustiere erwünscht? Eigene Tisch- und Bettwäsche? Was möchte die Person selbst in ihrem Wohnumfeld tun, z. B. Bettmachen, Staubwischen oder Blumenpflege?

3.1.4 Die Matrix zur Risikoeinschätzung

Für die Risikoeinschätzung hat Martina Roes eine Matrix entwickelt, jeweils in etwas unterschiedlicher, bedarfsgerechter Form für die ambulante und die stationäre Pflege. Im Risikomanagement der neuen Pflegedokumentation erfolgt die Besinnung auf die fachliche Kompetenz von Pflegefachkräften. Zunächst wird aus dem Blickwinkel von Fachlichkeit und beruflichem Erfahrungswissen die Situation der pflegebedürftigen Person beurteilt, bevor eine Entscheidung zur Notwendigkeit einer vertieften Einschätzung (z. B. Differentialassessment, intensive Beobachtungsphase) eingeleitet oder eine Skala ausgefüllt wird.[31] Es wurden die international am häufigsten vorkommenden pflegerischen Risiken (Dekubitus, Schmerz, Sturz, Inkontinenz, Ernährung) ausgewählt und für weitere Risiken bzw. pflegesensitiven (kritischen) Phänomene die Kategorie »Sonstiges« eingeführt, um deutlich zu machen, dass es sich nicht um eine abschließende Aufzählung handelt, sondern dass es in der Praxis weitere gibt, die bedacht beobachtet und sorgfältig bearbeitet werden müssen.[32]

---

31 Ebd., S. 32
32 Ebd., S. 32 f.

3.1.4.1 Wann und wie kommt die Matrix grundsätzlich zum Einsatz?

- Bei Übernahme der Pflegesituation ist immer unverzüglich eine prägnante fachliche Einschätzung dazu notwendig, wie sich die Risikosituation aus Sicht der Pflegefachperson darstellt und ob ein Risiko sofort erkennbar ist. Dies muss mit »ja« oder »nein« über alle Themenfelder festgehalten werden.
- Wenn »ja« angekreuzt wurde, ist immer fachlich zu entscheiden, ob die Einschätzung zur Risikosituation für die Folgerungen in der Maßnahmenplanung eindeutig ist oder ob es zunächst weiterer Einschätzung bedarf (z. B. durch ein Differentialassessment mit Hilfe eines Standardinstruments oder einer speziellen Expertise).

Diese Entscheidung muss immer in der Spalte »weitere Einschätzung notwendig« entsprechend mit »ja« oder »nein« dokumentiert werden.

In der Matrix geht es darum, die Risiken und Phänomene vernetzt zu betrachten, viele haben eine gemeinsame Wurzel, z. B. eingeschränkte Mobilität, und benötigen gemeinsame Strategien, z. B. Bewegungsförderung. Von daher ist es auch wichtig, im Blick zu haben, dass es sich weitgehend um die Bereiche der deutschen Expertenstandards (DNQP) handelt. Jedoch ist es von großer Bedeutung, sie nicht wie früher »nebeneinander« abzuarbeiten, sondern vernetzt miteinander planerisch und maßnahmentechnisch anzugehen. Legen Sie in Ihrem QM eindeutig fest, wo Sie die Beschreibung der Pflegesituation und des Bedarfs festhalten möchten und wie Sie die Schnittstelle zur Behandlungspflege in der Maßnahmenplanung lösen:

- Die präzise Beschreibung der Pflegebeobachtung im Rahmen der Pflegesituation findet sich in den Handlungsfeldern, vor allem Themenfeld 3, Krankheitsbezogene Anforderungen und Belastungen (Schmerz und chronische Wunden, Ernährung und Flüssigkeitsaufnahme) oder auch Themenfeld 4, Selbstversorgung (Ernährung und Flüssigkeitsaufnahme gesondert) bzw. Themenfeld 2, Mobilität und Beweglichkeit (Dekubitus und Sturz).
- Die pflegerische Behandlung von chronischen Wunden ist Thema eines Expertenstandards, zählt jedoch durch ihre eindeutige Zuordnung zum Behandlungspflegebereich nicht zu den pflegerischen Risiken. Sie ist deshalb auch nicht Teil der Matrix und wird daher unter Themenfeld 3 in der SIS erfasst

3.1.4.2 Das praktische Vorgehen in der Matrix

- Mittels eines Ankreuzverfahrens (hier gezielt zur klaren Entscheidungsfindung eingesetzt) nimmt die Pflegefachkraft eine erste fachliche Einschätzung zu möglichen pflegesensitiven Risiken und Phänomenen vor.
- Die Matrix macht Zusammenhänge bewusst zwischen den Risiken und Phänomenen und den Inhalten der Themenfelder. Das heißt, sie stellt Zusammenhänge her zwischen Risiken und Phänomenen und den Kontextkategorien in den Themenfeldern.
- Dies soll »vom ersten Angang her« = initial (deshalb: Initialassessment) aus der pflegefachlichen Einschätzung heraus geschehen. Diese Art von inneren Abwä-

gungsprozessen gehört in den Bereich des fachlich-kritischen Denkens[33], das durch Bildung und Erfahrung erworben und wie automatisch vollzogen wird[34].

Beispiel:
Die Pflegefachkraft reflektiert das mögliche Vorhandensein eines Dekubitusrisikos aus der Perspektive des Fokus »Kognitive und kommunikative Fähigkeiten«, indem sie sich vor dem Hintergrund ihrer Fachlichkeit beispielsweise folgende Fragen stellt: Wird Druckschmerz wahrgenommen? Hat Herr X. Angst vor Bewegung? Sind Sinnesorgane beeinträchtigt? Verwendet er Hilfsmittel, die Dekubitalulzera verursachen könnten (Brille, Hörgerät)?

In der Matrix entscheidet sie dann spontan: Besteht ein Zusammenhang/ergibt sich ein potenzielles Risiko zwischen Inhalten aus Themenfeld 1, 2, 3, 4 oder 5?

- Sie kreuzt entsprechend »ja« oder »nein« in der Matrix an und (wichtig!) vermerkt diesen Zusammenhang bei bestehendem Risiko im Themenfeld, da von dort die Maßnahmenplanung ausgeht.
- Oder: Sie ist sich in ihrer fachlichen Einschätzung nicht sicher und kreuzt an: »Weitere Einschätzung notwendig!« (Immer in der Spalte vermerken!) In diesem Fall startet das vertiefende Differentialassessment. Die Pflegefachkraft kommuniziert das fragliche Risiko z. B. in der nächsten Übergabe/im Übergabeprotokoll mit der Bitte einer weiteren intensiven Beobachtung. Im Laufe der nächsten 12 Stunden wird eine Expertin (Wunde, Schmerz, Inkontinenz, Ernährung) eingeschaltet. Sie setzt einen kurzfristigen Evaluationstermin.
- Die Pflegefachkraft führt unverzüglich eine Fallbesprechung durch. Im QM wird ein auf Basis der Expertenstandards hinterlegtes Prozedere vollzogen. Die Pflegefachkraft vermerkt dieses Vorgehen bei bestehendem Risiko im Themenfeld, da von dort die Maßnahmenplanung ausgeht.

3.2 Element 2: Die Maßnahmenplanung

Wie die Maßnahmenplanung dargestellt und strukturiert wird, hängt nicht nur von eigenen Vorlieben ab, sondern auch von dem entsprechenden **Pflegesetting.** So werden die Strukturen variieren, je nachdem ob die Institution Planungen im ambulanten, stationären oder teilstationären Bereichen abbilden will.

Besonders interessante Gestaltungsmöglichkeiten der Maßnahmenplanung ergeben sich auch in Hospizen und in Einrichtungen, die ausschließlich Kurzzeit- und Verhinderungspflegen betreuen. Das Besondere in diesen Settings ist die möglicherweise sehr kurze Aufenthaltsdauer.

---

33 Vgl. Alfaro-LeFevre 2010, S. 25 f.

34 Vgl. Benner, P.; Tanner, C. & Chesla, C. (2000). Pflegeexperten, Pflegekompetenz, klinisches Wissen und alltägliche Ethik. Bern: Huber, S. 107 ff.

3.2.1 Stationäres Setting

Im stationären Setting werden Aspekte der »grundpflegerischen Versorgung« beschrieben. Grundsätzlich sollten in diesem System aber auch die Leistungen der anderen Berufsgruppen abgebildet werden. Behandlungspflegerische Leistungen werden nur dann beschrieben, wenn diese in besonderer Weise pflegerische/betreuerische Maßnahmen erfordern.

Für die Gestaltung der Maßnahmenplanung können verschiedene Strukturen gewählt werden, die in der Anleitung mit verschiedenen Vorschlägen dargestellt werden:

- **Tagesstruktur kompakt:** Vor der Darstellung der individuellen Tagesstruktur können individuelle Wünsche und Vorlieben des Betroffenen vorausgestellt werden. Die Planung orientiert sich an den Themenfeldern und organisiert sich in deren Struktur.
- **Tagesstruktur ausführlich:** In dieser Variante wird der komplette Tagesablauf kleinschrittig dargestellt und abgebildet.
- **Leistungsbezogene Maßnahmenplanung:** Hier werden den Themenfeldern Angebote und Maßnahmen zugeordnet.
- **Tagestruktur kompakt mit individuellen Wünschen und Vorlieben:** Hierbei gibt es eine kompakte Darstellung der Maßnahmen im Tagesverlauf, allgemeine Wünsche oder übergeordnete Leistungen für den Betroffenen werden vorangestellt (s. Kapitel 4).

3.2.2 Tagespflege

In der Tagespflege kann genauso vorgegangen werden. Es werden jedoch nur die betreuten Stunden abgebildet. Darüber hinaus sollten Angehörige für die Zeit zuhause beraten werden, vor allem in den identifizierten Risikobereichen.

Geplante Maßnahmen haben das Ziel, einen Zustand zu erhalten, zu verbessern oder dafür zu sorgen, dass er sich möglichst langsam verschlechtert. Ob dies jeweils gelingt, muss überprüft werden. Dies geschieht in der Regel im Prozessschritt »Evaluation«. Diese wird individuell festgelegt. In einer EDV-gestützten Dokumentation wird es für diese prospektiven Planungen einen Ort geben. In der »händisch« geführten Dokumentation sollte durch das Qualitätsmanagement ein Ort festgelegt werden, beispielsweise die Maßnahmenplanung.

3.2.3 Ambulante Pflege

Die Maßnahmenplanung in der ambulanten Pflege unterscheidet sich von den beschriebenen Möglichkeiten dadurch, dass der Umfang in der Regel deutlich geringer sein dürfte und sich die Beschreibungen vor allem auf die vereinbarten Leistungen beziehen. Es werden also vor allem die Module und ggf. Sondervereinbarungen beschrieben. Liegen bei den Kunden ein oder mehrere Risiken vor (Dekubitus, Sturz etc.), müssen sie entsprechend beraten und dies dokumentiert werden. Die Dokumentation der Beratung würde dann im Evaluationsblatt (wenn vorhanden) oder auf gesonderten Protokollen erfolgen.

Anders als in der stationären Pflege werden in der ambulanten Pflege auch die pflegerischen Leistungsnachweise erbracht. Dies ist notwendig, um die entsprechenden Leistungen abrechnen zu können. Also werden hier unverändert abrechenbare Leistungen abgezeichnet.

Aus der Sicht des Praktikers

Behandlungspflegerische Maßnahmen werden in allen pflegerischen Settings von geeigneten Pflegekräften erbracht. Sie sind von Ärzten auf entsprechenden Formularen angeordnet, mit ihnen abgesprochen und von ihnen abgezeichnet. Nach Erbringung werden diese Maßnahmen in einem Behandlungspflegeblatt von der durchführenden Person abgezeichnet. In der ambulanten Pflege werden diese Durchführungsnachweise auch zur Abrechnung benötigt, in der stationären Pflege weiter als Nachweis für eben diese Behandlungspflegen (siehe auch Kapitel 5.3.5).

Dies bedeutet, dass praktisch in allen Settings die Anordnungen durch den Arzt oder Therapeuten wie bisher zu erfassen sind. Die Durchführungen, Beobachtungen, Abweichungen bei der Anwendung werden durch die erbringende Pflegekraft wie bisher dokumentiert.

3.2.4 Kurzzeitpflege, Tagespflege und Hospiz

Kurzzeitpflege, Tagespflege und Hospiz wurden in den Informationen von EinSTEP zum Zeitpunkt der Bearbeitung dieses Textes[35] noch nicht besonders beschrieben. In der Praxis des Autors dieses Kapitels wird die gesamte Maßnahmenplanung jedoch auch für Kurzzeitpflege und Tagespflege genutzt.

In der **Tagespflege** wird wie oben beschrieben die SIS angewendet. Hierbei kristallisiert sich heraus, dass es einen größeren Anteil von Informationen im B-Feld gibt. Dies wird in diesem Fall gefördert, da die zusätzlichen Informationen durch den Gast für die Angebotsgestaltung in der Tagespflege gut genutzt werden können. Die etwas andere Gewichtung in der SIS erklärt sich wahrscheinlich durch größere Selbständigkeit der Betroffenen. Die Maßnahmenplanung bezieht sich in diesem Fall vor allem

[35] Stand: August 2016

auf die Zeit in der Tagepflege und wird entsprechend chronologisch beschrieben. Es ist auch möglich, die Maßnahmenplanung der Struktur der Themenfelder zuzuordnen. Da der Gast nur tagsüber begleitet wird und den größeren Teil der Zeit zu Hause verbringt, ist bei möglichen ermittelten Risiken eine Beratung des Betroffenen oder seiner Angehörigen erforderlich, die dann auch entsprechend dokumentiert wird, so wie bereits im ambulanten Abschnitt beschrieben.

Aus der Sicht des Praktikers

Für Seniorenheime, die über eine Tagespflege verfügen, kann es sinnvoll sein, in diesem entbürokratisierten System zu bleiben. Sollte ein Gast aus der Tagespflege in die stationäre Pflege oder in die Kurzzeitpflege wechseln, kann das System in großen Teilen übernommen werden. Hierdurch entstehen verschiedene Synergien, z.B. bei Schulungen, Einsatz von Mitarbeitern. Neuerstellungen sind in der Regel nicht notwendig usw.

In der **Kurzzeitpflege** wird die neue Dokumentation ebenfalls verwendet, jedoch eher wie in der stationären Versorgung. Ein Problem im alten und im neuen System ist, dass ein verhältnismäßig großer Aufwand für die Ersterfassung betrieben wird, obwohl der Gast vielleicht nur wenige Tage bleibt. Mein Tipp: Konzentrieren Sie sich bei Kurzzeitpflegegästen in der SIS und Maßnahmenplanung vor allem auf:

- Risikoeinschätzung und ggf. deren Planung,
- Ermittlung der Hilfebedarfe bezogen auf die Pflege/Betreuung,
- die behandlungspflegerischen Aspekte (vor allem bei Gästen die zur »Nachbehandlung« aus Kliniken kommen) und
- wichtige Rituale, die durch den Gast oder dessen Angehörige in die Erfassung und dann auch in die Planung integriert werden.

Halten Sie Aspekte wie Biografie, Vorlieben und genaue Recherchen zu persönlichen Hintergründen kürzer. Empfehlenswert ist eine Beratung der Betroffenen oder ihrer Angehörigen bei der Entlassung – bezogen auf mögliche beobachtete Risiken oder Phänomene.

Für Aufenthalte bei palliativen Pflegeprozessen oder der Sterbebegleitung wäre ein ähnliches Vorgehen möglich, nur eben mit der konkreten Ausrichtung.

Hinweis

Bitte schauen sie auf der Website von EinSTEP (www.ein-step.de) nach neuen Regelungen und Vorschlägen zu Kurzzeitpflege und Tagespflege.

3.3 Element 3: Das Berichteblatt (Verlaufsdokumentation)

Wie bisher beschrieben konzentriert sich die Pflege-/Betreuungsdokumentation auf die Absprachen und Beobachtungen aus der SIS und auf die daraus folgenden Maßnahmen – und das im Einverständnis mit dem Bewohner oder Kunden.

Durch die Immer-so-Regel (s. Kapitel 2 und 5) konzentriert sich die Dokumentation im **Berichteblatt** auf die Abweichungen von der Regel. Neben diesen Abweichungen werden wie bisher z. B. Angehörigenbesuche, pflegerische und medizinische Besonderheiten oder spezielle Besonderheiten beschrieben, wie z. B. »Herr M. hatte heute einen Schwächeanfall …« – »Fr. W. konnte heute nicht gewaschen werden, weil …« – »Frau I. hat heute ausnahmsweise an der Hausfeier teilgenommen« etc. Ebenfalls können Arztkontakte, wenn diese nicht an anderer Stelle dokumentiert sind (einige Einrichtungen führen ein ärztliches Kommunikationsblatt), eingetragen werden.

Das Berichteblatt liefert im besten Fall viele Einzelinformationen und ggf. auch Verläufe, die in der Evaluation gebündelt und ausgewertet werden. Nimmt beispielsweise ein Bewohner immer wieder an bestimmten Angeboten nicht teil, muss überlegt werden, warum das so ist und ob es Alternativen gibt.

Um eine überbordende Dokumentation zu vermeiden, sollte über das Berichteblatt, das in aller Regel von verschiedenen Professionen verwendet wird, im Team diskutiert werden. Ziel dieser Diskussion ist es, Vereinbarungen über Inhalte und deren Umfang zu treffen. Ebenfalls müssen Anweisungen aus der Vergangenheit überdacht werden, die die Mitarbeitenden aufforderten, täglich oder in jeder Schicht zu dokumentieren. Denn auf diese Weise sind umfängliche Dokumentationen entstanden, z. B. durch Wiederholungen von:

- »Es war nichts Besonderes.«
- »Der Bewohner war wie immer.«
- »Pflege/Betreuung nach Plan.«

Dies soll in Zukunft verhindert werden, da der Gehalt dieser Aussagen zweifelhaft und wahrscheinlich eher Routine ist. Ebenfalls sollten ständige Wiederholungen wie »… geht es gut …« – »… war wieder unruhig …« unterbleiben. Besser ist es, wichtige Beobachtungen in eine Evaluation münden zu lassen.

Damit Berichtsblätter für die Evaluation nutzbar gemacht werden können, müssen sie überschaubar bleiben. Sollte eine Einrichtung in ihrem Qualitätsmanagement entschieden haben, dass alle drei Monate beispielsweise eine »Regel-Evaluation« durchgeführt werden soll, müssten dann die Berichtsblätter gesichtet werden. In manchen Einrichtungen können dabei in diesem Zeitraum mehrere DIN-A3-Seiten zweiseitig beschrieben zusammenkommen. Werden auf diesen Seiten häufig die gleichen Routinen beschrieben, ist die Evaluation nicht nur sehr zeitaufwendig, sondern es steht zu befürchten, dass wichtige Zusammenhänge verloren gehen können.

Verschiedene Einrichtungen/Settings verwenden für die pflegerische Evaluation nicht immer ein gesondertes Formular, sondern beschreiben die Inhalte im Verlauf des

Berichteblattes. Das ist Sache des Trägers und des Qualitätsmanagements. Empfehlenswert ist bei dieser Art der Dokumentation aber, Evaluationen entsprechend zu markieren, damit die gewählte Struktur übersichtlicher wird.

Aus der Sicht des Praktikers

In der Vergangenheit wurde versucht, die Folgen von möglichen juristischen Schäden klein zu halten, indem große Mengen dokumentiert wurden. Hierbei war nicht selten das Maß: Masse statt Klasse.

In der SIS kommt es vor allem auf die genaue Anamnese an und auf die präzise Beschreibung der daraus resultierenden Maßnahmen. Wird nun kein Leistungsnachweis geführt, verschlechtert sich die beweisrechtliche Situation nicht (Immer-so-Beweis s. Kapitel 2 und 5). Im Berichteblatt ist darauf zu achten, dass die Abweichungen von den beschriebenen Maßnahmen aufgeführt werden.

Berichtsblätter müssen natürlich so geführt werden, dass sie dokumentenecht, leserlich und mit Datum und Handzeichen versehen sind.

3.4 Element 4: Die Evaluation (4a und 4b)

Die Evaluation bezieht sich auf den gesamten dargestellten Prozess oder aber auf einzelne individuell festgelegte Aspekte, die einer fachlichen Einschätzung bedürfen.

Unter einer Evaluation versteht man die Bewertung oder Begutachtung eines Prozesses unter fachlichen Gesichtspunkten. In der Vergangenheit hat unter diesem Aspekt eine erneute Einschätzung verschiedener Assessments stattgefunden. Dies hat oft dazu geführt, dass Risikoeinschätzungsinstrumente monatlich oder einmal im Quartal in einer Art Routine verwendet wurden, obwohl bestehende Risiken lange erkannt waren und umfangreiche Maßnahmen bereits geplant und durchgeführt wurden. Dies soll nun in der neuen Dokumentation nicht mehr geschehen.

Ist in der SIS festgestellt worden, dass in einem Lebensbereich (Sturz, Ernährung etc.) **eindeutig kein Risiko besteht**, würde in der (Regel-)Evaluation überprüft, ob dieser Status quo noch zutreffend ist. Dies würde bedeuten, dass ein Risiko aktiv ausgeschlossen wird (aktiver Risikoausschluss). Dieser Ausschluss kann durch die Pflegefachkraft erfolgen, beispielsweise weil der Zustand des Bewohners sich seit Erstellen der SIS nicht verschlechtert, sondern vielleicht sogar verbessert hat. Ist die Einschätzung nicht eindeutig, müsste ein Verfahren durch das Qualitätsmanagement festgelegt werden, z. B. die Anwendung eines eingeführten Assessments.

Ist in der SIS bereits ein Risiko festgestellt und eingeschätzt worden, würde in der Evaluation überprüft, ob die ergriffenen Maßnahmen noch ausreichen und das Risiko reduzieren. Auch hierfür sollte es ein abgestimmtes Verfahren durch das Qualitätsmanagement geben. Da wahrscheinlich die meisten Einrichtungen und Dienste über solche Verfahren verfügen, werden diese ggf. an die neue Dokumentation angepasst. In der Handlungsanleitung 1.1 (2015) ist nicht vorgesehen, die Erstrisikoeinschätzung bei einer Evaluation erneut zu nutzen.

Insgesamt müssten bei einer routinemäßigen Evaluation alle wesentlichen Veränderungen, aber auch Stimmung und soziale Teilhabe des Betroffenen vermerkt sein. So, dass sich ein aktuelles Bild des Betroffenen abzeichnet und auf der Grundlage der SIS einen Verlauf abbildet. Werden in der Evaluation beispielsweise Risiken oder Verhaltensweisen des Betroffenen verändert eingeschätzt, sodass bisherige geplante Maßnahmen nicht mehr zutreffen, muss die Maßnahmenplanung entsprechend angepasst werden.

Inwieweit die SIS bei in der Evaluation festgestellten Änderungen angepasst werden muss, wird aus der Handlungsanleitung 1.1 (2015) nicht ganz deutlich. Änderungen in einzelnen Themenfeldern müssen in der SIS bei papiergestützter Dokumentation immer mit Datum und Mitarbeiterkürzel versehen sein.[36]

Wenn ein Pflegebedürftiger durch einen gesundheitlichen Einbruch (Schlaganfall, Oberschenkelfraktur mit Mobilitätsverlust etc.) **eine deutlich veränderte Lebenssituation aufweist** und dies in den meisten Themenfeldern der SIS, ist es sinnvoll, eine neue anzulegen. Empfehlenswert ist der Hinweis, dass statt einer Routine-Evaluation eine neue SIS erstellt wurde, in die dann die aktuelle Situation, aber auch die in der Vergangenheit gemachten Erfahrungen einfließen können. Ein möglicher neuer Aushandlungsprozess wird dann ebenfalls in den Themenfeldern hinterlegt. Dieses Verfahren ist bei der Nutzung von Software unproblematisch. Einrichtungen oder Dienste, die die SIS und die Maßnahmenplanung in den Vordruck[37] eintragen, können mit »copy and paste« noch gültige Aussagen aus der ersten SIS einfach übertragen.

Aus der Sicht des Praktikers

Im Rahmen der SIS-Erstellung bitten wir die Pflegebedürftigen oder ggf. die Angehörigen, die SIS als Ausdruck einer gemeinsamen Verständigung mit zu unterschreiben. Wird die SIS erneuert, muss allerdings auch die Unterschrift erneuert werden.

Sollten einzelne Veränderungen in der SIS angepasst werden, müssten diese wie bisher mit Handzeichen und Datum kenntlich gemacht werden.[38] Zu bedenken ist jedoch dabei, dass bei einer händisch geführten Dokumentation auch die Art und Weise

36 Vgl. MDK & MDS (Hrsg.) (2015). Ergänzende Erläuterungen für Qualitätsprüfungen in Pflegeeinrichtungen nach den Qualitätsprüfungsrichtlinien – QPR bei Umsetzung des Strukturmodells zur Effizienzsteigerung der Pflegedokumentation. Version 3, S. 26. Im Internet: https://www.mds-ev.de/uploads/me

37 Download unter:https://www.ein-step.de/fileadmin/content/documents/SIS_stationaer_So_E02_A3_T_fin4R.pdf und https://www.einstep.de/fileadmin/content/documents/SIS_ambulant_So_E02_A3_T_fin4R.pdf

38 Vgl. MDK & MDS 2015, S. 26

unübersichtlich werden kann. Zu bedenken ist ebenfalls, dass in diesem Fall in der Evaluation ein Hinweis auf eine Änderung stehen würde. Wenn diese Änderung dann auch in der SIS steht, wäre dies eine doppelte Information. Empfehlenswert ist es, möglichst wenige Nachträge in der SIS vorzunehmen, sondern stattdessen aktuelle Informationen in der Evaluation zu belassen. Gegebenenfalls wird bei einer wesentlichen Zustandsänderung eine neue SIS erstellt.

Über eine weitere Rahmenbedingung sollte das Qualitätsmanagement nachdenken: über das bestmögliche und sicherste Verfahren in der Evaluation. Hier gibt es keinen Königsweg, nur unterschiedliche Möglichkeiten, die mehr oder weniger zu der eigenen Organisation passen. EinSTEP favorisiert ein Verfahren, in dem keine Regelintervalle verwendet werden, sondern die Pflegefachkraft (bezogen auf die einzelnen Handlungsfelder/Risiken von Bewohnern) selbst Evaluationsintervalle festlegt. In diesem Fall ist es Aufgabe des Qualitätsmanagements, intensiv an den Kriterien zu arbeiten, die zu einem sicheren, selbstbestimmten und selbstgesteuerten Vorgehen führen. Bei einem anderen Ansatz werden interne Evaluationsintervalle für Pflegesituationen festgelegt, z. B. dreimonatliche Regelevaluation bei stabilen Pflegesituationen. Kürzere Intervalle werden bei instabilen Pflegesituationen durch die Pflegefachkraft initiiert. Längere Intervalle werden ebenfalls von der Pflegefachkraft bestimmt und schriftlich begründet.

Ergänzt werden die Informationen für die Evaluation aus dem Pflegebericht mit den Inhalten der verschiedenen ergänzenden Dokumente, soweit diese für den entsprechenden pflegebedürftigen Menschen geführt wurden.

Aus der Sicht des Praktikers

Als Orientierungshilfe für die Evaluation sollten Merkpunkte im Qualitätsmanagement-Handbuch hinterlegt werden.

Beispiel*:

1. Gibt es eine grundsätzliche Veränderung im Zustand (AZ oder EZ) des Bewohners?
   Gab es Besonderheiten wie Krankenhausaufenthalte oder akute Ereignisse, haben diese möglicherweise Einfluss auf die Planung?
   Alle Maßnahmen/Module in der Maßnahmenplanung müssen auf ihre Aktualität hin überprüft und gegebenenfalls angepasst werden.
2. Medikamente werden auf Notwendigkeit überprüft, beispielsweise bei Polypharmazie oder bei Medikamenten, deren Einnahmedauer problematisch sein kann (z. B. Benzodiazepine).
3. Wenn freiheitsentziehende Maßnahmen vorgenommen werden, sind diese im Rahmen der Evaluation auf ihre Notwendigkeit hin zu überprüfen.

* Auszug aus dem QMH der Städtischen Seniorenheime Krefeld 2014, Handlungsanleitung Dokumentation

4. Mögliche Risiken werden durch die Pflegefachkraft ein- oder ausgeschlossen. Mögliche genutzte Assessments sind aktuell ausgewertet oder werden ggf. neu bewertet (Schmerz, Sturz oder andere). Gibt es in der Evaluation kein Risiko (also Risikoausschluss) auch bezogen auf die erste Einschätzung in der SIS, muss nichts gemacht werden und der Status wird bestätigt. Hat sich der Zustand verändert, findet eine fachliche Einschätzung wie im Qualitätsmanagement-Handbuch (QMH) vorgesehen durch die Pflegefachkraft statt.
5. Vor allem im ambulanten Kontext ist die Frage notwendiger Beratungen zu beantworten, ggf. müssen auch Pflegemodule angepasst werden.
6. Die psychische, geistige und körperliche Situation sowie das Befinden werden kurz beschrieben (z. B.: »Sie macht einen zufriedenen und ausgeglichenen Eindruck, vor allem das Essen in Gemeinschaft und die Kontakte mit den anderen Bewohnern machen ihr Freude«, «Kunde kommt noch mit der Hilfe der Tochter gut zurecht«).
7. Wenn Verfahren zur Einschätzung von Wohlbefinden verwendet werden, sollten erhobene Ergebnisse eingetragen werden (beispielsweise aus dem DCM, Qualidem, H.I.L.DE.).
8. Vermerken Sie auch Beratungen, Fallgespräche und andere Informationen.

Ziel ist es, ein für alle nachvollziehbares Update zum körperlichen, psychischen und sozialen Zustand herzustellen, um ggf. Maßnahmen anzupassen.

Damit entsteht in adäquatem zeitlichem Rhythmus eine Evaluation, die gemeinsam mit den pflegerischen Leistungen abgebildet wird – es sei denn, dass aktuelle Ereignisse eine direkte und schnellere Evaluation erforderlich machen. Alle Eintragungen werden mit Handzeichen und Datum durchgeführt. Die ursprüngliche SIS verbleibt in der Dokumentation. Der weitere Pflegeprozess findet im Wechselspiel von Evaluation (Beobachtungen, Veränderungen im Zustand usw.) und den angepassten Maßnahmen statt, die wiederum durch die Evaluation überprüft werden.

4 PRAKTISCHE UMSETZUNG VON SIS IM DAUERBETRIEB – ERFAHRUNGEN AUS EINEM PILOTOBJEKT

Andreas Kutschke

»Grau, teurer Freund, ist alle Theorie und grün des Lebens goldner Baum.«

(JOHANN WOLFGANG VON GOETHE)

Die Erfahrungen und Ergebnisse aus dem Pilotprojekt (2013/2014), so wie sie im Abschlussbericht von Elisabeth Beikirch vorgestellt wurden, können grundsätzlich für die Praxis bestätigt werden. In den vier stationären Einrichtungen der Städtischen Seniorenheime Krefeld gGmbH wird das Strukturmodell seit 2013 umgesetzt. Da die Städtischen Seniorenheime im Rahmen eines Gesamtversorgungskonzeptes arbeiten, werden im Quartier auch ambulante, teilstationäre und Kurzzeitpflege-Kunden betreut. In diesen Bereichen wird ebenfalls das Strukturmodell angewendet. In den bisher vom MDK Nordrhein und der Heimaufsicht durchgeführten Prüfungen gibt es keine Anzeichen dafür, dass das Strukturmodell den Anforderungen nicht gerecht wird.

4.1 Allgemeines

4.1.1 Umgang mit der Datenmenge

Der Hintergrund für eine Begrenzung der Datenmenge liegt auf der Hand: Mehr Geschriebenes bringt oft nicht mehr Information und wird von vielen Kollegen weniger aufmerksam und weniger häufig gelesen. Die Quantität der Informationen formal auf eine DIN-A-3-Seite zu begrenzen ist in komplexen Pflegesituationen eine Herausforderung. In diesen Fällen müssen Informationen zusätzlich hinzufügbar sein. Für diese Situationen sollte das Qualitätsmanagement vorsorgen und ergänzende Möglichkeiten schaffen. In unserer Praxis wird die Seite (DIN A 3) nur sehr selten überschritten. Wenn es doch dazu kommt, sind die Gründe hierfür:

- komplexe Pflegesituationen
- viele Informationen in einem oder zwei Themenfeldern durch die pflegebedürftige Person oder z. B. in der Einstiegsfrage durch viele biografische Hinweise
- Mitarbeiter, die mit prägnanter Sprache Schwierigkeiten haben

In jedem Fall muss verhindert werden, dass – wie in der Vergangenheit passiert – große Mengen an Informationen erfasst, jedoch zur Steigerung der Lebensqualität der pflegebedürftigen Person nicht verwendet werden. Ein häufig zu beobachtendes Beispiel sind die biografischen Erhebungen. In vielen stationären Einrichtungen werden vorstrukturierte Biografiebögen akribisch ausgefüllt. Leider finden diese Informationen nicht immer Eingang in die Maßnahmen- und Prozessplanung.

Und was ist mit der neuen Dokumentation anders?

Wenn die biografischen und anamnestischen Informationen und der Ist-Zustand den Themenfeldern zugeordnet werden, sind sie von vornherein kompakt/vernetzt beschrieben. Sie bilden die Grundlage für die Maßnahmenplanung und diese wird von allen Berufsgruppen gemeinsam umgesetzt, Das macht die effektive und effiziente Nutzung der Informationen realistischer.

Empfehlenswert für das Qualitätsmanagement ist es, in der Anfangszeit dieses Zusammenspiel einzuüben und im praktischen Tun, z. B. bei Visiten oder Fallbesprechungen, zu reflektieren.

4.1.2 Versionen für ambulant und stationär

Zurzeit liegen zwei Versionen der SIS vor (ambulant/stationär), die sich nur marginal voneinander unterscheiden. Die Unterscheidung befindet sich in Themenfeld 6, das für die stationäre Pflege »Wohnen, Häuslichkeit« heißt und in der ambulanten Pflege »Haushaltsführung«. Dies lässt sich mit den verschiedenen Anforderungen der beiden Settings erklären. Die weitere Unterscheidung bezieht sich auf die erste Risikoeinschätzung, die in der ambulanten Pflege eine Spalte für das Thema Beratung bereithält.

4.1.3 Je früher desto besser – SIS und erste Risikoeinschätzung

Die SIS soll direkt zu Beginn des Pflegeprozesses angelegt werden, sie soll dann ein aktuelles Bild des betroffenen Hilfebedürftigen zeichnen. Wie viel Zeit bis zum Abschluss des SIS-Bogens verstreichen soll, liegt in der Entscheidung des Managements. Die Handlungsanleitung 1.1 gibt hierzu einen Hinweis von 48 Stunden bis zu einer Woche. In jedem Fall sollten zur Entscheidungsfindung Einflussfaktoren für diese Zeitbestimmung einbezogen werden. Beispielsweise geben die Expertenstandards deutliche Hinweise für einen möglichen Zeitrahmen. So steht im Expertenstandard Schmerzmanagement in der Pflege bei chronischen Schmerzen P 1a: »Die Pflegefachkraft erhebt zu Beginn des pflegerischen Auftrags mittels eines initialen Assessments …«[39]; so steht es auch in dem Expertenstandard »Mobilität fördern und

[39] DNQP (Hrsg.) (2015). Expertenstandard Schmerzmanagement in der Pflege bei chronischen Schmerz einschließlich Kommentierung und Literaturanalyse, S. 16

erhalten«[40]. In dem überarbeiteten Expertenstandard Sturzprophylaxe von 2013 ist es noch etwas schärfer formuliert: »Die Pflegefachkraft P1 identifiziert unmittelbar zu Beginn des pflegerischen Auftrages systematisch die [...] Risikofaktoren«[41]. Des Weiteren ist von regelmäßiger Überprüfung der Einschätzung in individuell festzulegenden Abständen die Rede.

Eine Möglichkeit wäre die Zeit der **Risikoeinschätzung** auf die ersten 48 Stunden zu beschränken, es sei denn, durch triftige Gründe kann eine Verzögerung der Einschätzung begründet werden. Ein vorstellbarer triftiger Grund kann eine genaue Betrachtung der Trinkmengen sein, die sich über mehrere Tage erstreckt. Die meisten anderen Informationen außerhalb einer Risikobewertung könnten dann beispielsweise in einer oder zwei Wochen erhoben werden. In jedem Fall ist es sinnvoll, den Prozess der Erhebung in der SIS im Groben zu beenden. Der Grund hierfür ist deutlich, denn die SIS soll auch zur Aushandlung zwischen Betreuten und Pflege genutzt werden und das daraus entstehende Ergebnis wird dann im besten Fall von beiden »unterschrieben«. Die Unterschrift beider Beteiligter demonstriert vor allem, dass die in der SIS festgestellten Informationen und Absprachen auf Augenhöhe getroffen werden. Würde jetzt die SIS immer und immer wieder grundlegend verändert, würde dieses Prinzip in Gefahr geraten. Werden nach dem vereinbarten Zeitraum noch Informationen in die SIS nachgetragen, müssen diese wie auch im alten System mit Datum und Handzeichen kenntlich gemacht werden.

Wie in Kapitel 3 bereits angedeutet, kann es gravierende Gesundheitseinbrüche bei der pflegebedürftigen Person geben, bei denen sich so grundsätzlich viele Aspekte ändern, dass diese nicht mehr in der Verlaufsevaluation übersichtlich dargestellt werden können (z. B. nach Schlaganfall, Oberschenkelbruch). In diesen Fällen wird empfohlen, eine neue SIS anzulegen. Die alte SIS wird abgelegt. Aspekte, die bleiben (Wünsche, Vorlieben etc.), können für die neue Einschätzung übernommen werden.

4.1.4 Strategie für die Einführung von SIS entwickeln

»Theorien müssen – ebenso wie Lebewesen – geeignete Vorbedingungen finden, um zu wachsen und zu gedeihen.« (HERBERT SPENCER)

Bevor mit der Umsetzung begonnen wird, sollte unternehmensintern eine Strategie für das Vorgehen abgesprochen werden. So sind wir vorgegangen:

---

40 DNQP (Hrsg.) (2014a). Expertenstandard Erhaltung und Förderung der Mobilität. Osnabrück, S. 25

41 DNQP (Hrsg.) (2013). Expertenstandard Sturzprophylaxe in der Pflege einschließlich Kommentierung und Literaturstudie. 1. Aktualisierung. Osnabrück, S. 23

Einführung des Strukturmodells in den Städtischen Seniorenheimen Krefeld gGmbH

- Geschäftsführung, Leitungskräfte wie Einrichtungsleitungen, Pflegedienstleitungen, Leitungen Sozialer Dienst sowie die Leitung der Hauswirtschaft stimmen das Vorgehen des Pflegeprozesses inhaltlich ab (Ende Mai 2014 auf der Basis der Erkenntnisse aus dem Pilotprojekt 2013/2014)
- Abt. Qualitätsentwicklung erarbeitet ein Verfahren auf der Basis der Empfehlungen und Absprachen aus dem Projekt »EinSTEP« (Juli 2014)
- Ein Leitfaden für die interne Schulung der Mitarbeiter wird erstellt (Juli 2014)
- Die bearbeiteten neuen Leerdokumente werden in das Intranet eingestellt und bilden die Grundlage für die internen Prozesse, die Handlungsanleitung für die neue Dokumentation auf die SIS angepasst für stationäre und ambulante Pflege, alle weiteren Dokumente im QMH werden an das neue System inhaltlich angepasst und im Wording überarbeitet
- Schulungen finden in den Häusern statt, jeweils eine kurze Veranstaltung zur Vermittlung des Prinzipien und des Systems und eine, in der Praxisbeispiele bearbeitet werden
- Zur Flankierung des Umsetzungsprozesses richtet das QM eine telefonische und PC-gestützte Mitarbeiterhotline ein. Auf diese Weise kann mit einem Vieraugenprinzip ein großer Teil der neu erstellten Dokumentationen zeitnah bearbeitet und reflektiert werden. Die beiden Mitarbeiter aus dem Qualitätsmanagement bearbeiten ca. 40 Dokumentationen gemeinsam, dies soll dazu dienen die Beurteilungsqualität zu verbessern
- Die vier Quartiere haben mit ihren verschiedenen Pflegesettings nacheinander begonnen, bei allen neu einziehenden/aufgenommenen Kunden das neue System umzusetzen (August/Januar 2014/15)
- Nach den Schulungen wurden die Planungen primär bei Neuaufnahmen eingesetzt; dies bedeutet, die Umsetzung geschieht Zug um Zug; die Kolleginnen und Kollegen vor Ort können auch »alte« Dokumentationen nacharbeiten
- Anfang 2016 sind bis auf wenige Ausnahmen alle Dokumentationen auf das neue System umgestellt
- Jetzt werden neue Mitarbeiter, Zeitarbeitsmitarbeiter und Auszubildende primär von den Mitarbeitern geschult, die das System besonders gut verinnerlicht haben
- Pflegedienstleitungen und das Qualitätsmanagement überprüfen stichprobenweise die Dokumentationen vor allem auf Genauigkeit bei der Risikoeinschätzung und der Einhaltung der Evaluationsdaten

Die neue Dokumentation wird nur von entsprechend qualifizierten (Bezugs-)Pflegefachkräften durchgeführt.

Die Dokumentation sollte in jedem Fall mit der Einstiegsfrage an den zu Betreuenden beginnen; Informationen, die während des Gesprächs aufgenommen werden und eine Relevanz für die anderen Themenfelder haben, sollten direkt diesen Bereichen zugeordnet werden. Wenn in Ihrer Einrichtung vor dem Einzug oder dem ersten Pflegeeinsatz Besuche bei den Betroffenen gemacht werden, bekommt man häufig dort schon viele Informationen, die entweder zu der Einstiegsfrage oder einem der Themenfelder passen. Diese können direkt in der SIS aufgenommen werden.

Hinweis

In diesem Zusammenhang sollte das Qualitätsmanagement überprüfen, ob vielleicht parallel Strukturen, z. B. Aufnahmebögen, verschlankt oder angepasst werden sollten.

4.2 Unser Vorgehen im Detail – Felder A bis C2

4.2.1 Feld A

Diese Kopfzeile wird wie in vielen anderen Dokumentationsblättern zur Orientierung genutzt. Neben dem Namen der pflegebedürftigen Person wird das Geburtsdatum und das Datum, an dem das Gespräch (Gespräch am) mit der pflegebedürftigen Person geführt wurde, eingetragen. Dieses Datum ist auch notwendig, um die Zeit der Einschätzung nachvollziehen zu können, ab diesem Datum zählt die Zeit bis zur Einschätzung z. B. der Risiken.

Dann folgt das Handzeichen der Pflegefachkraft, die in gewisser Weise die Verantwortung für die Informationen übernimmt. In der Folge kann/sollte die pflegebedürftige Person unterschreiben. Wenn der Betroffene beispielsweise aus gesundheitlichen/kognitiven Gründen nicht mehr unterzeichnen kann, kann dies durch eine nahestehende angehörige Person oder den rechtlichen Betreuer erfolgen. Natürlich kann der Betroffene bzw. dessen Angehörige nicht zu einer Unterschrift verpflichtet werden, dennoch sollte es sehr ernsthaft angeboten werden. Im Grunde sind die beiden Unterschriften ein Ausdruck eines gemeinsamen Übereinkommens über die Inhalte der SIS. Im Praxistest 2013/2014 wurde nach Aussagen der Handlungsanleitung (Vers. 1.1) diese Funktion nur selten genutzt. Interessant wäre zu erfahren, warum. In unserer Praxis stellt sich heraus, dass in den meisten Fällen der Betroffene oder ein naher Angehöriger unterschreibt.

Bei genauem Nachfragen kristallisieren sich zwei Grundbotschaften heraus: 1) »Wir sind überrascht, dass wir beteiligt werden« und 2) »Ist unsere Meinung denn wichtig?« Partizipation der Betroffenen in dieser Form hat in der Pflege keine Routine und ist für beide Seiten gewöhnungs- und entwicklungsbedürftig.

Es ist aus den praktischen Erfahrungen nicht sinnvoll, direkt am ersten oder zweiten Tag die Betroffenen um eine Unterschrift zu bitten, sondern es ist eher eine Konsequenz nach einer gemeinsamen Informationserhebung.

Es muss deutlich kommuniziert werden, dass die Unterschrift nicht auf eine Rechtsfolge gerichtet ist. Sie ist eher das sichtbare Symbol gemeinsamer Absprachen.

In der ambulanten Pflege werden vor dem erste Pflegeeinsatz mit dem Pflegekunden Kostenvoranschläge vereinbart und im positiven Fall von dem Betroffenen als Pflegevertrag unterzeichnet. In diesem Fall hat die Unterschrift eine Rechtverbindlichkeit. Die Vereinbarung mit dem Kunden ist nicht vergleichbar mit der Erhebung in der SIS. In der SIS geht es um persönliche Informationen und fachliche Einschätzungen, wobei versucht wird einen Konsens herzustellen.

4.2.2 Feld B

4.2.2.1 Eingangsfrage an die pflegebedürftige Person (ungefilterte Aussage)

Die Einstiegsfrage ist eine der wesentlichen Innovationen der SIS. In den meisten bisherigen Pflegedokumentationen wurden konkrete Äußerungen der Betroffenen nicht aufgegriffen und in den Prozess eingebunden.

In der Eingangsfrage wird die pflegebedürftige Person gebeten, über »früher«, »jetzt« und ihre Zukunftswünsche zu sprechen. Die wesentlichen Aussagen werden wörtlich wiedergegeben. Den Bewohnern wird hierdurch die Möglichkeit gegeben, ihre Sichtweise, ihre Prioritäten, aber auch ihre Bedürfnisse mitzuteilen. Offene Fragen nach Wichtigem (z. B. Sorgen und Ängste) aber auch weniger Wichtigem wie die Frage nach Musik, Zeitungen etc. können das primär offene Gespräch ergänzen. Das Gespräch soll narrativ/erzählend erfolgen und kann sowohl durch Pflegekräfte als auch durch Mitarbeiterinnen und Mitarbeiter des Sozialen Dienstes erfolgen. Wichtig ist, dass das Gesagte so dokumentiert wird, wie es gesagt wurde, und die Inhalte nicht von der zuhörenden Kraft interpretiert werden. Zu befürchten ist, dass sonst Inhalte verfälscht werden und so für das weitere Vorgehen unbrauchbar werden.

Aus der praktischen Erfahrung wird in diesen ersten persönlichen Gesprächen oft schon deutlich, welche Prioritäten der Betroffene setzt, was aus seiner Sicht wichtig oder weniger wichtig ist.

Ausschnitte aus realen Beispielen der Einstiegsfrage:

Was brauchen Sie? Was können wir für Sie tun?

»Ich war schon immer ein Nachtmensch, manchmal kann ich nicht schlafen, dann gucke ich Fernsehen oder mache Kreuzworträtsel, ich will keine Schlaftabletten …«
In diesem Beispiel gibt es bei aller Kürze bereits einige Hinweise, die für die Pflege vor allem in der Nacht richtungsweisend sind.

»Mein Mann verfolgt mich und will mich töten, deshalb heiße ich nicht mehr …, sondern bin für alle Frau …, verstehen Sie das? Mein Leben hängt davon ab.«
In diesem Fall handelt es sich um eine Bewohnerin mit einer psychotischen Störung. Die fachliche Beschreibung würde in dem folgenden Themenfeld »Kognition Kom-

munikation« beschrieben. Eine wesentliche Priorität für diese Bewohnerin wird sehr deutlich. In diesem Fall hat es dazu geführt, den Wunschnamen der Bewohnerin an der Zimmertür aufzuhängen.

»Ich bin hier nicht freiwillig, mein Betreuer hat mich hier hergebracht, er sagt ich kann nicht mehr alleine leben, das ist doch Quatsch, ich kann doch alles …«

Auch in diesem Fall gibt es Informationen, die den Pflegeprozess im Wesentlichen beeinflussen. Hier gibt der Betroffene Hinweise auf seine Selbstwahrnehmung und die Einschätzung seiner Fähigkeiten, die der Realität nicht entsprechen. Der Bewohner ist aus einer verwahrlosten Wohnung in einem schlechten Allgemein- und Ernährungszustand in die stationäre Pflege gekommen. Die Kenntnis über eine Fehleinschätzung der eigenen Fähigkeiten und der verborgene Hinweis, gar nicht hierher zu gehören, ist für die Bildung einer pflegerischen Strategie wichtig.

Bei der Einstiegsfrage ist aktives Zuhören genauso wichtig wie die Fähigkeit, unterstützende Fragen zu stellen, die nicht intim oder übergriffig wahrgenommen werden. Sollte sich herausstellen, dass es bei Mitarbeitern hier Schulungsbedarf gibt, sollte dieser Aspekt dringend geschult werden. In der Praxis wird deutlich, dass manche Pflegekolleginnen und -kollegen in dieser vordergründig einfachen Aufgabe unsicher sind.

Es kann sinnvoll sein, das Einstiegsgespräch in der Gegenwart von Angehörigen zu führen. So können ggf. bereits zu einem frühen Zeitpunkt wichtige biografische Informationen erhoben werden. Kann der Betroffene sich nicht mehr ausreichend äußern, beispielsweise weil er kognitiv zu stark eingeschränkt ist, können ersatzweise nahestehende Angehörige für ihn sprechen, im Sinne des mutmaßlichen Willens.

4.2.3 Feld C1 – Themenfelder

In den folgenden Themenfeldern werden stichwortartig pflegerische und betreuerische Beobachtungen und Phänomene erfasst und deren Relevanz für den Bewohner. Das heißt, es wird erkennbar, ob und welche Pflegeanforderung vorliegt. Außerdem werden die wesentlichen pflegerischen Risiken (Mobilität, Dekubitus, Sturz, Pneumonie etc.) immer kontextbezogen eingeschätzt. Einschränkungen und Risiken werden fachlich eingeschätzt, Lebensbereiche ohne Risiko müssen nicht explizit erfasst werden.

In diesem Feld werden 6 Themenfelder unter fachlichen Aspekten beleuchtet. Hier sollen Ressourcen, Unterstützungsbedarfe aber auch biografische Informationen erhoben und eingeschätzt werden. Die Themenfelder sollen systematisch bearbeitet werden. Dabei wird sichergestellt, dass keine wesentlichen Informationen übersehen werden. Sollten zu einem Themenfeld keine wesentlichen Informationen zu erheben sein, so sollte lt. Handlungsanleitung (1.1) dies in dem betroffenen Themenfeld vermerkt werden. Diesen Fall wird es praktisch nur selten geben. Die Themenfelder sind in ihrer Struktur und ihrem Aufbau den Kategorien des NBA (Neues Begutachtungs-Assessment) sehr ähnlich.

In der Beschreibung der Themenfelder ist es nicht erforderlich, »glatte Texte« zu formulieren, sondern es geht um die präzise Beschreibung von Beobachtungen und Sachverhalten und die daraus entstehenden Anforderungen an das Team. Damit haben auch Kolleginnen und Kollegen, die die komplexen Situationen sprachlich nicht so gut beschreiben können, die Möglichkeit, gleichwertig zu dokumentieren. Darüber hinaus sollen bereits in den Themenfeldern Aushandlungsprozesse bzw. deren Ergebnisse erfasst werden. Dieser Aspekt der SIS scheint auf den ersten Blick abstrakt, wird aber bei möglichen Beispielen klarer.

Beispiel:
Im Gespräch mit den Pflegebedürftigen wird deutlich, dass es zuhause mehrfach zu Stürzen gekommen ist, darüber hinaus liegt ein deutliches Übergewicht vor. Die Pflegekraft schlägt eine kalorienreduzierte Kost und mehrmals wöchentlich Bewegungsangebote vor, darüber hinaus empfiehlt sie, Hüftprotektoren anzuschaffen. Der Betroffene und sein Angehöriger sagen, dass sie sich das Bewegungsangebot vorstellen können, aber am Gewicht möchten sie nichts verändern. Zu den Protektoren möchten sie erst mit ihrer Kasse sprechen, ob diese sich an den Kosten der Anschaffung beteiligt. Die Ergebnisse dieses Prozesses werden dann in den Maßnahmenplan übernommen. Solche Absprachen werden in der Realität häufig getroffen. Die Ergebnisse werden in diesem Fall direkt dem entsprechenden Themenfeld zugeordnet.

In der Folge werden die Themenfelder mit möglichen einzelnen Aspekten beschrieben, die in diesem Rahmen von Bedeutung seien können. Diese Aspekte sind lediglich Anhaltspunkte. Es ist sinnvoll, die Themenfelder möglichst offen anzugehen, damit nicht wichtige Beobachtungen und Informationen einer Struktur zum Opfer fallen.

4.2.3.1 Kognitive und kommunikative Fähigkeiten

Beobachtungen

In diesem Themenfeld werden Aspekte der kognitiven Fähigkeiten der pflegebedürftigen Person beschrieben wie: Bewusstseinslage, Stimmung, Orientierung, Antrieb, Gedächtnis, Denken und Wahrnehmen, Schlaf und Kommunikation (Personen mit eingeschränkter Alltagskompetenz).

Ebenfalls werden die Auswirkungen der kognitiven Veränderung beschrieben. Dies können beispielsweise Störungen im Erkennen (Agnosie) oder Koordinationsstörungen (Apraxie) sein, aber auch Sprachverlust (Aphasie). Die einzuschätzenden Beobachtungen orientieren sich in diesem Themenfeld an dem psychischen Befund und spielen bei der Beschreibung von psychisch Erkrankten eine wesentliche Rolle. In den Fällen, bei denen der Betroffene eine Demenz, Depression oder andere psychiatrische Erkrankung hat, sollte hier besondere Sorgfalt verwendet werden. Die Diagnose muss hier nicht beschrieben werden, aber die zu beobachtenden Symptome.

Komplexere Beobachtungen wie beispielsweise bei sensorischer Deprivation, Suizidalität oder Abhängigkeit werden ebenfalls hier, wenn sie zutreffend sind, beschrieben.

Ursache/Wirkung

Damit pflegerische Anforderungen formuliert werden können, sollten Verhaltensweisen, die aus den Symptomen resultieren, beschrieben werden. Dies kann nur dann erfolgen, wenn zu dem Zeitpunkt der SIS-Erstellung diese Zusammenhänge bereits bekannt sind.

Sollte die Orientierung bei einem Pflegebedürftigen eingeschränkt sein, ist es wichtig zu wissen, worauf sich dies auswirkt (beispielsweise, dass er die Toilette nicht mehr findet). Weitere Resultate kognitiver Einschränkung könnten sein:

Gefahren können nicht mehr realistisch eingeschätzt werden (trinken ungeeigneter Flüssigkeiten möglich) aber auch Selbstgefährdung durch Selbstüberschätzung, Fremdgefährdung usw.

Auch herausfordernde Verhaltensweisen können durch kognitive Veränderungen verursacht werden wie rufen, schreien, kratzen, chronobiologische Störungen, weglaufen.

Assessments

Sollten im Vorfeld Testverfahren durchgeführt worden sein, wie beispielsweise ein Mini Mental Status Test, DemTect-Depressionstest, Cohen-Mansfield-Agitationsskala u. a. m., sollten die Ergebnisse hier eingefügt werden, wenn diese den Pflege- und Betreuungsprozess bereichern.

Kommunikation

Ein weiterer Aspekt dieses Themenfelds ist die Kommunikation. Diese wird möglichst genau eingeschätzt und beschrieben. Dabei werden Fähigkeiten und Grenzen aufgezeigt, denn hiervon hängt ab, ob der Betroffene seinen Möglichkeiten entsprechend in Pflege und Betreuung einbezogen wird. Besonderheiten der Kommunikation werden hier ebenfalls vermerkt, wenn beispielsweise nonverbale oder lautorientiert Zeichen genutzt werden. Erste fachliche Einschätzung der Risiken und Phänomene. Wenn zur Kommunikation Hilfsmittel wie Brillen oder Hörgeräte verwendet werden müssen, werden diese hier beschrieben. Da die SIS meistens bei neu Aufgenommenen verwendet wird, sollten hier auch Informationen bezüglich dieser Hilfsmittel aufgeführt werden, damit alle Mitarbeiter darüber informiert sind. Notwendige Informationen könnten beispielsweise das letzte Anpassungsdatum der Brille beim Optiker sein (»Bew. trägt ihre Brille immer, letzte Anpassung 07.2015«) oder dass die Ohren monatlich von Ohrschmalz gereinigt werden sollten.

Biografie

Hinweise darauf, ob der Betroffene gerne spricht und worüber, sind notwendig. Wichtige Themen werden oft bereits von dem Betroffenen in der Einstiegsfrage angedeutet. Themen sollten hier kurz und knapp aufgeführt werden. Das Kommunikationsverhalten ist für die Maßnahmenplanung und in der Folge für die Pflegepraxis von großer Bedeutung. So werden diese Themen in verschiedenen pflegerischen Konzepten aufgegriffen, beispielsweise in der 10-Minutenaktivierung, der Validation oder der Reminiszenztherapie. Beispiel: »Fr. ... spricht gerne über ihre beiden Töchter, das eigene Häuschen in ... und ihre Heimat in ...«

4.2.3.2 Mobilität und Beweglichkeit

Beobachtungen

In diesem Themenfeld wird bei der Aufnahme von Hilfebedürftigen der Mobilitätsstatus ermittelt. Es geht um eine systematische Einschätzung. Dabei besteht eine Frage darin, ob alle Orte in der Wohnung oder im Wohnumfeld aufgesucht werden können oder nicht. Die wesentliche Frage ist, bei welchen Tätigkeiten benötigt der Betroffene welche Unterstützung. Mobilität kann durch die verschiedensten Probleme eingeschränkt sein:

- Paresen
- Arthrosen
- Amputation

Oder die Auswirkung einer Parkinsonerkrankung kann dafür verantwortlich sein, dass der Betroffene in der Mobilität eingeschränkt ist. Der Expertenstandard Mobilität fördern und erhalten (GKV 2014) der zurzeit noch in der Praxisphase ist, gibt weitere wichtige Hinweise, so werden beispielsweise fünf Mobilitätsstufen unterschieden:

- selbständiger Lagewechsel in liegender Position
- selbständiges Halten einer aufrechten Sitzposition
- selbständiger Transfer (aufstehen, sich hinsetzen, sich umsetzen)
- selbständige Fortbewegung über kurze Strecken (Wohnräume)
- selbständiges Treppensteigen

Diese differenzierte Beschreibung von Mobilität wird in verschiedenen Verfahren verwendet, so z. B. im Neuen Begutachtungs-Assessment (NBA 2014/Begutachtungsrichtlinie 2016) oder in den Qualitätsindikatoren von Wingenfeld (BMFSFJ 2011) und im Expertenstandard Mobilität fördern und erhalten (DNQP 2014).

In der SIS werden nun nicht alle zutreffenden Mobilitätsstufen, sondern jeweils nur die mit der größten Mobilität beschrieben. Denn: Wer Treppen steigen kann, wird auch einen Transfer durchführen und sich im Bett bewegen können usw. Diese Informationen sind dann für die Maßnahmenplanung von großer Bedeutung, denn sollte ein Hilfebedürftiger noch Treppen steigen können würde es in jeder Hinsicht sinnvoll sein, diese Fähigkeit zu erhalten. Maßnahmen, die diese Fähigkeit erhalten, können dazu dienen, sich im ambulanten und teilstationären Setting länger zuhause frei bewegen zu können. Im stationären Setting würde das Treppensteigen die Fitness verbessern können und verschiedene Prophylaxen in sich vereinen. Die Beschreibung der entsprechenden Mobilitätsstufe würde so ein wesentlicher Ausgangspunkt im Pflegeprozess sein, der praktisch nach der Übernahme des Pflegeauftrags mit dem Einverständnis des Betroffenen umgesetzt wird. Auf diese Weise kann in der Kürze Mobilität beschrieben werden und die Basisinformationen für den Maßnahmenplan stehen zur Verfügung.

Die Frage ob der Betroffene genügend Motivation und Willen mitbringt, wird im Themenfeld Kognition bearbeitet.

Benutzt der Betroffene Hilfsmittel zur Mobilität, um eine Einschränkung zu kompensieren, so wird dies in diesem Themenfeld vermerkt, beispielsweise: »Der Betroffene zieht das linke Bein wegen einer Pares nach ... benutzte hierzu in der Vergangenheit und jetzt einen Rollator und kann mit diesem sachgerecht und selbständig umgehen ...«

Ebenfalls wird hier dokumentiert, wenn der Hilfebedürftige jetzt oder bereits seit längerem therapeutische Hilfe bekommt, z. B. durch Physiotherapie oder durch Krankengymnastik.

Stärkere Einschränkungen in der Mobilität und Beweglichkeit haben in der Folge fast immer eine Reihe von pflegerischen Risiken wie:

- Dekubitus
- Kontrakturen
- Thrombose
- Sturz
- Obstipation
- Pneumonie

Ist ein solches Risiko absehbar oder bereits eingetreten, wie beispielsweise ein Sturz zuhause, dann sollte dies in diesem Themenfeld angesprochen werden. Diese Hinweise unterstützen die ersten Risikoeinschätzung (weiter unten) und sorgen für eine größere Klarheit.

Spezielle Assessments

Differenzierte Verfahren werden oft in speziellen Einrichtungen verwendet oder ein Träger entscheidet sich für die Anwendung und das interne QM implementiert diese dann. Sollten diese Assessments zur Anwendung gekommen sein, beispielsweise zu Beginn des pflegerischen Auftrags, dann sollten die interpretierten Ergebnisse hier vermerkt sein. Spezielle Verfahren könnten der »Timed-up- and-go-Test«, der »Tinetti-Test« oder andere sein.

Biografie

Hat der/die Betroffene früher gerne getanzt, hat Sport getrieben und ist gerne spazieren gegangen, war immer viel unterwegs, so sollten diese biografischen Aspekte hier kurz beschrieben sein. Das Wissen darum kann den Pflege- und Betreuungsprozess unterstützen, indem zur Bewegungsförderung Maßnahmen gewählt werden, die zu der Person passen.

Aushandlungsprozess

In dem Themenfeld sollte es Hinweise auf Aushandlungsprozesse geben, sofern diese notwendig sind. In der Praxis gibt es gerade im Zusammenhang mit Mobilität oft Aushandlungen.

Beispiel:
Die fachliche Einschätzung der Pflegekraft ist bei der betreffenden Person ein deutliches Sturzrisiko. Dies diskutiert sie mit dem Betroffenen und seinen Angehörigen. Sie empfiehlt aktive Unterstützung beim Gehen auf dem Flur. Die betroffene Person möchte jedoch am liebsten auf dem Bett liegen. Der Kompromiss sieht vor, einige Schritte zu gehen, um in der Gemeinschaft Kaffee zu trinken.

Das Ergebnis des Aushandlungsprozesses wird hier im Themenfeld dokumentiert. Aushandlungen, die zu späteren Zeitpunkten ermittelt werden, können dann im Bericht oder besser in der Evaluation (wenn diese separat geführt wird) dokumentiert werden. Die Ergebnisse fließen in die Maßnahmenplanung ein.

4.2.3.3 Krankheitsbezogene Anforderungen und Belastungen

In diesem Themenfeld geht es um tatsächliche oder mutmaßliche pflegerische Aspekte, die durch Krankheiten hervorgerufen sind oder möglicherweise noch werden. Dies bedeutet ausdrücklich, dass Diagnose und Therapien hier nicht erwähnt werden müssen, da diese bereits an anderen Stellen der Dokumentation erfasst und bearbeitet werden. In aller Regel gibt es eine Seite in der Dokumentation, die »Ärztliche Kommunikation« heißt, oder Absprachen werden im Berichtsblatt geführt. Die Diagnosen werden meistens an prominenter Stelle wie dem Stammblatt geführt. Die ärztlichen »Maßnahmen« sind in der Regel immer auf einem Behandlungs- oder Medikamentenplan festgehalten, so dass diese Informationen nicht nochmals in der SIS aufgeführt werden sollten. Doppelte Informationen führen nicht selten zu Fehlern, da es nicht immer gesichert ist, dass bei Änderungen an beiden Stellen Änderungen nachgehalten werden.

Im Wesentlichen geht es um die Information, inwieweit die hilfebedürftige Person einen pflegerischen Unterstützungsbedarf aufgrund von Krankheit oder Therapiefolgen hat.

Bei einer bestehenden Diabetes, z. B., können bereits pflegerelevante Spätfolgen entstanden sein. Weitere Aspekte beziehen sich beispielsweise auch auf chronische Wunden, Schluckstörungen, Abhängigkeit (z. B. von Benzodiazepinen). Die Pflegekraft stellt sich die Frage nach dem Vorliegen von krankheits- und therapiebedingten psychischen und physischen relevanten Einschränkungen und hält diese fest. Auch hier gibt es vielfältige Möglichkeiten, Risiken und Phänomene. Dies wird in der ersten fachlichen Einschätzung bewertet.

Die Gesundheitssituation wird beschrieben, z. B. die folgenden Aspekte[42]:

- individuelle krankheitsbedingte Belastungsstörungen
- therapeutische Settings
- Kooperation der pflegebedürftigen Person
- möglicher Unterstützungsbedarf bei Sturzrisiko, Pneumonie

Diese Informationen sind notwendig, um ggf. den Hilfebedürftigen unabhängig von dem Pflegesetting anzuleiten, zu beraten, zu schulen, zu begleiten oder möglicherweise eine notwendige Tätigkeit vollständig durchzuführen.

Wenn dies nicht an anderer Stelle der Dokumentation vermerkt ist, sollten hier Anforderungen zu

- Trinkmengen,
- Ernährung,
- Schmerzbehandlung,
- chronischen Wunden

formuliert werden.

Wie in den anderen Themenfeldern auch, sollten hier Ergebnisse oder Bedingungen aus dem Aushandlungsprozess dokumentiert werden. Dies könnten beispielsweise der Kuchen und andere Süßigkeiten für einen Hilfebedürftigen sein, die er trotz Diabetes und gegen den Rat des Arztes essen möchte.

4.2.3.4 Selbstversorgung

In diesem Themenfeld wird erfasst, inwieweit die Fähigkeit der pflegebedürftigen Person bei der Durchführung elementarer Alltagsaktivitäten wie Körperpflege, Kleiden, Ernährung und bei der Ausscheidung eingeschränkt ist bzw. wie diese Einschränkungen ggf. kompensiert werden können. Hier muss deutlich werden, welchen Hilfebedarf der Betroffene hat und was er noch selbst kann. Ein Hinweis auf die Ursache für eine Einschränkung ist sinnvoll, weil dieser auch andere Phänomene erklären kann. Ist die Ursache für einen Unterstützungsbedarf beispielsweise die kognitive Einschränkung oder die bereits oben im Themenfeld Mobilität beschriebene Kontraktur, muss hier die Ursache nicht ein zweites Mal beschrieben werden.

Es muss eine Einschätzung erhoben werden zu:

- Selbstpflege, Fuß- und Nachtbekleidung, Rasur etc.
- Ernährungszustand, z. B. BMI, Einflussfaktoren wie Schluckfähigkeit oder Mundstatus, ob z. B. in den zurückliegenden Monaten ein Gewichtsverlust oder eine Zunahme zu erkennen ist. Gab es einen unbeabsichtigten Gewichtsverlust von mehr als 5 % in den letzten drei Monaten, dann müssten entsprechende Maßnah-

[42] Vgl. Beikirch & EinSTEP 2015

men in der Planung vorgesehen werden. Der Umfang dieser Beschreibung ist vom Ernährungszustand abhängig
- Hautzustand trocken, feucht, Risiko eines Intertrigo, Dekubitusrisiko an folgenden Stellen, bisher vorgenommene und wirksame Interventionen
- Kontinenz bzw. Inkontinenz, hier sollten wie in dem entsprechenden Expertenstandard Inkontinenzform und Kontinenzprofil beschrieben werden. Ist ein Hilfebedürftiger »kontinent«, muss nichts weiter vermerkt werden. Besteht ein Risiko oder eine Inkontinenz, sollten die Bedingungen und Faktoren genauer beschrieben werden

In jedem Fall ist es empfehlenswert, die Bedingungen und Aspekte aus den Expertenstandards in der SIS zu berücksichtigen. In den Expertenstandards wird in der Regel darauf hingewiesen, unmittelbar zu Beginn des pflegerischen Auftrags die Risikofaktoren abzuklären.

Es kann vorkommen, dass Pflegefachkräfte sich in der Abgrenzung bzw. der Themenfeldauswahl schwertun: Kommt die Information über die Inkontinenz oder die Mangelernährung in das Themenfeld Selbstversorgung oder zu den krankheitsbezogenen Anforderungen und Belastungen? Die Trennschärfe ist hier nicht immer ganz eindeutig, in der Praxis überlassen wir diese Entscheidung der dokumentierenden Pflegekraft, wichtig ist, dass eine Information nicht zweimal dokumentiert wird.

Biografie und Rituale

Neben den körperlich notwendigen Bereichen sollen aber auch besondere Eigenheiten der Bewohner aufgenommen werden die für sie typisch sind wie Schminken, das Anlegen von Schmuck, Lieblings- Essen, Trocken- oder Nassrasur, Nagelpflege usw.

Ebenfalls können hier Rituale, die für den Hilfebedürftigen wichtig sind, dokumentiert werden, wie das Beten vor dem Essen.

4.2.3.5 Leben in sozialen Beziehungen

In diesem Themenfeld wird erfasst, inwieweit die pflegebedürftige Person im nahen Umfeld, aber auch außerhalb der Wohnung/des Zimmers Aktivitäten selbständig gestalten kann. Aspekte der Beziehungsgestaltung werden genauso aufgegriffen wie Verbindungen zum beruflichen Werdegang. Darüber hinaus gehen wir davon aus, dass Beziehungen und soziale Kontakte eine zentrale Bedeutung für die Lebensqualität und das Befinden eines Bewohners haben. Seelische Störungen und Hospitalismus kennzeichnen eine soziale Deprivation. Dieser Bereich beschäftigt sich sowohl mit Beziehung als auch Beschäftigungsaspekten. Schlussfolgernd soll vor allem deutlich werden, wie der Bewohner von Gemeinschaft profitiert und in welchen Situationen er Rückzugsmöglichkeiten benötigt. Hier wird auch eingeschätzt, zu wem guter oder gewünschter Kontakt besteht, ob kleine Gruppen größeren vorgezogen werden, wie Beziehungen gestaltet werden u. v. a. m. In diesem Themenfeld soll vermerkt werden, welche Medien genutzt wurden, worauf der Betroffene besonders stolz ist, auch ob er religiös ist. Auch in diesem Bereich bestehen Beziehungen zu den Risiken und Phänomenen und sollen in die erste fachliche Einschätzung einfließen. In dieses Themenfeld sollten auch die spirituellen Wünsche und Anforderungen eingebettet sein. Zur Bearbeitung dieses Feldes wird man vielleicht nicht in den ersten 48 Stunden ausreichende Antworten geben können, aus diesem Grund könnte für die Erstellung 7 Tage oder mehr mit dem Qualitätsmanagement vereinbart werden.

Ebenfalls könnten hier die für den Hilfebedürftigen wichtigen Fragen zum Sterben und Tod beschrieben werden.

Biografie

Besonders in diesem Themenfeld sollten biografische Aspekte aufgegriffen werden, damit in der Kommunikation – aber vor allem auch bei möglichen betreuerischen Angeboten in der stationären Pflege – passende Einzel- oder Gruppenaktivitäten gestaltet werden können. Beispiel für einen Eintrag: »Ist früher gerne mit befreundeten Ehepaaren in Urlaub, zu Konzerten … gefahren.«

6a Wohnen/Häuslichkeit
6b Haushaltsführung (nur ambulant)

6a

Das Themenfeld **Wohnen** wird ebenfalls als eigener Punkt behandelt, da davon auszugehen ist, dass das persönliche Umfeld (Milieu) eines Menschen eine hohe Bedeutung für das »Zuhause-Gefühl« hat. Der häufig im sozialen Arbeitsbereich verwendete Begriff des »Wohlfühlens« trifft wahrscheinlich auf diesen Lebensbereich im Besonderen zu. An dieser Stelle sollen sich vor allem die Eigenheiten des Bewohners ausdrücken, die sein Zuhause ausgemacht und geprägt haben. Jedoch soll dieser Bereich nicht nur als milieugestalterisches Element abgearbeitet werden, sondern auch die soziale Funktion und Notwendigkeit des Zuhauses für den jeweiligen Bewohner wiedergeben (Bedeutung von Heimat und Zuhausesein). Äußerliche Merkmale, wie die Gestaltung des Zimmers, beispielsweise die Farbe der Wände, eigene Möbel und eigene Utensilien wie Tassen, die der Bewohner mitgebracht hat, können ergänzt werden. Ferner auch die Antwort auf die Frage, welche Tätigkeiten der Bewohner zur Pflege seines Zimmers noch selbständig durchführen kann. In der Maßnahmenplanung spiegelt sich dieses Feld wieder in der Gestaltung bzw. Unterstützung bei der Gestaltung des direkten Wohnumfeldes. Es ist davon auszugehen, dass sich gerade bei Menschen mit kognitiven Einschränkungen ein bekanntes Wohnumfeld positiv und stabilisierend auf das Lebensgefühl auswirkt. Darüber hinaus wird eine individuelle Gestaltung auch eine bessere Orientierung unterstützen.

Hinweis

Milieu wirkt immer, weil Milieu immer da ist – im Positiven wie im Negativen!

Bei der Bearbeitung dieses Themenfeldes könnte beispielsweise nach der Lieblingsfarbe, den Lieblingsblumen oder eigenen Möbeln gefragt werden. Auch in diesem Themenfeld wird es einen Aushandlungsprozess zwischen dem Hilfebedürftigen/dessen Angehörigen und den Pflegenden/Betreuenden dahin gehend geben, wie viel Gestaltung und Individualität geht und was nicht geht. Hierbei werden Aspekte des Sturzrisikos durch Teppiche und Kabel eine Rolle spielen genauso wie ein Minimum an Reizen bei Hilfebedürftigen, die aufgrund ihrer körperlichen Verfassung ortsfixiert oft im Bett liegen. In dieser Situation kann die sensorische Deprivation die Folge von Reizarmut sein.

6b

Das Themenfeld Hauswirtschaftliche Versorgung trifft ausschließlich im ambulanten Bereich zu und umfasst die Einschätzung zu den Aspekten: Einkaufen – Kochen – Reinigen der Wohnung – Spülen – Wechseln und Waschen der Wäsche und Kleidung – Beheizen der Wohnung.

In diesem Themenfeld wird ebenfalls beschrieben, wie die pflegebedürftige Person den eigenen Haushalt organisiert und welche Unterstützung sie ggf. benötigt.

Oft sind gerade die haushaltsnahen Tätigkeiten wie eine Art Indikator zu sehen für eine zunehmende Unfähigkeit, sich selbst zu organisieren und das Leben zu gestalten. Dies trifft in vielen Fällen vor allem auf alleinstehende Menschen zu, da es hier oft nicht zur Kompensation von Fähigkeitseinbußen kommen kann. In der Folge sind oft zu Beginn von Pflegebedürftigkeit die hauswirtschaftlichen Tätigkeiten von außen zu kompensieren, damit der Betroffene noch möglichst lange im eigenen Umfeld verbleiben kann. Diese Aspekte sprechen dafür, gerade die hauswirtschaftlichen Tätigkeiten sehr genau zu beobachten, um den tatsächlichen Hilfebedarf abzuschätzen.

Ebenfalls sollen auch möglichen Gefährdungspotenziale, die durch schlechte Hygiene (schadhafte Lebensmittel), Dehydratation (nicht genügend geeignete Getränke) oder Unterkühlung (nicht ausreichend geheizt oder nicht geeignete Kleidung) entstehen können, erfasst werden.

4.2.4 Feld C2 – Erste Risikoeinschätzung

Am Ende der Themenfelder steht das Feld C2, hier wird eine erste fachliche Einschätzung für die Pflege und Betreuung der relevanten Risiken und Phänomene vorgenommen.

Damit eine vitale Bedrohung des Bewohners ausgeschlossen oder erkannt wird, ist der Bereich der Risikopotenziale wie Mangelernährung, Dehydratation, Sturz oder Dekubitus unverzüglich zu erfassen. Die Zeit, in der diese Einschätzung vorgenommen sein soll, legt das Qualitätsmanagement fest, allerdings sollte der Zeitkorridor dem der Expertenstandards entsprechen.

Die erste fachliche Risikoeinschätzung wird ohne Verwendung spezieller Assessments vorgenommen wird, es sei denn, die Pflegefachkraft ist sich nicht sicher. Dann geht sie in die vertiefende Einschätzung. Sollten in der ersten Einschätzung außer den aufgeführten Risiken noch weitere in Betracht kommen, werden diese in der Liste unter »Sonstiges« ergänzt (Intertrigo, Pneumonie u. a. m.). Im Original gibt es ein Feld für sonstige Risiken. Weitere Risiken sollen in den Themenfeldern beschrieben werden. Eine Frage für die Zukunft besteht darin, die Option »Sonstiges« dem tatsächlichen Bedarf anzupassen.

In den pflegerischen Risikobereichen wie Entstehen eines Dekubitus, Thrombose, Sturz, Schmerz u. a. trägt die Pflegefachkraft in der ersten Risikoeinschätzung ihre Bewertung ein (ja = Risiko, nein = kein Risiko).

- Wenn sie sich in ihrer Einschätzung nicht sicher ist, gilt dies als Risiko und es wird mit »ja« kodiert.
- Wenn sie sich in der Bewertung eines Risikos nicht sicher ist, bedeutet dies immer, dass es zu einer vertiefenden Einschätzung kommt, dann wird in der zweiten Spalte mit »ja« kodiert. Die Instrumente für eine vertiefende Risikoeinschätzung stellt das Qualitätsmanagement zur Verfügung.
- Für den Fall, dass es aus fachlicher Sicht kein Risiko gibt und diese Sichtweise durch die Beschreibung in den Themenfeldern unterstützt wird, erfolgt bis zur nächsten Regelevaluation keine Einschätzung mehr.
- Wenn der Gesundheitszustand der betroffenen Person sich verschlechtert oder es zu einem Krankenhausaufenthalt kommt, wird in der Folge eine erneute Einschätzung notwendig. Wird ein Risiko festgestellt, entscheidet die Pflegefachperson, ob eine weitere Einschätzung notwendig wird.

Ein kritischer Bereich ist seit Langem das sogenannte kompensierte Risiko. Ein kompensiertes Risiko beispielsweise durch einen Rollator bei Sturzrisiko wird mit »nein« kodiert und zählt nicht als Risiko. Voraussetzung hierfür ist die Nachvollziehbarkeit des sicheren Umgangs des Betroffenen mit dem Rollator in Feld C1.

Bei der ersten fachlichen Risikoeinschätzung in der SIS geht es vor allem darum, eine inhaltliche Verbindung mit den Themenfeldern herzustellen. Die Feedback-Kästen in der folgenden Abbildung stellen diese Verbindung dar. Wir verwenden die Beispiele in unserer Handlungsanleitung und in den Mitarbeiterschulungen. Im Prinzip geht es um Plausibilität: Schätze ich ein Risiko in der Risikomatrix ein, muss ich eine Begründung im Themenfeld finden oder umgekehrt.

SIS-Themenfelder Beispiel
1. Bew. kann Risiken nicht einschätzen
2. Bew. geht unsicher, ist bereits mehrmals gestützt
3. Erhöhte Spastik, Schwindel durch Medikamente
4. Überschätzt sich bei der Körperpflege
5. Besucht gerne eine Freundin im Haus

⟷ Feedback

Erste Risikoeinschätzung zum Thema Sturz:
In allen Felder mit Ja kodieren, jetzt entscheidet die Fachkraft, ob eine vertiefende Einschätzung erfolgen soll, dafür muss in der zweiten Spalte mit Ja oder Nein votiert werden.

SIS
1. Der Bewohner kann Aufforderungen sich zu bewegen folgen
2. Er bewegt sich im Bett viel und sicher
3. Der Gesundheitszustand ist stabil
4. Bew. hat eine geschmeidige Haut auch an Gesäß und Fersen
5. Bekommt keinen Besuch

⟷ Feedback

Erste Risikoeinschätzung zur Dekubitusprophylaxe:
1. nein
2. nein
3. nein
4. nein
5. ja

Auch hier kann über eine vertiefende Einschätzung entschieden werden, wahrscheinlich entscheidet die Pflegefachkraft sich für eine erneute Evaluation in den nächsten Tagen.

Abb. 2: Feedback Risikomatrix – Themenfeld.[43]

Der Bereich der Risikoeinschätzung mit der vorliegenden Matrix sollte in jedem Fall gut eingeübt und durch das QM und die Pflegeleitung in der ersten Zeit begleitet werden, bis die Kollegen in der Handhabung sicher sind.

In der SIS für den **ambulanten Bereich** gibt es eine weitere Spalte »Beratung« diese wird angekreuzt, wenn es ein Risiko gibt und die Pflegekraft eine Beratung durchgeführt hat. Das Ergebnis dieser ersten Beratung kann kurz und knapp mit in die SIS aufgenommen werden. Die Pflegedienste, die einen separaten Bereich in ihrer Dokumentation für Beratungen bzw. deren Ergebnisse vorhalten, dokumentieren in diesem Bereich. Das Ergebnis des Beratungsprozesses fließt in die Maßnahmenplanung ein. Die Ergebnisse sind in einem dynamischen Pflegeprozess meistens vorläufig, das bedeutet, dass weitere Beratungen erfolgen werden.

Im **stationären Bereich** sind Beratungen ebenfalls wichtiger Bestandteil von Pflege, bei bestehenden Risiken als Maßnahme geplant und mit Ergebnissen im Bericht oder an anderer Stelle dokumentiert.

---

[43] Quelle: Städtische Seniorenheime Krefeld gGmbH

5 RECHTLICHE GRUNDLAGEN DER PFLEGEDOKUMENTATION

Dr. Alexandra Jorzig

5.1 Einleitung

Ziel der Pflegedokumentation ist es, ein möglichst hohes Leitungs- und Qualitätsniveau zu erreichen. Die Pflegedokumentation dient jedoch nicht nur der Sicherung der Qualität, sondern stellt auch die **Grundlage für den Vergütungsanspruch** gegenüber dem Patienten, der Pflegekasse etc. dar und kann zudem als **Beweismittel im Rahmen eines Haftungsprozesses** dienen.

Die Pflegedokumentation erforderte bisher jedoch einen bürokratischen Aufwand, der von den Ärzten, Pflegekräften und anderen am Gesundheitswesen Beteiligten als belastend und überzogen empfunden wurde. Hieraus folgte der Wunsch den Aufwand zu reduzieren, umso mehr Zeit und Ressourcen für die direkte Pflege und Betreuung investieren zu können.

Kritisch wird gegen die bisherige Pflegedokumentation eingewandt, dass die Qualitätssicherung im Zuge der Dokumentation zum Selbstzweck wird, insbesondere wenn die schriftliche Erfassung der pflegerischen Maßnahmen mehr Zeit in Anspruch nimmt als deren tatsächliche Durchführung. Allerdings lässt diese Ansicht unberücksichtigt, dass es zu den zentralen Aufgaben der Pflegeversorgung gehört, dass die Verhütung, Erkennung und Heilung von Krankheiten sowie die Gefahrenabwehr von den Pflegebedürftigen gesichert wird. Darüber hinaus bietet die systematische Dokumentierung die Möglichkeit, weitere Personen, die an der Pflege, Betreuung und Versorgung beteiligt sind, einzubeziehen. Zudem soll sie einen lückenlosen Informationsaustausch ermöglichen. Demnach stellt die Pflegedokumentation den Kern des Informationstransfers bei der Überleitung des Pflegebedürftigen an das Krankenhaus oder die Rehabilitationseinrichtung dar. Die Dokumente ermöglichen, dass die benötigten Informationen bei einer Weiterversorgung zügig, strukturiert und voll umfänglich weitergeleitet werden.

Der Aufwand der Wirtschaft, der sich aus den Vorgaben zur Pflegedokumentation ergibt, beträgt rund 2,7 Milliarden Euro jährlich. Darüber hinaus wird das Ausfüllen der Leistungsnachweise jährlich weit über 400 Millionen Mal durchgeführt.[44] Dennoch ist festzuhalten, dass eine sinnvolle Pflegedokumentation unverzichtbar ist.

Allerdings lassen die vom Statistischen Bundesamt ermittelten Zahlen ein Vereinfachungspotenzial vermuten. Hierbei gehen die Pflegekräfte davon aus, dass die Anforderungen an die Dokumentation zu hoch sind. Im Rahmen der bisher üblichen Doku-

---

44 Presse- und Informationsamt der Bundesregierung, Pressemitteilung 92, 20 März 2013: Bürokratieabbau und bessere Rechtsetzung

mentation findet keine Differenzierung zwischen Grund- und Behandlungspflege statt, so dass grundsätzlich stets »alles« zu dokumentieren ist.[45] Diese Herangehensweise folgt aus der Praxis, in der die verbreitete Annahme zugrunde gelegt ist, dass das, »was nicht dokumentiert ist, als nicht gemacht gilt«. Erforderlich ist eine differenzierte Sichtweise, die die Umsetzung einer effektiven systematischen Herangehensweise beansprucht und insbesondere auf die Fachlichkeit der Pflegekräfte vertrauen lässt.

5.2 Die Pflegedokumentation im rechtlichen und tatsächlichen Sinne

Die Pflicht zur Dokumentation ergibt sich aus:

- § 630 lit. f BGB
- §§ 112 ff. SGB XI
- § 13 HeimG bzw. nunmehr entsprechend den landesrechtlichen Vorschriften
- als sog. Nebenpflicht aus dem Vertrag[46]

5.2.1 Pflegedokumentation als Urkunde

Bei der Pflegedokumentation handelt es sich um eine Urkunde, die der Beweissicherung und dem Leistungsnachweis dient.[47] Hierbei gilt, wie bei Urkunden üblich, die Vermutung der Richtig- und Vollständigkeit.[48]

5.2.2 Anforderungen an den Leistungsnachweis

Erforderlich ist für den Leistungsnachweis, dass die Dokumentation richtig, vollständig, zeitlich nah und kontinuierlich erfolgt.[49] Hierbei sind die Grundsätze der Dokumentationswahrheit und Dokumentationsklarheit zu beachten. Die Pflicht zur Dokumentation obliegt nicht nur den Ärzten, sondern auch den Pflegekräften.

---

45 Vgl. u.a. § 115 SGB XI respektive die sog. »Pflegenoten«

46 Zwischen dem Pflegebedürftigen und dem ambulanten als auch stationären Einrichtungsbetreiber wird ein zivilrechtlicher Vertrag geschlossen (Dienstvertrag im ambulanten bzw. Wohn- und Betreuungsvertrag im stationären Bereich), der vom öffentlichen Recht, sprich den Rahmen- und Versorgungsverträgen (§§ 72 ff. SGB XI), überlagert wird.

47 U.a. Roßbruch, R. (1988). Die Pflegedokumentation aus haftungsrechtlicher Sicht. In: PflegeRecht 1988, S. 126 ff. (127)

48 Sträßner, U. (2012). Rechtliche Anmerkungen zur Pflegedokumentation. In: PflegeRecht Heft 5/2012, S. 279 ff. (282/283)

49 Vgl. auch Mahlberg-Breuer, A. & Mybes, U. (2007). Pflegedokumentation stationär: Das Handbuch für die Pflegeleitung. Hannover: Vincentz, S. 2; Sträßner, a. a. O. 281

5.2.3 Umfang der Dokumentationspflicht (vgl. § 630 lit. f Abs. 2 BGB)

Der Umfang der Dokumentationspflicht erfordert, dass wichtige diagnostische und therapeutische Maßnahmen erfasst werden. Darüber hinaus sind wesentliche Verlaufsdaten festzuhalten. Eine Dokumentationspflicht besteht nicht hinsichtlich Routinemaßnahmen[50], standardisierten Zwischenschritten sowie Selbstverständlichkeiten.[51]

Die Pflegedokumentation stellt darüber hinaus ein unerlässliches innerbetriebliches Kommunikationselement und eine Gedächtnisstütze dar. Auch ist es ein Instrument zur Herstellung von Einheitlichkeit und Kontinuität der pflegerischen Versorgung.

5.3 Haftungsrecht und Pflege

5.3.1 Voraussetzungen für Pflegefehlerhaftung

Die Pflegefehlerhaftung setzt eine Sorgfaltspflichtverletzung der Pflegekraft voraus. Zudem muss dem Pflegebedürftigen ein Schaden entstanden sein. Die Pflichtverletzung muss auch ursächlich für den Schaden gewesen sein. Letztlich bedarf es auch eines Verschuldens seitens der Pflegekraft, wobei eine einfache Fahrlässigkeit hier ausreicht.

Im Rahmen der pflegerischen Versorgung kann die Verletzung einer Sorgfaltspflicht zu einer Reihe von zivilrechtlichen Ansprüchen gegen die Pflegekräfte bzw. die Träger der pflegerischen Versorgungen (Pflegedienst, Pflegeheim, Krankenhaus) auslösen.

5.3.2 Vertragliche Ansprüche

Im Rahmen von vertraglichen Ansprüchen ist die Trägereinrichtung (als Vertragspartei) regelmäßig der Schuldner und muss gemäß § 278 BGB das Verschulden der Pflegekraft für und gegen sich gelten lassen.

---

50 Vgl. hierzu Rechtsprechung aus dem Arzthaftungsrecht: OLG Brandenburg, OLG – Report 2005, 489, 491; OLG Düsseldorf, MedR 1996, 79

51 U.a. BGH VersR 1994, 386 (387); BGH NJW 1986, 2365; BGH Urt. v. 2.06.1986 – IV – ZR 174/86; OLG Braunschweig, Urt. v. 10.11.2011, Az. 1 U 29/09; OLG Oldenburg, Urt. v. 30.01.2008, RDG 2008, 242 ff.; Brandenburgisches OLG Urt. v. 8.11.2007, Az. 12 U 53/07, OLG Hamm, Urt. v. 17.12.2007, I – 3 U 102/07; OLG Oldenburg, Urt. v. 20.12.2006, Az. 5 U 108/05; OLG Düsseldorf, Urt. v. 15.05.2004 – I -15 U 60/03; Schmid, NJW 1987, 681 (683)

5.3.3 Deliktische Ansprüche (§§ 823 ff. BGB)

Bei deliktischen Ansprüchen kann sowohl die Pflegekraft als auch die Trägereinrichtung Schuldner sein.[52]

5.3.4 Beweissicherung

Grundsätzlich gilt, dass derjenige, der einen Anspruch geltend macht, diesen durch das Vorbringen von Beweisen bekräftigen muss. Eine Ausnahme davon gilt bei Dokumentationsmängeln. Grundsätzlich gilt, dass eine mangelhafte, weil unvollständige oder fehlende Dokumentation, von nachzuweisenden Behandlungsmaßnahmen zu einer Beweiserleichterung bzw. zu einer Beweislastumkehr führen kann. Der Dokumentationsmangel hat hinsichtlich der Beweisführung die Konsequenz, dass nach der Rechtsprechung indiziell vom Dokumentationsmangel auf ein Unterlassen und damit auf eine fehlerhafte Handlung zu schließen ist.[53] Nach § 630 lit. h Abs. 3 BGB gilt die Vermutung, dass die Maßnahme auch unterlassen worden sein könnte. Allerdings besteht die Möglichkeit, dass diese Vermutung widerlegt wird, wie z. B. durch Zeugenbeweise oder durch den so genannten Immer-so-Beweis. Der Immer-so-Beweis dient dem Nachweis, dass die grundpflegerischen Elemente in ihrem Ob und Wie beschrieben werden können. Damit kann dann einem etwaigen Dokumentationsmangel fachlich und organisatorisch begegnet werden. Zahlreiche Urteile belegen, dass unter diesen Voraussetzungen die beweisrechtliche Situation nicht verschlechtert ist.[54]

5.3.5 Dokumentation im Einzelnen

Unterschiede in der ambulanten und stationären Dokumentation:
Ein wesentlicher Unterschied zwischen der ambulanten und stationären Pflegedokumentation liegt darin, dass im Rahmen der ambulanten Pflege alle Leistungen einzeln aufgeführt und abgerechnet werden (Leistungsnachweis) wie z. B. Ganz- oder Teilkörperwäsche, Hautpflege, Mundpflege, Kämmen etc. Im Gegensatz dazu genügt bei der stationären Behandlung die pauschale Feststellung, dass z. B. eine »morgendliche Grundpflege« erfolgt ist. In der pauschalen Feststellung sind sämtliche Leistungen inbegriffen.

---

52 Gaßner, M. & Strömer, J. (2012). Im Dickicht der Standards verfangen –Haftungsrechtliche Sorgfaltspflichten in der Pflege. In: MedR (2012) S. 487 ff. (488)

53 Wiese, U. (2009). Heimrechtliche Anordnung aufgrund von Dokumentationslücken. In: Pflegerecht, Heft 11/2009, S. 534 ff. (537)

54 BGH Urt. v. 18.03.1986 – VI ZR 215/84; BGH Urt. v. 02.06.1987 – VI ZR 174/86; OLG Hamm Urt. v. 21.04.2009 – 26 U 151/08; OLG Düsseldorf, Urt. v. 16.06.2004 – I-15 U 160/03; LG Bonn, Urt. v. 23.12.2011 – 9 U 364/08

Behandlungspflege

Die Pflegedokumentation erfordert, dass eine fortlaufende Abzeichnung der durchgeführten Maßnahmen durch diejenige Person erfolgt, die sie erbracht hat, und ggf. mit ergänzenden Hinweisen im Pflegebericht versehen wird.

Grundpflege

Bei der Grundpflege sind sogenannte Einzelleistungsnachweise im stationären Bereich grundsätzlich nicht sinnvoll und notwendig. Voraussetzung hierfür ist jedoch, dass die zu erbringenden Leistungen auf der Grundlage einer individuell strukturierten Informationssammlung und daraus abzuleitenden Pflegeplanung beruhen. Eine Ausnahme gilt jedoch bei Abweichungen von dieser Pflegeplanung, welche selbstverständlich zu dokumentieren sind.

Die Grundpflege muss eine schriftliche exemplarische Leistungsbeschreibung mit Angaben zur Durchführung der Maßnahmen enthalten. Ferner sind die Mitarbeiter zu informieren und die Kenntnisnahme durch diese gegenzuzeichnen. Darüber hinaus ist im Qualitätsmanagement erforderlich, dass die organisatorischen Strukturen und Abläufe (im jeweiligen Versorgungssegment) sichergestellt werden. Auch sind Evaluationsergebnisse und die daraus resultierenden Änderungen der Pflegeplanung zu dokumentieren.

5.3.6 Zusammenfassung

Die genannten Kriterien können im möglichen Haftungsfall gegen den Vorwurf eines Dokumentationsmangels vorgebracht werden. Dabei kann die detaillierte übergeordnete Leistungsbeschreibung die Einzelleistungsnachweise ersetzen. Zudem besteht ergänzend die Möglichkeit, dass durch einen Zeugenbeweis dargelegt wird, dass die jeweiligen Elemente der Grundpflege der ständigen Übung entsprechen. Dieser sogenannte Immer-so-Beweis ist von der Rechtsprechung umfänglich anerkannt und kann den Vorwurf eines Dokumentationsmangels entkräften (s. Anhang »Kasseler Erklärung«)[55].

Im Bereich der stationären Grundpflege besteht grundsätzlich die Option, dass unter den genannten Voraussetzungen auf Einzelleistungsnachweise verzichtet wird. Im Gegensatz dazu gilt im ambulanten Bereich etwas anderes, da die Einzelleistungsnachweise hier auch als »Abrechnungsbelege« dienen. Allerdings ist in beiden Bereichen aus haftungsrechtlicher Sicht eine knappe und aussagekräftige Pflegedokumentation ausreichend. Aufzeichnungen im Pflegebericht können sich insoweit auch auf Abweichungen von der grundpflegerischen Routineversorgung beschränken.

---

55 https://www.ein-step.de/fileadmin/content/documents/Kasseler_Erklaerung_Pflegedoku_HaftR_21_01_2014.pdf

Festzuhalten ist daher, dass im stationären Bereich grundsätzlich auf Einzelleistungsnachweise hinsichtlich der grundpflegerischen Leistungen verzichtet werden kann.[56] Diesem Grundsatz kann jedoch, bezogen auf die Einzelleistungsnachweise, im ambulanten Bereich nicht gefolgt werden, da diese gleichzeitig als »Abrechnungsbeleg« dienen. Allerdings gilt im ambulanten wie auch im stationären Bereich, dass aus haftungsrechtlicher Sicht eine knappe und aussagekräftige Pflegedokumentation ausreichend ist und Aufzeichnungen im Pflegebericht sich auf die Abweichungen von der grundpflegerischen Routineversorgung beschränken und/oder selbstverständlich auf eventuelle akute Ereignisse.

[56] Vgl. Grundsatzentscheidung des BGH, Urt. v. 18.03.1986 – IV – ZR 215/84; BGH, Urt. v. 02.06.1987 – IV – ZR 174/86; OLG Hamm, Urt. v. 21.04.2009 – 26 U 151/08; OLG Düsseldorf, Urt. v. 16.06.2004 – I – 15 U 160/03; LG Bonn, Urt. v. 23.12.2011 – 9 O 364(08

6 STRUKTURELLE VORAUSSETZUNGEN

Karla Kämmer, Birger Schlürmann

Kehrtwende im Sinne der Pflege – Auch alte Hasen werden manchmal positiv überrascht

Als ich im Sommer 2015 in Berlin an der ersten großen Präsentation der (Zwischen-) Ergebnisse des Entbürokratisierungsprojektes teilnahm, hatte ich nur vage Vorstellungen von dem, was mich erwarten würde. Weil es bereits das dritte Entbürokratisierungsprojekt in meiner beruflichen Laufbahn zu sein schien, war ich eher verhalten skeptisch. Doch dann kam alles anders:

Ich erlebte eine Veranstaltung, in der Praktiker glaubhaft, authentisch und realistisch über ihre Erfahrungen im Entbürokratisierungsprozess berichteten – von ihren Erfolgen und ermutigenden Ergebnissen trotz zum Teil schwierigster Rahmenbedingungen. Sie erzählten über ihre Freude, wieder das Gefühl zu haben, genau das zu tun, was sie in ihrer Sorge für alte Menschen für sinnvoll fanden. Dass sie sich durch die »neue Doku« und allem Drumherum mit ihrem Wissen und ihren Erfahrungen in ihrer beruflichen Würde und professionellen Ehre endlich wieder geachtet fühlten.

Und plötzlich spürte ich genau wieder das, was mich für die Pflege geprägt hatte, was ich in den 1980-ern in der Demokratisierungsbewegung des Gesundheitswesens miterleben durfte und was mich in der Umsetzung einer menschenwürdigen, lebensweltorientierten Pflege alter Menschen und guter Arbeitskontexte für Mitarbeitende immer wieder nach vorn getrieben hat: Sinn, Begeisterung, Hoffnung und die Zuversicht, dass wir gemeinsam eine gute Zukunft gestalten, auch wenn es ein schwieriger Weg würde. Und dann war ich mittendrin im Prozess.

Karla Kämmer

6.1 Anforderungen an das Management

Mit der neuen Pflegedokumentation – eingebettet in die Prozesse im Zuge des PSG II und III bietet sich für viele ambulante und stationäre Einrichtungen die Chance, sich in vielen pflegerischen Prozessen neu aufzustellen. Die Wende betrifft nicht nur die Pflegephilosophie, sondern auch das Qualitätsmanagement, die Organisation und die Personalentwicklung.

Es handelt sich um weitreichende Veränderungen, wenn Sie den neuen Pflegeprozess im intendierten Sinne umsetzen wollen und nicht nur pro forma:

- Sie müssen einen klaren Blick für das Machbare haben und eine sehr gute Kompetenzeinschätzung Ihrer Mitarbeitenden vornehmen.

- Sie brauchen den Mut, Risiken einzugehen und Fehler zu machen, sonst werden Sie es nicht schaffen. Vor allem benötigen Sie Vertrauen. Vertrauen in Ihre eigene Handlungsfähigkeit und in die Ihrer Mitarbeiter – jeder an seinem Platz mit Schlüsselfunktion für das Gelingen des Ganzen. Jede/-r nach seinen Fähigkeiten (Kapitel 11).

Vor Beginn der Einführung des Strukturmodells zur Entbürokratisierung der Pflegedokumentation steht die Entscheidung des Trägers/der Geschäftsführung oder Einrichtungsleitung (vgl. Abbildung 5).

Das Management übermittelt damit die deutliche Botschaft, dass es an der Entlastung der Mitarbeitenden von Bürokratie interessiert ist.

Als Verantwortliche/-r sollten Sie sich jederzeit über die drei wesentlichen Beiträge der entbürokratisierten Dokumentation für die Entwicklung Ihrer Einrichtung im Klaren sein und diese auch gezielt kommunizieren:

1. »Entlastung und Motivation der Mitarbeiter durch die Umstellung auf eine Pflegedokumentation, die fachlichen Kriterien standhält und gleichzeitig übersichtlich, praxistauglich und qualitätssichernd ist.
2. Gewinnung von Zeit für die direkte Pflege und Betreuung hilfe- und pflegebedürftiger Menschen.
3. Beitrag zur betrieblichen Gesundheitsförderung, indem die Pflegedokumentation keinen zusätzlichen Belastungsfaktor mehr im beruflichen Alltag darstellt und die fachliche Kooperation der Pflegefachkräfte gestärkt wird.«[57]

Sicherheit für Ihre Mitarbeiter

Diese bejahende Haltung (s. o.) vermittelt Ihren Mitarbeitern grundsätzlich die nötige Sicherheit, um sich auf den Weg zu machen. Dieses Gefühl muss natürlich im Alltag auch durch ein entsprechend zuverlässiges Umgehen des Managements gestützt und bestätigt werden. Es wird im Folgenden dargestellt.

6.1.1 Ohne geht es nicht – Erfolg mit Ein-STEP

Wenn Sie in das Bundesprojekt zum Strukturmodell einsteigen wollen, lassen Sie sich bitte in jedem Fall bei Ein-STEP (www.ein-step.de) registrieren: Sie erhalten einen speziellen Zugang mit Code. Auf der Internetseite von Ein-STEP finden Sie eine Fülle von Informationen zum Strukturmodell, seinen Inhalten und zum Vorgehen in sehr ansprechender und nutzerfreundlicher Wiese. Halten Sie die von Ein-STEP empfohlene Vorgehensweise genau ein. Wenn Sie selbst als Trägerverantwortlicher tätig sind,

[57] Beikirch & Ein-STEP 2015, S. 70

sorgen Sie dafür, dass in den infrage kommenden Einrichtungen die Prozessstruktur mit Zuständigkeiten für die Einführung klar geregelt ist:

- Überprüfen Sie die Einhaltung der in den Veröffentlichungen beschriebenen Standards und Prozesse. Setzen Sie sich – im Rahmen Ihrer Funktion – auch selbst mit den Materialien auseinander. Sie sind wirklich zielführend, wissenschaftlich erprobt und die beschriebenen Schritte und Abläufe haben sich in der Praxis bereits bewährt.
- Nehmen Sie mit Ihrem Dachverband und Ihren Verbandsmultiplikatoren Kontakt auf. Ihr Dachverband organisiert Schulungstermine und Reflexionstreffen sowie die Schulungstermine für Ihre internen Ansprechpartner. Von dort erhalten Sie auch Informationen über die Schulungen, den optimalen Prozessaufbau und seine Organisation, die Beteiligung an regelmäßigem Austausch und (telefonischer) Beratung bei Unklarheiten und Schwierigkeiten.

6.1.2 Den Rahmen schaffen und Ressourcen bereitstellen

Die Einführung der entbürokratisierten Dokumentation erfordert für ca. sieben bis neun Monate eine hohe Aufmerksamkeit und Konzentration: Sie sollten Ihre Einrichtung also nicht gleichzeitig in weitere größere Projekte einbinden.

Sorgen Sie von Anfang an dafür, dass die Rahmenbedingungen stimmen:

- Vor dem Start legen Sie bitte das Team für die interne Projektkoordination fest, z. B. die Qualitätsmanagementbeauftragte, die Pflegedienstleitung, eine geeignete Pflegeexpertin und den Projektplan (gem. Vorlage Ein-STEP).

Entscheiden Sie, in welcher Abfolge Sie im Projekt vorgehen, beispielsweise:

- Beginnen Sie mit neu aufgenommenen/neu eingezogenen Klienten?
- Planen Sie: Wann erfolgt die Umstellung welcher Tour/welches Wohnbereichs?
- Welche Ziele wollen Sie wann erreicht haben?
- Wann ist die komplette Umstellung erfolgt?

Tabelle 3: Organisation bzw. strategische Entscheidung zur Einführung der entbürokratisierten Dokumentation[58]

Stationär	Ambulant
Jede neue Heimaufnahme	Jede Neuaufnahme
In einem Wohnbereich/auf einer Station	Pro Tour
Ganze Einrichtung	Alle Touren
Pflegebedürftige Menschen mit stabiler Pflegesituation	Pflegebedürftige Menschen mit stabiler Pflegesituation

---

[58] Vgl. Ein-STEP 2016, S. 74

Arbeiten Sie nicht länger als vier bis fünf Monate mit zwei Dokumentationssystemen, sonst steigt die Fehlerhäufigkeit zu sehr an. Reflektieren Sie mit den Verantwortlichen vor Ort den Prozessverlauf regelmäßig in geeigneten Abständen. Es ist wichtig, dass Sie als Letztverantwortliche/-r hier Interesse und Teilhabe signalisieren: Der Prozess ist zukunftswirksam, kostenintensiv und in seinen positiven Chancen nicht zu unterschätzen – er sollte gelingen!

6.1.3 Sparen Sie nicht am falschen Ende – das wird teuer

Lassen Sie sich nicht dazu verleiten, das Strukturmodell »nebenbei« einzuführen, den Schulungsumfang oder die Begleitung zu kürzen bzw. den Mitarbeitern keine ausreichenden zeitlichen Freiräume und Unterstützung anzubieten. Das geht schief!

Der Prozess erhält nicht die erforderliche Tragkraft. Begeisterung und Wir-Gefühl stellen sich nicht ein. Wegen der fehlenden Reflexion gelingt es den intern verantwortlichen Führungs- und Fachkräften nicht, den wirklichen Sinn im Sinne der Charta und der Professionalität der Pflege zu vermitteln. Das Ganze wird dann leicht zu einer Schein-Entbürokratisierung, bei der nur die Formulare ausgetauscht, Ziele und Probleme weggelassen und Maßnahmen der Grundpflege nicht mehr abgehakt werden.

Es ist aber eine gefährliche Situation, wenn die Prozesse nicht logisch ineinander greifen, wenn die Schwerpunkte, Zusammenhänge und Prioritäten in der Prozessgestaltung nicht klar sind, die strukturelle Sicherung der Immer-so-Prozesse nicht sachgerecht erfolgt, das QM-Handbuch nicht stimmig ist und das Pflegecontrolling nicht greift.

6.1.4 Stärken Sie das Wir-Gefühl im Prozess

Binden Sie von vornherein die Mitarbeitervertretung in Ihr Vorhaben ein. Das wird besonders wichtig, wenn Sie beabsichtigen, Expertensysteme einzuführen: Ohne einen entsprechenden vertrauensstabilisierenden Kontext (Mitarbeiterzufriedenheit sichern durch potenzialorientierten Einsatz) wird mancher MA-Vertreter eine künstliche Verstärkung der Hierarchie sowie eine Arbeitsverdichtung bei den Teammitgliedern, die nicht als Experten eingesetzt sind, befürchten.

Stärken Sie auch die pflegebedürftige Person in ihrem Status als Partner auf Augenhöhe: Informieren Sie die Mitwirkungsorgane der Bewohner, um sie in Ziele und Zweck des Prozesses einzubinden.

6.1.5 Stellen Sie die richtigen Mitarbeiter an den richtigen Platz

Um eine so komplexe Veränderung zu realisieren, brauchen Sie geeignete Unterstützer. Der Kompetenzkompass (s. Kapitel 11.4) hilft Ihnen dabei.

6.1.6 Schaffen Sie Freiräume für interne Ansprechpartner und Pflegefachkräfte

Beachten Sie, dass Ihre interne Prozessverantwortliche nicht nur den Prozess steuern sollte, sondern auch die inhaltlichen Reflexionen vornimmt bzw. die externe Prozessbegleitung organisiert. Sie benötigt dazu angemessene Zeiträume, die sie vor dem Hintergrund des Projektplans im Voraus kalkulieren sollte, ebenso die Zeiten für die Mitglieder der Starter-Gruppe und im Weiteren für die prozessbegleitende Umarbeitung der Dokumentation durch die Pflegefachkräfte.

6.1.7 Stärken Sie die Reflexionsfähigkeit

Die neue Dokumentation fordert eine Neubesinnung und die Aufgabe gewohnter, sicherheitsspendender Routinen rund um den Pflegeprozess, wie z. B. den flächendeckenden Einsatz von Assessments und Skalen, den monatlichen Dokucheck, die Fülle an Trinkprotokollen, das monatliche Wiegen und viele andere Dinge, von denen man dachte: »Sie müssen für den MDK sein.« So positiv die Besinnung auf die Fachlichkeit und Selbstverantwortung der Pflege ist – die vielen Jahre der angstgeleiteten Dokumentation haben ihre Spuren hinterlassen und die Fähigkeit zum kritischen fachlichen Reflektieren, zum Begründen und Prioritätensetzen nicht gerade gefördert. Und genau diese Fachlichkeit ist nun wieder gefragt – da kommt nicht jede Kollegin/jeder Kollege mit.

Das vertraute Gefühl der durch hohe Routinebildung und Zeitaufwand erkauften (Schein-)Sicherheit hat auch vielen Qualitätsverantwortlichen der Einrichtungen gutgetan, sodass heute nicht selten die groteske Situation entsteht, dass das QM ergänzende Formulare, Hilfslisten, Checklisten und Assessments aus lauter Sorge einfordert, weil »die Kollegen an der Basis ja sonst nicht an die notwendigen Dinge denken«. Durch die eigene Angst vor dem Scheitern in der nächsten externen Qualitätsprüfung besteht immer die Gefahr, dass durch die Hintertür die Dokumentation wieder aufgebläht wird. Hier benötigen Verantwortliche einen klaren Blick und den bereits oben geschilderten unternehmerischen Mut.

Die neue Regel

Austausch und Reflexion zur Kompetenzstärkung statt Kontrollformular!

Richten Sie aktiv positive Reflexionsschleifen im Alltag ein, um die pflegefachliche Beurteilungskompetenz durch kollegiale Beratung (s. Kapitel 8.6.4) zu stärken.

6.1.8 Definieren Sie die benötigten Formulare

Vor der Einführung des Strukturmodells sollten alle Dokumente und Formulare erfasst und unter dem Aspekt der neuen Anforderungen, ihrer Notwendigkeit, ihres Nutzens und ihrer Ressourcenschonung auf den Prüfstand gestellt werden. Ziel: Vermeidung von Doppeldokumentation und Reduktion der Formulare auf ein Minimum.

Ein-STEP empfiehlt im Rahmen der Vorbereitung eine exemplarische Erprobung des Vorgehens im vierstufigen Pflegeprozess als »Trockenübung« im Strukturmodell für unterschiedliche Fallkonstellationen – beispielsweise folgende vier exemplarische Pflegesituationen:

1. Mensch mit Demenz und herausforderndem Verhalten
2. Multimorbide, immobile Person
3. Klient mit geringem Pflegebedarf
4. Klient mit chronischer neurologischer Pflegesituation (Schlaganfall, Parkinson)

6.1.9 Wählen Sie die EDV-Dokumentation gezielt aus

Für Einrichtungen ist bei der Einführung der neuen entbürokratisierten EDV wichtig, dass ihr Dokumentationsanbieter eine passende Lösung bereitstellt. Wenn Sie eine neue IT-Lösung aussuchen möchten oder Ihr Produkt im Zuge der SIS-Einführung aktualisieren wollen, leistet Ihnen das Ergebnispapier »Anforderungsprofil für die Abbildung des Strukturmodells in Dokumentationssystemen« (Version 1.1) der Arbeitsgruppe technischer Implementierungsleitfaden, FINSOZ, Projektbüro Ein-STEP DVMD e.V. vom September 2015 gute Dienste. Es ist nach den vier Grundelementen des Strukturmodells gegliedert und erfasst mit seinen 43 Themen eine Gesamtübersicht über alle relevanten Aspekte. Das Profil kann Schritt für Schritt mit dem Dokuhersteller durchgegangen werden.

Klar ist: Es gilt, für Ihre Einrichtung die Form zu finden, die Ihrer individuellen Abbildung des Strukturmodells optimal entspricht. Am einfachsten ist es, wenn diese Abstimmungsgespräche stattfinden, wenn schon erste eigene Erfahrungen, z. B. im Aufbau der Maßnahmenplanung, des Berichts und der Evaluation (z. B. durch Start in Papier) gewonnen wurden und als präzise Wünsche vorliegen.

Ein Auszug des Anforderungsprofils zur Abbildung des Strukturmodells ist in Markt & Partner spezial[59] zusammengestellt:

Grundsätzlich: Die EDV-Dokumentation muss die drei Hauptziele der Entbürokratisierung einhalten:

1. Rückführung der Dokumentation auf das fachlich Notwendige,
2. Personzentrierung, also die verstärkte Darstellung und Würdigung der Vorstellungen und Wünsche der pflegebedürftigen Person als Leitkonzept für die Planung und Gestaltung der Pflege sowie
3. Stärkung der Fachlichkeit der Pflegekräfte, zentral: Stärkung der beruflichen Urteilskraft zu Lasten des routinemäßigen Einsatzes von Checklisten und Assessments.

Die Anforderungen an eine EDV-Dokumentation werden eingeteilt in

- A-Kriterien = MUSS
  - Müssen erfüllt sein – wenn in einem Dokumentationssystem davon abgewichen wird, handelt es sich nicht mehr um eine Abbildung des Strukturmodells
- B-Kriterien = SOLL
  - Diese Kriterien sind dringend einzuhalten aufgrund fundierter fachlicher Überlegungen aus den theoretischen Grundlagen des Strukturmodells.
- C-Kriterien = KANN/EMPFOHLEN
  - Diese Aspekte einzuhalten wird angeraten aufgrund von Erfahrungen im Zuge der Umsetzung des Strukturmodells.

Die Kriterien sind lesefreundlich auf der Basis typischer Fragen der Nutzer strukturiert und führen Sie sehr schnell und fundiert zu begründeten Auswahloptionen.

Beispiele:

- Soll es im EDV Dokumentationssystem möglich sein, in der SIS Felder wegzulassen?
  - A-Kriterium/Empfehlung: Nein.
  - Begründung: SIS ist ein wissenschaftsbasiertes Instrument zum Einstieg in den vierphasigen Pflegeprozess. Die Themenfelder bauen aufeinander auf, der Wegfall einzelner Felder gefährdet die Systematik.
- Soll es im EDV-Dokumentationssystem möglich sein, in der SIS Felder zu ergänzen?
  - A-Kriterium/Empfehlung: Nein.
  - Begründung: Die SIS soll konzentriert die relevanten Informationen zusammenfassen. Nach Ansicht der Expertengruppe ist die vorgegebene Menge der Felder hierzu ausreichend.
- Soll die Erhöhung des Freitext-Umfangs in den SIS-Textfeldern im EDV-Dokumentationssystem möglich sein?
  - B-Kriterium/Empfehlung: Nein.

---

[59] Vgl. Markt & Partner spezial (2016). Software. 7/2016. Hannover: Vincentz, S. 14 ff.

- Begründung: Der zur Verfügung stehende Raum soll bewusst begrenzt sein, um eine auf das Wesentliche beschränkte Erfassung abzubilden.

- Soll die Größe des SIS-Bogens veränderbar sein?
  - B-Kriterium/Empfehlung: Nein.
  - Begründung: Das Format A3 ist ein optimaler Kompromiss zwischen Übersichtlichkeit und ausreichendem Platz.

6.1.10 Lassen Sie sich begleiten: Externe Begleitung/ Rückmeldungen

Im Rahmen des Ein-STEP-Implementierungsprozesses wird die Teilnahme an Reflexionstreffen empfohlen. Darüber hinaus haben wir in unserer Beratungspraxis festgestellt, dass eine kleinschrittige Begleitung am Anfang sinnvoll ist, um Missverständnisse und potenzielle Fehler nicht zu vervielfachen. In unserer Beratungspraxis führen wir zwischen jedem neuen Schritt im Prozess eine kurze externe Zwischenüberprüfung der bearbeiteten Dokumente durch. Auf diese Weise erfolgt eine schrittweise Freigabe im Prozess und alle arbeiten an einer inhaltlichen Leitschnur entlang. Der Kostenaufwand ist moderat, der Sicherheits- und Motivationseffekt: top!

Das heißt:

- Start des Prozesses mit einer überschaubaren Anzahl von Klienten pro Einrichtung, z.B. acht Klienten/acht Experten in spe (Start mit einer Dokumentation pro zukünftiger Expertin). Optimal: neu aufgenommene/eingezogene Klienten.
- Mündliche Reflexion im Starter-Team nach erster Übung zum narrativen Interview: Durchführung: Interner Prozessverantwortlicher/Austausch mit den anderen in der Starter-Gruppe.
- **Erste externe Dokuprüfung** nach Erstellung des SIS Bogens (Bogen anonymisieren, einscannen und an eine externe Fachberaterin senden), kompakte Rückmeldung per E-Mail mit Empfehlungen, Einarbeitung unter Anleitung des internen Prozessverantwortlichen.
- Ableiten der Maßnahmen und Erstellung der Maßnahmenplanung bei demselben Klienten, Unterstützung Reflexion durch den internen Prozessverantwortlichen und
- **Zweite externe Dokuprüfung** nach Übersendung der komplett bearbeiteten SIS mit Maßnahmenplanung und ersten Evaluationen an die externe Beratung zur Reflexion,
- Korrektur und Freigabe

Zur Strukturierung des Prozesses in Ihrer Organisation hält Ein-STEP eine kompakte und praktikable Projektmatrix vor, die es Ihren Projektverantwortlichen erleichtert, zu jeder Zeit den Überblick in der Steuerung zu haben.

6.1.11 Entrümpeln Sie das Qualitätsmanagement

Die im Qualitätshandbuch hinterlegten, zum Teil überbordenden Kontroll- und Absicherungsprozesse im Rahmen der pflegefachlichen Vorgaben sind im Rahmen des Prozesses bezüglich der Planung und Dokumentation anzupassen.

Außerdem ist der vierschrittige Pflegeprozess sorgfältig zu beschreiben, Leitbild und Pflegekonzept sind an die Charta-Prinzipien anzupassen und die Verfahrensanweisungen für die Immer-so-Leistungen zu erstellen. Im weiteren Verlauf des Prozesses gilt es, die Pflegevisiten – insbesondere aus der Perspektive der Personzentrierung – zu optimieren und neue Formen der unterstützenden Fachlichkeit im Rahmen des Pflegecontrollings (s. Kapitel 8.1) einzuführen.

6.1.12 Passen Sie die Fortbildungsplanung (Wissensmanagement) an

Im Zuge des Entbürokratisierungsprozesses werden neue Lernerfordernisse transparent. Sie sollten in kompetenzorientierten Bildungs-und Coachingeinheiten bearbeitet werden (s. Kapitel 11.4).

6.1.13 Sorgen Sie für eine gute Kooperation mit den Prüfinstanzen

Benachrichtigen Sie Heimaufsicht und MDK schriftlich über Ihr Vorhaben.

6.2 Anforderungen an das Pflege- und Qualitätsmanagement im Einführungsprozess

»Das Pflege-und Qualitätsmanagement in der Einrichtung sorgt im Rahmen seiner Organisationsverantwortung für die notwendige Handlungssicherheit bei der Umsetzung des Strukturmodells.«[60] Dabei sollen die Potenziale der Pflegenden und die Wünsche der Klienten in den Mittelpunkt gestellt werden.

In den meisten Fällen teilen sich Pflege- und Qualitätsmanagement die Rolle des Projektbeauftragten. Dieser hat folgende Aufgaben wahrzunehmen:

- Steuerung des Gesamtprozesses
- Leitung der Projektgruppe
- Enge Zusammenarbeit zwischen allen Beteiligten absichern

60 Beikirch & Ein-STEP 2015, S. 65

- Kommunikation mit den Multiplikatoren der Verbände/Organisatoren des Modellprojektes
- Berichterstattung
- Verantwortliche Wahrnehmung der strukturellen Gestaltungskompetenz nach innen (Rahmenbedingungen anpassen, Freiräume schaffen, Veränderungsprozesse absichern, Bedarfe im Wissensmanagement erkennen, strategisch berücksichtigen und organisational realisieren)
- Controlling des Prozesses gemäß Projektplan
- Teilnahme an Reflexionstreffen im Modellprojekt

Wichtig

Das Qualitätsmanagement ist so zu gestalten, dass es den Pflegeprozess im Strukturmodell unterstützt.

Beachten und planen Sie kurzfristige Maßnahmen
Mit der Einführung des Strukturmodells haben Sie die in dieser Form einmalige Chance, mit vielen anderen Einrichtungen ihre innerbetrieblichen Prozesse rund um den Pflegeprozess gründlich auf den Prüfstand zu stellen:

- Sind sie effektiv und effizient?
- Machen sie Freude, weil sie als unterstützend erlebt werden?
- Versteht jede/-r Beteiligte/Betroffene den Sinn? (Und nicht mehr: »Ist zwar Quatsch, aber müssen wir für den MDK machen.«)

Direkt bezogen auf die Anforderungen gibt es vorrangig Folgendes zu regeln:

- Alle Prozesse rund um den Pflegeprozess unter dem Aspekt »Abbau kleingliedriger Vorgaben« reflektieren.
- Sukzessive Verfahrensanleitungen für Immer-so-Prozesse in der Grundpflege aufbauen, dafür Beschreibungen der Leistungen im Umfang von einer halben bis dreiviertel Seite aufbauen.
- Prophylaxen beschreiben.
- Alle Prozesse rund um die Expertenstandards anpassen.

Die Aufgaben rund um den Pflegeprozess sollten Sie im weiteren Prozess als Stellen- und Funktionsbeschreibungen Schritt für Schritt so an das Strukturmodell anpassen, dass das Verantwortungsnetz der verschiedenen Akteure deutlich abgebildet wird.

Die Verantwortlichkeiten von

- Pflegefachkräften, a) allgemein und b) mit Expertenfunktion (z. B. Fachkraft Geronto, Palliativ, Wunden, Mobilität & Rehabilitation, Steuerung des vierstufigen Pflegeprozesses inkl. Führen des Erstgesprächs und Einstufung),
- Pflegekräften, a) allgemein und b) mit Sonderfunktion (Inkontinenzbeauftragter/Inkontinenzbeauftragte; Kneippanwendungen, Hospizhelfer),

- Alltagsbegleitern,
- Mitarbeitenden des Sozialen Dienstes ggf. mit Schwerpunktaufgaben (Quartier und Kultur, Geronto, Fitness, Basale Stimulation)

müssen klar mit den damit verbundenen Entscheidungsräumen (z.B. kollegiale Beratung und Anleitung, Fachcontrolling mit Durchführung von Check-ups und Pflegevisiten, Leiten von Fallbesprechungen) und im Zusammenspiel aller beschrieben sein.

6.2.1 Mittelfristige Entwicklungen

6.2.1.1 Neustart für die Organisation

Die konsequente Orientierung an den Bedürfnissen der Klienten bringt für die Pflegeleitungen und Qualitätsmanager die Aufgabe mit sich, die Organisationsroutinen zu hinterfragen und sie an der Charta[61] bzw. der Lebenswelt[62] der Klienten auszurichten sowie eine Organisation aufzubauen, die eine optimale Kombination aus Flexibilität und Strukturierung bietet. Hierbei spielt der Aufbau beziehungsbasierter Pflege und potenzialorientierter Organisation[63] eine entscheidende Rolle.

Als praktische Interventionen stehen an:

- Leitbild und Konzepte anpassen
- Kooperationsnetze und Nahtstellen neu definieren (ambulant & stationär)
- Mit den Teams ihre tagesgenauen Planungen gemeinsam aufbauen (ambulant & stationär)

6.2.1.2 Neustart für Personalentwicklung und Wissensmanagement

Für die Personalentwicklung ergeben sich folgende Aufgaben:

- Personalentwicklung gemäß Supportive Leadership (s. Kapitel 11.1)
- Kompetenzentwicklung gem. Kompass (Entwicklungsstufen) (s. Kapitel 11.4)
- Fortbildungsschwerpunkte:
  - Chartakriterien und Lebensweltorientierung
  - Klientenzentrierte Gesprächsführung
  - Beobachtungs- und pflegefachliche Diagnosefähigkeit
  - Beratungskompetenz
  - Wissen hinsichtlich der Expertenstandards, Sicherheit in Risikobewertung und entsprechender Prioritätensetzung
  - Fachliche Argumentation in Prüfsituationen

---

[61] Vgl. Lay, R. (2015). Ethik. In: Kämmer, K. (Hrsg.) (2015). Pflegemanagement in Altenpflegeeinrichtungen. Zukunftsorientiert führen, konzeptionell steuern, wirtschaftlich lenken. 6., vollständig überarbeitete Auflage. Hannover: Schlütersche, S. 40 ff.

[62] Vgl. Kämmer, K. (2015). Pflegemanagement in Altenpflegeeinrichtungen. Zukunftsorientiert führen, konzeptionell steuern, wirtschaftlich lenken. 6., vollständig überarbeitete Auflage. Hannover: Schlütersche, S. 66 ff.

[63] Ebd., S. 117 ff.

6.3 Anforderungen an die internen Multiplikatoren

Die Multiplikatoren nehmen eine zentrale Rolle bei der Umsetzung der Einführung des Strukturmodells ein. Sie sind die primären Ansprechpartner für die Pflegeeinrichtungen und Bindeglied zwischen diesen und ihren Verbänden (BAGFW und bpa), in deren Auftrag sie handeln. Sie

- informieren und beraten in Bezug auf die Einführung von SIS;
- organisieren Schulungen oder schulen selbst;
- führen Reflexionstreffen für die teilnehmenden Mitgliedseinrichtungen und -dienste durch, die dem Austausch von Erfahrungen bei der Umstellung dienen;
- berichten in diversen Gremien über Erkenntnisse aus der Implementierung;
- sind Ansprechpartner für die Regionalkoordinatoren des Projektbüros, indem sie u.a. Fragen und Klärungsbedarfe an diese rückmelden.

6.4 Anforderungen an die Teams

Zukünftig ist es von hoher Bedeutung, dass sich jede/r Mitarbeitende im Rahmen von Supported Leadership (s. Kapitel 11.1) als wertvoll und unterstützend im Team erleben kann. Es geht dabei in der Führung sowohl um das Fördern von hochbegabten und hochengagierten Potenzialträgern, z.B. als Experten und (Nachwuchs-) Führungspersonen, als auch um die wertschätzende Potenzialfreisetzung bei allen Mitgliedern des Teams als Unterstützer und Teamplayer.

6.5 Wann sollten Sie auf die Einführung des Strukturmodells besser verzichten?

Birger Schlürmann

Die Einführung der entbürokratisierten Pflegedokumentation erfordert einen hohen Arbeitsaufwand und ist mit zum Teil erheblichen Mehrkosten verbunden, die sich zunächst nicht refinanzieren. Es ist zum heutigen Stand des Wissens unklar, ob und in welchem Umfang sich die finanziellen Aufwendungen aus rein betriebswirtschaftlicher Sicht amortisieren werden. Bevor Sie die Entscheidung treffen, ob Sie das neue Modell einführen möchten, prüfen Sie die Machbarkeit ehrlich und objektiv für sich. An folgenden drei Aspekten können Sie sich orientieren,

6.5.1 Wenn das bisherige System sehr gut funktioniert

Wenn Sie in Ihrer Pflegeeinrichtung alle Jahre wieder bei den MDK-Prüfungen hervorragende Ergebnisse erzielen – hiermit ist gemeint, dass Ihnen die Kassen keine Maßnahmen auferlegen – sowie bei den Begehungen der Heimaufsicht sehr gut abschneiden (keine Anordnungen und Empfehlungen) und Ihr Pflegestufenmanagement gut funktioniert, gibt es keinen zwingenden Grund, das bisherige – oft gut eingespielte – System abzuschaffen. Denn offensichtlich wird die Dokumentation Ihrer Pflege- und Betreuungsprozesse so sicher beherrscht, dass Sie Ihre Verträge mit den Kostenträgern erfüllen, die Ordnungsbehörden dauerhaft zufriedenstellen und wirtschaftliche Erfolge erzielen. Sie können es kostengünstig beispielsweise mit dem im Folgenden geschilderten Vorgehen von Jutta König optimieren (s. Kapitel 7).

6.5.2 Wenn die Mitarbeiter Mühe mit dem dokumentierten Pflegeprozess haben

Auf den ersten Blick scheint dieser Aspekt widersprüchlich zu den Ausführungen im vorhergehenden Abschnitt. Warum kein neues System einführen, wenn das bisherige nicht funktioniert? An dieser Stelle aber müssen Sie aufpassen: Möglicherweise würde das bisherige System funktionieren – wenn denn die Dokumentation beherrscht werden würde. Im Umkehrschluss heißt das ganz einfach, dass es sinnlos ist, die entbürokratisierte Pflegedokumentation einzuführen, wenn ohnehin kaum ein Mitarbeiter den dokumentierten Pflegeprozess an sich verstanden hat. Wer nicht in Prozessen arbeiten kann, scheitert sowohl am sechsschrittigen als auch an einem vierschrittigen Modell. Mit der Einführung eines neuen Systems würden Sie Ihre Mitarbeiter völlig überfordern – mit der Folge, dass die Angst und die negative Haltung der Pflegedokumentation gegenüber noch stärker werden.

6.5.3 Wenn die Einrichtung finanzielle Schwierigkeiten hat

Auf eine Einführung der entbürokratisierten Pflegedokumentation sollten Sie ebenfalls verzichten, wenn Ihre Pflegeeinrichtung substanzielle finanzielle Probleme hat und/oder absehbar die nächsten sechs bis 18 Monate eine Liquiditätsklemme hat bzw. zu befürchten hat. Damit Sie eine grobe Orientierung bekommen, was die Einführung der entbürokratisierten Pflegedokumentation kosten kann, haben wir Ihnen ein Berechnungsbeispiel zusammengestellt. Als Beispiel sei eine Pflegeeinrichtung genommen, die 15 VK Fachkräfte und 15 VK Hilfskräfte sowie 2 VK PDL und stv. PDL vorhält. Die Einrichtung hat 75 Klienten.

Tabelle 4: Einführungskosten Entbürokratisierte Pflegedokumentation

Beispiel: Kosten für die Einführung der entbürokratisierten Pflegedokumentation			
Gegenstand	**Anzahl MA**	**Stunden x Lohnkosten (inkl. AG-Anteil)**	**Summe**
Basisschulung	15 Fachkräfte	16 Std. x 20,00 €	4.800,00 €
Basisschulung	2 PDL	16 Std. x 30,00 €	960,00 €
Kosten für Ersatzkräfte während der Schulungen	15 Fachkräfte	16 Std. x 20,00 €	4.800,00 €
Reflexion	15 Fachkräfte	12 Std. x 20,00 €	3.840,00 €
Reflexion	2 PDL	12 Std. x 30,00 €	720,00 €
Kosten für Ersatzkräfte während der Reflexionen	15 Fachkräfte	12 Std. x 20,00 €	3.840,00 €
Zwischensumme			18.960,00 €
Basisschulung	15 Hilfskräfte	4 Std. x 17,00 €	1.020,00 €
Kosten für Ersatzkräfte während der Schulungen	15 Hilfskräfte	4 Std. x 17,00 €	1.020,00 €
Umschreiben der Dokumentationen bei 75 Klienten	75 Dokumentationen x 3 Stunden x 20,00 € Lohnkosten		4.500,00 €
Backoffice-Stunden	Pauschal		3.000,00 €
Kosten für Dokumentationsvisiten	75 Visiten x 3 Stunden x 30,00 € Lohnkosten		6.750,00 €
Lizenzgebühren	Pauschal		2.000,00 €
QM-Kosten	Pauschal		5.000,00 €
Gesamtkosten			42.250,00 €

Natürlich fallen diese Kosten nicht auf einen Schlag an. Aber auf einen Zeitraum von sechs Monaten kommen im Schnitt ca. 7.000 Euro Extrakosten zusammen. Bei einer Pflegeeinrichtung mit 75 Klienten kann das den gesamten Gewinn vor Steuern abschmelzen. Bevor Sie sich also für ein solches Projekt entscheiden, prüfen Sie vorher, ob Ihre Einrichtung das auch finanziell verkraftet.

Mit der nachstehenden Checkliste (vgl. Tabelle 5) können Sie prüfen, ob die Einführung der entbürokratisierten Pflegedokumentation für Sie überhaupt in Frage kommen kann.

Tabelle 5: Checkliste »Wann die Einführung Sinn ergibt«

Wann die Einführung Sinn ergibt	
Das bisherige Dokumentationssystem passt nicht mehr auf Ihre Arbeitsprozesse	☐
Ihre Mitarbeiter beherrschen den dokumentierten Pflegeprozess sehr sicher	☐
Ihre Mitarbeiter sind Innovationen gegenüber offen	☐
Sie und Ihre Führungskräfte sind von dem neuen System vollumfänglich überzeugt	☐
Ihre Einrichtung kann finanzielle Zusatzbelastungen in fünf- bis sechsstelliger Höhe stemmen	☐

Tipp

Wenn Sie nicht alle Punkte auf Tabelle 5 abhaken können, sollten Sie sehr gründlich prüfen, ob Sie nicht lieber von der Einführung der entbürokratisierten Pflegedokumentation absehen.

7 ENTBÜROKRATISIERUNG DER DOKUMENTATION – ES GEHT AUCH OHNE SIS

Jutta König

»Von der Wiege bis zur Bahre: Formulare, Formulare« (VOLKSMUND)

Pflegedokumentationen lassen sich abspecken, lesbarer und anwenderfreundlicher gestalten. Das zeigt die entbürokratisierte Pflegedokumentation, wie sie in diesem Buch vorgestellt wird. Doch nicht jede Einrichtung mag oder kann (z. B. als einzelne Einrichtung innerhalb einer großen Trägerschaft) diesen Weg gehen. Die wichtigsten Gründe, die gegen eine Einführung der entbürokratisierten Pflegedokumentation sprechen, sind in Kapitel 6.5 beschrieben.

Wer mit der jetzigen Dokumentation sicher und souverän umgeht, wird sich fragen, ob wirklich Handlungsbedarf besteht. Wenn Sie z. B. schon intensiv an einer eigenen Form der verschlankten Dokumentation Ihres Systems gearbeitet haben und damit zufrieden sind, macht es keinen Sinn und würde die Mitarbeiter irritieren. Die Orientierungsphase einer neuen PDL, weitere Leitungswechsel, schlechte Prüfberichte und andere »Baustellen« sind ebenfalls Gründe, mit der Umstellung zu warten.

Wie Sie bei Ihrer Art der Pflegedokumentation bleiben können und trotzdem nicht in Formularen ersticken, zeige ich Ihnen in diesem Kapitel.

Hinweis

Die Basis ist allerdings: Ihre Mitarbeiter müssen den Pflegeprozess verstehen! Erst dann können sie die diversen Vordrucke sinnvoll und schlüssig führen.

7.1 Pflegeprozess und Informationssammlung

Wenden wir uns noch einmal dem sechsschrittigen Pflegeprozess nach Fiechter & Meier zu, mit den folgenden Elementen: Informationen, Probleme/Ressourcen, Ziele, Maßnahmen, Durchführung, Evaluation (s. auch Kapitel 1.1.2).

Tabelle 6: Elemente des Pflegeprozesses und ihre Inhalte

Informationssammlung	Probleme Ressourcen	Ziele	Maßnahmenplan	Durchführung	Evaluation
Stammblatt	1. Spalte der Pflegeplanung	2. Spalte der Pflegeplanung	3. Spalte der Pflegeplanung	Durchführungs-/ Leistungsnachweis	Berichtsblatt
Pflege- und Sozialanamnese					
Biografiebogen					
Überleitungsbogen					
Einschätzung: Mangelernährung				Ernährungsprotokoll Trinkprotokoll	Ernährungsprotokoll Trinkprotokoll
Einschätzung: Sturzrisiko				Leistungsnachweis	Sturzprotokoll und Planung sowie Bericht
Einschätzung: Kontinenz				Miktionsprotokoll	Miktionsprotokoll
Einschätzung: Schmerz				Schmerzprotokoll	Schmerzprotokoll
Berichtsblatt				Wunddokumentation Leistungsnachweis Vitalwerteblatt Bewegungsprotokoll	
Formulare: Arztvisite, Info an Arzt, Vordruck					
Wunderhebung					

Informations-sammlung	Probleme Ressourcen	Ziele	Maßnahmen-plan	Durchführung	Evaluation
Stammblatt	1. Spalte der Pflege-planung	2. Spalte der Pflege-planung	3. Spalte der Pflege-planung	Durchführungs-/ Leistungsnach-weis	Berichts-blatt
Ärztliche Verordnungen					
Vitalwerte Dekubitus-risikoein-schätzung					

Nicht alle diese Formulare sind verpflichtend, aber zum Teil durchaus sinnvoll und notwendig. Nach meinem Dafürhalten sollten Sie genau hinsehen und dann entscheiden, welche Formulare Sie wirklich brauchen – und ob all diese Formulare auch einen Pflegeprozess ergeben, den Ihre Mitarbeiter verstehen und der Ihren Kunden nutzt.

Es ist meine feste Überzeugung, dass viele Formulare der Untergang des sinnvollen Pflegeprozesses sind und keineswegs eine qualitätsgesicherte Pflege sicherstellen. Ein standardisiertes einheitliches Pflegedokumentationssystem sieht heutzutage oftmals so aus:

- Stammblatt
- Anamnese
- Medizinische Verordnungen/Behandlungspflege/ärztliche Verordnungen
- Ärztliches/pflegerisches Kommunikationsblatt
- Pflegeplanung
- Vitalwerte
- Diabetikerblatt
- Durchführungsnachweis/Leistungsnachweis
- Pflegeberichte
- Biografiebogen
- Hygieneblatt/Jahresübersicht
- Risikoerhebung Dekubitusgefahr
- Risikoerhebung Mangelernährung, z. B. MNA (Mini Nutritional Assessment), empfohlen für geriatrische Einrichtungen, MUST (Malnutrition Universal Screening Tool), empfohlen für ambulante Bereiche, PEMU (pflegerische Erfassung von Mangelernährung und deren Ursachen), empfohlen für Langzeitpflege
- Schmerzmanagement
- Sturzrisikoeinschätzungsbogen
- Kontrakturrisikoerfassung
- Thromboserisikoerfassung

- Pneumonierisikoerfassung
- Erhebung des Kontinenzstatus
- Wunddokumentation
- Nebenprotokolle (Trink-, Ernährungs-, Miktions- sowie Lagerungs-/Bewegungsprotokoll)

Das sind allein 17 Grundblätter. Je nachdem wie viele Nebenprotokolle geführt werden, sind es bereits über 20 Blätter und wenn die Pflegeplanung dann noch 13 Seiten umfasst, ist eine Dokumentation so umfangreich wie ein Gesangbuch.

Alltag in deutschen Pflegeeinrichtungen ...

Es ist noch Alltag in vielen deutschen Pflegeeinrichtungen, dass für jeden neuen Pflegebedürftigen eine umfassende Informationssammlung erhoben wird. Da wird der Anamnesebogen ausgefüllt, der Kunde soll auch biografische Daten preisgeben. Er wird gewogen, sein Ernährungsstatus erhoben, seine Risiken anhand diverser Bögen eingeschätzt.

Was geschieht aber mit all den Informationen? Fließen sie tatsächlich in den Pflegeprozess mit ein? Werden alle erhobenen Daten in die Prozessplanung übernommen?

Meine Erfahrung zeigt, dass viele der gesammelten Informationen um ihrer selbst willen erhoben werden. Die Umsetzung aber unterbleibt:

- Ich kenne Pflegeplanungen, in denen sich nicht ein einziges Wort zur Biografie findet (aber anderswo in der Akte liegt eine zweiseitige biografische Erhebung).
- Ich weiß von großen Extra-Anamnesebögen (obwohl die Anamnese hinterher noch einmal in die Pflegeplanung aufgenommen wird).
- Ich lese Pflegeberichte, in denen kein Wort von einem Gewichtsverlust steht (obwohl das Vitalzeichenblatt seit Monaten darüber informiert).

7.2 Die Schritte im Pflegeprozess: Alles hängt von allem ab

Die Schritte des Pflegeprozesses bauen aufeinander auf. Sie müssen aus einem Guss sein, damit der Prozess stimmig ist. In der Praxis hakt es aber an vielen Stellen:

- Informationen werden nicht in die Problem- oder Ressourcendarstellung übernommen.
- Es werden Ziele gesteckt, die bei den vorhandenen Problemen unrealistisch sind.
- Es gibt Ziele, die gar nicht zu den Maßnahmen passen.
- Es werden Maßnahmen geplant, die so nicht durchgeführt werden.
- Manchmal wird mehr geplant als nachher durchgeführt und abgezeichnet wird.

- In anderen Fällen, meist bei den Prophylaxen, wird viel mehr abgezeichnet, als geplant wurde.
- Und schließlich die Evaluation: Sie steht oft mit keinem anderen Prozessschritt in Verbindung. Dabei ist diese Ergebnisdarstellung das Herzstück einer jeden Pflegeplanung.

Viele Pflegedokumentationen bestehen zu 80 Prozent aus reinen Informationsblättern oder einem Mix aus Information und Evaluation. Nichts wird zusammengeführt. Aus der Vielzahl loser Enden wird kein handlungsleitendes Seil für die Versorgung dieses einen Kunden geknüpft.

Beispiel »Sturzrisikoeinschätzung bleibt ohne Folgen«

Es wird anhand intrinsischer und extrinsischer Faktoren eine Sturzrisikoeinschätzung vorgenommen. Die Einschätzung wird mitunter monatlich wiederholt, aber die Informationen werden in der Planung nicht individuell dargestellt, sondern es wird nur »sturzgefährdet« als Problem eingetragen, unabhängig davon, wie viele einzelne intrinsische und extrinsische Faktoren bei der Risikoermittlung festgestellt wurden.

Aus den zutreffenden intrinsischen und extrinsischen Faktoren muss herausgefiltert werden, welche der Faktoren individuell beim Kunden sturzerhöhend wirken.

Tabelle 7: Sturzrisikoeinschätzung: Faktoren – Mögliche Auswirkung

Faktor	Mögliche Auswirkung
Trägt Hausschuhe	Hat in Hausschuhen keinen Halt, droht zu fallen
Geht am Rollator	Schiebt den Rollator sehr weit vor sich her, Rollator droht wegzurollen
Trägt Brille nicht immer	Geht ohne Brille, sieht Unebenheiten nicht, stolpert
Leidet unter Schwindel	Steht zu schnell auf, dann wird ihm teils schwindelig und er kippt um

Tabelle 8: Sturzrisikoeinschätzung: Faktoren – Ohne Auswirkung

Faktor	OHNE Auswirkung
Trägt Hausschuhe	Ist gewohnt in Hausschuhen zu gehen, ist deshalb noch nie gestürzt
Geht am Rollator	Geht mit Rollator selbständig und sicher
Trägt Brille nicht immer	Sagt, er benötige die Brille nicht zum Gehen, nur zum Fernsehschauen und Lesen
Leidet unter Schwindel	Meldet sich, wenn ihm schwindelig wird, geht kein Risiko ein

Sehen wir uns die Pflegeplanung noch einmal genau an:

Alles beginnt mit der Informationssammlung

Der Pflegeproblemlösungsprozess nach Fiechter & Meier macht deutlich, dass mit den Informationen gearbeitet werden muss. Entweder ergibt sich daraus eine Ressource – dann hält man sich heraus aus dem Pflegeproblemlösungsprozess – oder die gesammelten Informationen ergeben, dass ein pflegerisches Problem vorliegt, dann muss der Prozess weitergeführt werden.

Probleme werden »erfunden«

Viele Pflegekräfte sitzen vor dieser Spalte und fragen sich: »Was ist nun das Problem?« Manchmal erkennen sie, dass da zwar kein Problem ist, aber sie trauen sich nicht, eine Spalte in der Pflegeplanung einfach leer zu lassen. Unter dem Druck, in die Problemspalte etwas eintragen zu müssen, füllen sie die Spalte nach bestem Wissen, aber eben nicht immer sinnvoll. Andere Pflegekräfte wissen nicht so recht, wessen Problem es eigentlich ist, und folglich sind sie unsicher, wie sie es beschreiben sollen.

So werden dann Defizite zu Problemen. Ein Pflegebedürftiger ist blind oder trägt eine Brille. Er ist über- oder untergewichtig, inkontinent oder insulinpflichtig. All das sind keine Probleme, sondern Tatsachen, pure Informationen. Betrachtet man sie aber als Problem, wird sich dafür keine Lösung finden lassen.

Die Informationen, die im Pflegeprozess zum ersten Schritt, der Informationssammlung, gehören, sind weder ein Problem noch eine Ressource. Wenn die aufgeführten Begriffe in den zweiten Schritt mitgenommen werden, bleiben sie eine Information. Sie werden auch in der Spalte »Probleme und Ressourcen« als Information mitgeführt. Denn es sind Tatsachen, die Ursachen für Probleme sein können. Aber sie müssen nicht immer ein Problem begründen. Es kann auch sein, dass diese Defizite keine Probleme auslösen und der Pflegebedürftige nur Ressourcen in diesem Bereich hat.

ist blind	**Problem:** Aufgrund von Blindheit findet sie sich im Haus nicht zurecht
hat Bluthochdruck	**Problem:** Bei geringster Belastung wird er kurzatmig und bekommt einen roten Kopf
ist inkontinent	**Problem:** Sie nässt aufgrund Inkontinenz unkontrolliert ein und kann ihr Inkomaterial nicht selbst wechseln
ist übergewichtig	**Problem:** Sie kann sich aufgrund ihrer Leibesfülle nicht mehr zum Schuhe anziehen bücken
ist kachektisch	**Problem:** Aufgrund ihres enormen Untergewichts kann sie ihr Gewicht kaum halten und schafft es nicht mehr zu gehen
ist schwerhörig	**Problem:** Sie kann nicht hören, akzeptiert ihre Hörgeräte nicht, schimpft, wenn sie nichts versteht…
ist sturzgefährdet	**Problem:** Sie geht im Zimmer nur mit Hauslatschen, hat darin keinen Halt und rutscht aus

Abb. 3: Ausgewählte Beispiele in der Gegenüberstellung.[64]

Nicht jede Information begründet ein Pflegeproblem. Die Information kann auch als Begründung oder Bestätigung in eine Ressourcenbeschreibung einfließen.

Muss man eigentlich planen, wenn es nur Ressourcen gibt? Das fragen sich sicher insbesondere Mitarbeiter von ambulanten Diensten. Die Antwort ist klar und eindeutig: Ja, man sollte dennoch planen. Die Informationen müssen ja an irgendeiner Stelle in den Pflegeprozess einfließen. Sie können nicht einfach nur feststellen, dass jemand humpelt. Sie müssen auch schauen, wie er damit umgeht oder was daraus resultiert.

Das Gute an der ressourcenorientierten Betrachtung ist auch, dass Sie als Pflegekraft weniger Verantwortung tragen. Wenn ein Pflegebedürftiger selbständig zur Toilette geht, kann er dort auch stürzen oder einen Ileus erleiden. Alles, was ein Mensch selbständig regelt, kann im Allgemeinen keinem Dritten zur Last gelegt werden. Es sei denn, der Beratungsansatz der professionell Pflegenden ist nicht erkennbar. Das ist die Pflicht einer jeden Pflegeeinrichtung.

---

64 Vgl. König, Jutta (2015). Dokumentationswahnsinn in der Pflege – es geht auch anders: Mit fünf Bereichen alles erfassen und perfekt dokumentieren. Hannover: Schlütersche

Maßnahmen passen nicht zum Problem

Manchmal werden Ziele gesteckt, die mit den Maßnahmen oder dem Problem gar nicht erreicht werden können.

Nicht so …

Problem:	Trinkt zu wenig
Ziel:	Trinkt ausreichend
Maßnahme:	Öfter Getränke anbieten

Wenn jemand zu wenig trinkt, wäre als Erstes wichtig, die Ursache zu ergründen und dann zu prüfen, ob die Trinkmenge tatsächlich zu gering ist und aus wessen Sicht. Zur Ursache: Wenn jemand kein Durstgefühl hat, muss man anders mit ihm umgehen, als wenn er das Trinken vergisst.

Wenn jemand Angst hat, nachts auf die Toilette zu müssen und deshalb nach 16.00 Uhr nichts mehr trinkt, verlangt dies wiederum eine andere Vorgehensweise. Das Ziel »trinkt ausreichend« ist in allen drei Fällen wohl eher nicht erreichbar. Ganz abgesehen davon, dass jeder etwas anderes unter »ausreichend« versteht.

… sondern so!

Stationär

Ressource:	Trinkt morgens gern süßen Kaffee mit Milch. Sagt, wenn sie nichts mehr möchte. Trinkt aus Tasse/Glas ohne Tülle.
Problem:	Trinkt im Schnitt nur 800 ml am Tag. Sagt, sie kann nicht so viel trinken, sonst wird ihr übel.
Ziel:	Angestrebte Trinkmenge 1000 ml/Tag.
Maßnahme:	Bei jedem pflegerischen Kontakt auf das Getränk hinweisen. Ihren Lieblingssaft (Kirsche) immer wieder mit und ohne Wasser anbieten.

Ambulant

Ressource:	Trinkt morgens gern süßen Kaffee mit Milch. Sagt, wenn sie nichts mehr möchte. Trinkt aus Tasse/Glas ohne Tülle. Tochter besorgt den Lieblingssaft (Kirsche). Tochter ist informiert, dass sie ihrer Mutter immer etwas anbietet, damit sie möglichst mehr als 1000 ml/Tag trinkt.
Problem:	Trinkt im Schnitt nach eigenen Angaben nur 800 ml am Tag. Sagt, sie kann nicht so viel trinken, sonst wird ihr übel.
Ziel:	Trinkt morgens zur Versorgung 1 Tasse Kaffee und 1 Glas Saft/Wasser.
Maßnahme:	Bei der Versorgung auf Getränk hinweisen. Beim Gehen daran erinnern, immer ein gefülltes Glas vor sich zu haben.

Ein weiteres Problem ergibt sich, wenn Maßnahmen einfach aneinandergereiht werden, ohne dass auf Probleme oder Ressourcen eingegangen wird.

Beispiel: Eine Maßnahme nach der anderen ...

Ressource:	Geht im Zimmer selbständig ohne Hilfsmittel.
Problem:	Braucht außerhalb den Rollator, vergisst ihn manchmal.
Maßnahme:	Auf festes Schuhwerk achten, Stolperfallen entfernen, gute Beleuchtung
Maßnahme:	Bei der Versorgung auf Getränk hinweisen. Beim Gehen daran erinnern, immer ein gefülltes Glas vor sich zu haben.

Was haben die festen Schuhe, die vermeintlichen Stolperfallen und die Beleuchtung mit dem angeblichen Problem zu tun? Warum ist das überhaupt ein Problem? Warum macht man eine Sturzprophylaxe bei einem Menschen, bei dem gar keine Sturzgefahr benannt wurde? Wieso belässt man es nicht einfach bei der Ressource und ergänzt diese durch die Information, dass der Kunde auch außerhalb der Wohnung nicht immer mit dem Rollator läuft, aber bisher nicht gestürzt ist, sondern gut allein zurechtkommt oder Hilfe anfordert, wenn er welche benötigt?

Ein drittes Problem ergibt sich, wenn Maßnahmen nicht handlungsleitend sind. Die Maßnahmen sollen das Versorgungsrezept des Pflegebedürftigen darstellen. Jeder, der den Kunden nicht kennt, sollte in der Lage sein, ihn anhand der geplanten Maßnahmen so zu versorgen, wie es für den Kunden gut ist. Doch dazu muss die Maßnahme konkret beschrieben werden:

Bedenken Sie beim »**Transfer aus dem Bett**« Folgendes:

- Wie wird der Kunde angefasst?
- Wo helfen Sie ihm?
- Unterstützen Sie ihn, indem Sie seine Beine anheben oder reichen Sie ihm nur die Hände, damit er aufstehen kann?

Ein weiteres Beispiel ist die »**Hilfe beim Toilettengang**«:

- Begleiten Sie den Kunden zur Toilette, setzen Sie ihn auf Toilette, ziehen Sie ihm die Hose herunter? Wer putzt ab?
- Bleiben Sie dabei oder gehen Sie hinaus?

Ein viertes Problem entsteht, wenn die Maßnahmenspalte keine Pflegemaßnahmen enthält. Die aber sind individuell und müssen klar beschrieben werden. Nur dann kann der nächste Kollege auch genauso agieren, wie es für den Kunden am besten ist. Entlasten Sie die Maßnahmenspalte von überflüssigem Ballast und bereichern Sie sie stattdessen durch individuelle handlungsanleitende Definitionen der Pflege des einzelnen Menschen. In die Maßnahmenspalte gehören nur Pflegemaßnahmen. Also keine Fremdleistungen von Externen. Verzichten Sie darauf, auf den regelmäßigen

Besuch der Fußpflege zu verweisen oder auf die Krankengymnastin, die regelmäßig die Gelenke bewegt.

Das fünfte Problem entsteht, wenn die Behandlungspflege geplant wird. Ich kenne viele Einrichtungen, die routinemäßig einmal monatlich die Vitalzeichen erheben. Was auch immer sie dazu treibt, es gibt kein Verbot, dies zu tun. Allerdings ist es wenig sinnvoll, wenn der Blutdruck mal morgens um 9.00 Uhr und ein anderes Mal nachmittags um 16.00 Uhr ermittelt wird. Diese Werte sind nicht vergleichbar und somit auch nicht verwertbar. Wer sich das Messen von Vitalzeichen auf die Fahne schreibt, muss dies nicht auch noch bei jedem Pflegebedürftigen in die Pflegeplanung schreiben. Wenn es Standard der Einrichtung ist, muss es nicht mehr geplant werden.

Das gilt auch für die Verabreichung von Medikamenten lt. ärztlicher Verordnung. Nutzen Sie die Tabelle 9 als Kopiervorlage für all Ihre Kunden: Sie müssen nie wieder etwas schreiben! Kopieren Sie die Texte und fügen Sie sie in die Akte des Kunden ein – schon haben Sie die Behandlungspflege geplant.

Tabelle 9: Textbausteine für die Behandlungspflege

Problem	Ziel	Maßnahme
Fr. M. ist insulinpflichtige Diabetikerin	Insulin ist korrekt injiziert BZ ist wöchentlich ermittelt	Insulingabe nach ärztlicher Verordnung BZ-Tagesprofil 1x pro Woche
Kann Medikamente nicht selbständig richten und einnehmen	Medikamente sind entsprechend der ärztlichen Verordnung gerichtet und eingenommen	Medikamente richten und verabreichen nach ärztlicher Verordnung
Kann Kompressionsstrümpfe nicht alleine an- und ausziehen	Beine sind komprimiert	Kompressionsstrümpfe morgens an- und abends ausziehen nach ärztlicher Verordnung
Kann sich Augentropfen nicht selbständig einträufeln	Augentropfen sind entsprechend der ärztlichen Verordnung verabreicht	Augentropfen nach ärztlicher Verordnung eingeben
Hat Psoriasis, kann Einreibung nicht selbständig durchführen	Dermatika sind aufgetragen	Verordnete Salbe entsprechend ärztlicher Verordnung auftragen

Die Sache mit der Evaluation

Auswertung, Evaluation, Kontrolle oder Ergebnis – wie auch immer Sie diesen Prozessschritt nennen, es ist der sechste und letzte Schritt des Problemlösungsprozesses, eine Ist-Analyse oder Zusammenfassung.

Wenn sich bei den Pflegebedürftigen in der Versorgung, also bei den Maßnahmen, nichts verändert, machen viele Pflegekräfte mit der Auswertung kurzen Prozess und schreiben einfach »unverändert«. Wenn man aber die Auswertung als sechsten Schritt des Pflegeprozesses betrachtet, kann dieses Wort niemals genügen, denn die Auswertung soll die vorangegangenen Schritte des Pflegeprozesses einzeln überprüfen. Der Pflegeprozess wird dabei von hinten aufgerollt. Das bedeutet, dass folgende Fragen zu klären sind:

1. Werden die Maßnahmen so durchgeführt, wie sie geplant sind?
2. Decken sich die geplanten Maßnahmen mit den Durchführungs- oder Leistungsnachweisen?
3. Welche Ziele wurden erreicht, welches Ergebnis der Pflege liegt vor, was konnte mit der guten Arbeit überhaupt erreicht werden?
4. Stimmen die Probleme noch so, wie sie in der Planung formuliert wurden? Sind neue Probleme hinzugekommen, haben sich welche verändert?
5. Sind die Ressourcen noch so vorhanden, wie sie in der Planung stehen, oder hat sich etwas verändert? Sind neue Ressourcen hinzugekommen oder welche weggefallen?
6. Gibt es neue oder weitere Informationen zum Pflegebedürftigen?

Ebenso lästig wie überflüssig: die Doppeldokumentation
Es wird auch noch vieles doppelt oder gar mehrfach dokumentiert. So werden bspw. Lagerungs-/Bewegungsprotokolle minutiös ausgefüllt und die Lagerung zusätzlich noch einmal im Leistungsnachweis quittiert. Es gibt sogar Einrichtungen, die die Getränkezufuhr in einem Protokoll dokumentieren und die Tagesmenge dann noch einmal auf einem separaten Nachweis- oder Durchführungsblatt.

Neben den Protokollen, auf denen Leistungen detailgetreu dokumentiert werden, die dann auf einem gesonderten Nachweis erneut quittiert werden, findet Doppeldokumentation auch in Pflegeberichten statt. So lese ich in Pflegeberichten Leistungsnachweise wie »wurde geduscht« oder »Verbandswechsel durchgeführt«. Diese Einträge sind unnötig, denn die erbrachte Leistung wurde bereits in einem Durchführungsnachweis quittiert.

Neben den Leistungsnachweisen, die für die Einrichtung doppelt oder mehrfach quittiert wurden, wird aber auch für Externe quittiert. So dokumentieren die Mitarbeiter, dass die Fußpflege, der Hausarzt, der Friseur, der Pfarrer etc. da war. Das sind keine wichtigen Informationen! Dass der Friseur da war, ist erkennbar, ebenso wie die Fußpflege.

7.3 So verschlanken Sie Ihre Pflegedokumentation

Sie können Ihre gewohnte Pflegedokumentation beibehalten. Ganz einfach so. Ich stelle Ihnen zwei Möglichkeiten vor, mit denen Sie aus einem Wust an Formularen einen kompakten Satz an wichtigen Unterlagen erstellen.

Das kann in zwei Varianten geschehen:
1. Verzichten Sie auf allzu viele Blätter.
2. Verändern Sie die Pflegeplanung, indem Sie eine ressourcenorientierte Betrachtung vornehmen statt 13 AEDL einfach aneinanderzureihen.

7.3.1 Variante 1: Verzichten Sie auf die Darstellung des kompletten Pflegemodells

Die Modelle ATL (Aktivitäten des täglichen Lebens) und AEDL (Aktivitäten und existenzielle Erfahrungen des Lebens) bzw. ABEDL (Aktivitäten, Beziehungen und existenzielle Erfahrungen des Lebens) sind weit verbreitet, stammen aber eben auch schon aus dem vorigen Jahrhundert. An Virginia Henderson angelehnt ist zum Beispiel die Vorgehensweise nach den ABEDL, die durch Monika Krohwinkel bekannt wurde. An das Modell von Nancy Roper angelehnt ist die Vorgehensweise nach den ATL, die durch Liliane Juchli entwickelt wurde (s. auch Kapitel 1.1). Die strenge Orientierung entlang dieser Modelle hat zur Folge, dass sowohl die Anamnese als auch die Pflegeplanung nach dem gewählten Modell aufgebaut wurden. Das ist an sich nicht verkehrt, aber mittlerweile nicht mehr erforderlich, um den Pflegeprozess sinnvoll und vollständig abzubilden oder den Kunden ganzheitlich zu betrachten.

Warum sollten Sie weiterhin 12 oder 13 Punkte in einer Pflegeplanung erfassen, wenn der Kunde ggf. nur bei zwei oder drei Bereichen ein Pflegeproblem hat?

Beispiel (ambulant): Der Kunde bestellt den Pflegedienst drei Mal pro Woche zur Hilfe bei der Körperpflege
Wieso sollte ein Pflegedienst alle Bereiche der Aktivitäten des Lebens auflisten, wenn er nur für einen Bereich bestellt wurde? Es reicht aus, lediglich den Bereich der Körperpflege zu beschreiben und dort individuell zu formulieren, was der Auftrag ist.

In den anderen Bereichen hat der ambulante Pflegedienst keine Leistungen und somit keine problemorientierte Dokumentation zu erbringen. Die anderen Bereiche des täglichen Lebens regelt der Kunden entweder selbst oder eine andere Bezugsperson, ein Angehöriger übernimmt dies für den Kunden.

Beispiel (stationär): Der Bewohner ist noch sehr selbständig
Der Bewohner geht selbständig zum Essen, legt sich selbst ins Bett, geht noch allein umher etc. Wieso sollten Sie in einem solchen Fall 13 Seiten für alle 13 AEDL ausfüllen?

Diese beiden Beispiele zeigen, dass eine ressourcenorientierte Planung weniger Arbeit macht als eine problemorientierte. Dennoch haben Sie viel Schreibarbeit und einige AEDL sind auseinandergerissen, obwohl sie zusammengehören, wie Sich waschen und sich kleiden oder Sich bewegen und Für Sicherheit sorgen.

7.3.1.1 Ressourcen betrachten

Sie könnten in der Pflegeplanung auf die Darstellung des Kunden und seiner Bedürfnisse in dem AEDL oder ATL verzichten und den Menschen dennoch ganzheitlich abbilden. Im Wesentlichen geht es um die Pflege eines Menschen und dessen Bedürfnisse bei seinen Aktivitäten. Dies bedeutet ein Komprimieren der 12 ATL oder 13 AEDL auf das Wesentliche:

a) Körperpflege
b) Ausscheidung
c) Ernährung
d) Mobilität
e) Psychosoziales und Lebensaktivität

Bei der Gegenüberstellung dieser fünf Bereiche des Lebens zu den AEDL oder ATL wird schnell klar, dass sich alles auch in verkürzter Form darlegen lässt.

Tabelle 10: ATL komprimiert auf fünf Lebensbereiche

ATL nach Juchli	Fünf Bereiche des Lebens
Kommunizieren	e) Psychosoziales und Lebensaktivität
Sich bewegen	d) Mobilität
Körpertemperatur regulieren	
Sich waschen und kleiden	a) Körperpflege
Essen und trinken	c) Ernährung
Ausscheiden	b) Ausscheidung
Atmen	In dem Bereich, in dem sich Probleme auswirken
Wachsein und schlafen	e) Psychosoziales und Lebensaktivität
Raum und Zeit gestalten	e) Psychosoziales und Lebensaktivität
Frau/Mann sein	a) Körperpflege oder e) Lebensaktivität
Sich sicher fühlen und verhalten	d) Mobilität oder e) Lebensaktivität
Sinn finden im Werden, Sein, Vergehen	e) Psychosoziales und Lebensaktivität

Tabelle 11: AEDL komprimiert auf fünf Lebensbereiche

AEDL nach Krohwinkel	Fünf Bereiche des Lebens
Kommunizieren können	e) Psychosoziales und Lebensaktivität
Sich bewegen können	d) Mobilität
Vitale Funktionen des Lebens aufrecht erhalten	d) Mobilität
Sich pflegen können	a) Körperpflege
Essen und trinken können	c) Ernährung
Ausscheiden können	b) Ausscheidung
Sich kleiden können	a) Körperpflege
Ruhen, schlafen, entspannen können	e) Psychosoziales und Lebensaktivität
Sich beschäftigen können	e) Psychosoziales und Lebensaktivität
Sich als Mann/Frau fühlen können	a) Körperpflege oder e) Psychosoziales und Lebensaktivität
Für eine sichere Umgebung sorgen können	d) Mobilität oder e) Psychosoziales und Lebensaktivität
Soziale Bereiche des Leben sichern können	e) Psychosoziales und Lebensaktivität
Mit existenziellen Erfahrungen des Lebens umgehen können	e) Psychosoziales und Lebensaktivität

7.3.1.2 Eine Fünf-Bereiche-Planung im ambulanten Bereich

Tabelle 12 zeigt Ihnen die Fünf-Bereiche-Planung im ambulanten Bereich:

Tabelle 12: Fünf-Bereiche-Planung im ambulanten Bereich (Beispiel Bereich Körperpflege/Kleiden)

Bereich Körperpflege/Kleiden		
Datum	Kunde:	Planung erstellt von:
Informationen, Biografie, Vorlieben, Wünsche, Gewohnheiten, Bedürfnisse, Besonderheiten, wichtige Hinweise		
Ressourcen des Kunden (Was kann er noch im Bereich Waschen/Kleiden?)		
Nutzung von Hilfsmittel beim Waschen (Duschsitz, Wannenlift, Toilettenstuhl etc.)		☐ Keine
Was übernehmen Angehörige im Bereich Waschen/Kleiden?		☐ Keine Angehörigen

Bereich Körperpflege/Kleiden			
Was übernehmen Haushaltshilfen im Bereich Waschen/Kleiden?			☐ Keine Haushaltshilfe
Was übernehmen Externe (Fußpflege, Friseur etc.)?			☐ Keine Leistung durch Externe in dem Bereich
Was übernehmen Pflegekräfte des ambulanten Dienstes in diesem Bereich (was, wann, wie oft, womit)?			☐ Siehe Ablaufplan
Problem (Warum muss der ambulante Dienst Maßnahmen im Bereich Waschen/Kleiden übernehmen?)			
Intertrigoneigung (Wundsein)	☐ Nein	☐ Ja, an folgenden Stellen	(Prophylaxe siehe Maßnahme/Ablaufplan)
Problematische Haut bekannt	☐ Nein	☐ Ja, an folgenden Stellen	(Prophylaxe siehe Maßnahme/Ablaufplan) Warum?
Pneumonierisiko bekannt	☐ Nein	☐ Ja, weil ...	(Prophylaxe siehe Maßnahme/Ablaufplan)
Soor/Parotitisgefahr bekannt	☐ Nein	☐ Ja, weil ...	(Prophylaxe siehe Maßnahme/Ablaufplan)
Beratungsgespräch zu folgendem Risiko:		geführt am:	Broschüre ausgehändigt am:
Ziel (Was hat die Maßnahme für einen Zweck? Was ist realistisch erreichbar?)			
Evaluation/Auswertung/Kontrolle/Ergebnis			
Datum	Bemerkung		Handzeichen

Im Folgenden finden Sie eine ausgefüllte Fünf-Bereiche-Planung.[65]

[65] König 2015, S. 120ff.

Bereich a) Körperpflege und Kleiden (AEDL 4, 7, 10)

Datum: *04.01.2014* **Kunde:** *Erwin Gast*

Planung erstellt von: *Jutta König*

Informationen/Biografie/Vorlieben/Wünsche/Gewohnheiten/Bedürfnisse/Besonderheiten/ wichtige Hinweise
Herr Gast ist ein gepflegter Mann. Er ist es gewohnt, sich täglich glatt zu rasieren. Er duscht einmal pro Woche und lässt sich dabei die Haare waschen. Er trägt tagsüber am liebsten Hemd und Strickjacke und zur Nacht seinen Pyjama.

Ressourcen des Kunden (Was kann er noch im Bereich Waschen/Kleiden?)
Herr Gast putzt sich selbst seine Zähne, er hat keine Prothese.

Nutzung von Hilfsmittel beim Waschen (Duschsitz, Wannenlift, Toilettenstuhl, etc.)
☐ **Keine**
Herr Gast hat einen Duschsitz.

Was übernehmen Angehörige im Bereich Waschen/Kleiden?
☐ **Keine Angehörigen**
Herr Gasts Tochter kümmert sich um die Wäscheversorgung.

Was übernehmen Haushaltshilfen im Bereich Waschen/Kleiden?
☒ **Keine Haushaltshilfe**

Was übernehmen Externe (Fußpflege, Friseur, etc.)
☐ **Keine Leistung durch Externe in dem Bereich**
Eine Fußpflegerin kommt alle 5–6 Wochen zu Herrn Gast zur Fußpflege.

Was übernehmen Pflegekräfte des ambulanten Dienstes in diesem Bereich (was, wann, wie oft, womit)**?**
siehe Ablaufplan

Problem (Warum muss der ambulante Dienst Maßnahmen im Bereich Körperpflege/Kleiden übernehmen?)
Herr Gast hat nicht mehr die Beweglichkeit in den Schultern, um sich selbständig zu waschen, zu duschen oder sich anzuziehen. Er benötigt Hilfe.

Intertrigoneigung (Wundsein)
☒ nein
☐ ja, an folgenden Stellen: ____________________
(Prophylaxe siehe Maßnahme/Ablaufplan)

Problematische Haut bekannt
☒ nein
☐ ja, an folgenden Stellen: ____________________
warum: ____________________
(Prophylaxe siehe Maßnahme/Ablaufplan)

Pneumonierisiko bekannt
☒ nein
☐ ja, weil: ____________________
(Prophylaxe siehe Maßnahme/Ablaufplan)

Soor/Parotitisgefahr bekannt
☒ nein
☐ ja, weil: ____________________
(Prophylaxe siehe Maßnahme/Ablaufplan)

Beratungsgespräch zu folgendem Risiko: ____________________
geführt am: ____________________, Broschüre ausgehändigt am: ____________________

Ziel (Was hat die Maßnahme für einen Zweck? Was ist realistisch erreichbar?)
Herr Gast ist nach seinen Wünschen und Bedürfnissen gepflegt.

Evaluation/Auswertung/Kontrolle/Ergebnis

Datum	Bemerkungen	Handzeichen
4.3.2014	*Herr Gast hatte nach Krankenhausaufenthalt im Februar einen Pilz im Intimbereich. Dieser wird nach ä.VO behandeln und geht langsam zurück. Sonstige Haut intakt.*	*JK*

Bereich b) Ausscheidung (AEDL 6)

Datum: *04.01.2014* **Kunde:** *Erwin Gast*

Planung erstellt von: *Jutta König*

Wichtige Informationen/Biografie/Wünsche/Gewohnheiten/Besonderheiten/Bedürfnisse/ Vorlieben (nur in Bezug auf Ausscheidung)
Herr Gast legt viel Wert auf Sauberkeit. Er wäscht sich nach jeder Ausscheidung gründlich die Hände. Es ist ihm wichtig, dass seine Intimsphäre gewahrt wird und man das Bad verlässt, während er auf der Toilette sitzt.

Ressourcen des Kunden (was kann er noch?)
Herr Gast bemerkt Harn- und Stuhldrang und sucht die Toilette selbständig auf.

Nutzung von Hilfsmittel (Toilettenstuhl, Urinflasche, Steckbecken)
☐ **Keine**
Herr Gast nutzt in der Nacht eine Urinflasche, damit er nicht aufstehen muss, denn er ist nachts zu langsam und wackelig auf den Beinen.

Was übernehmen Angehörige in Bereich Ausscheidung?
☐ **Keine Angehörigen**
Nichts

Was übernehmen Haushaltshilfen in Bereich Ausscheidung?
☒ **Keine Haushaltshilfe**

Was übernehmen Pflegekräfte des ambulanten Dienstes in diesem Bereich
(was, wann, wie oft, womit)**?**
siehe Ablaufplan

Probleme (Warum muss der ambulante Dienst pflegerische Maßnahmen in diesem Bereich übernehmen?)
Herr Gast bemerkt Harndrang teilweise zu spät, dadurch nässt er ein und ist auf Inkontinenzprodukt angewiesen, was ihm peinlich ist.

Intertrigoneigung (Wundsein)
☒ nein
☐ ja, an folgenden Stellen: ____
(Prophylaxe siehe Maßnahme/Ablaufplan)

Obstipationsneigung bekannt
☐ nein, hat alle ____ Tage Stuhlgang
☒ ja, *sagt, er habe schon viele Jahre Probleme* (Prophylaxe siehe Maßnahme)

☒ Kunde nimmt selbständig Abführmittel
☐ Angehöriger verabreicht eigenständig Abführmittel
☐ sonstige Maßnahmen zur Obstipationsprohylaxe durch Kunde/Angehörige

Ziel (Was hat die Maßnahme für einen Zweck? Was ist realistisch erreichbar?)
Ist nach seinen Bedürfnissen mit Inkomaterial versorgt. Meldet sich bei Problemen in der Ausscheidung

Evaluation/Auswertung/Kontrolle/Ergebnis

Datum	Bemerkungen	Handzeichen
4.3.2014	*Herr Gast hatte im Krankenhaus im Februar einen Katheter bekommen, diesen mochte er allerdings nicht behalten. Ist jetzt wieder mit Inkomaterial xy versorgt.*	*JK*

Bereich c) Ernährung und Trinken (AEDL 5)

Datum: *04.01.2014* **Kunde:** *Erwin Gast*

Planung erstellt von: *Jutta König*

Informationen/Biografie/Wünsche/Gewohnheiten/Bedürfnisse/Besonderheiten/Vorlieben/ Was isst der Kunde gerne, was trinkt er am Liebsten
Herr Gast isst in der Regel nur die Hauptmahlzeiten am Tag. Er ist nicht gewohnt, zwischendurch zu essen oder auch zu trinken. Er trinkt morgens gern einen Kaffee schwarz mit 1 Stück Zucker, tagsüber trinkt er eher Tee oder Wasser.

Ressourcen des Kunden (Was kann er noch im Bereich Ernährung/Trinken?)
Herr Gast kann sein Essen allein herrichten und essen. Er kann sich einfache, warme Gericht selbst zubereiten.

Besondere Hinweise zum Ess- und Trinkverhalten oder Nutzung von bestimmtem Geschirr etc.
Herr Gast trinkt zu wenig, er trinkt meist nur zum Essen ein bis zwei Gläser und kommt so auf Trinkmengen um die 1000 ml/Tag

Was übernehmen Angehörige im Bereich Ernährung/Trinken?
☐ **Keine Angehörigen/keine Leistungen**
Tochter redet ihrem Vater gut zu, mehr zu trinken.

Was übernehmen Haushaltshilfen im Bereich Ernährung/Trinken?
☒ **Keine Haushaltshilfe/keine Leistungen**

Was übernehmen Pflegekräfte des ambulanten Dienstes in diesem Bereich (was, wann, wie oft, womit)**?**
siehe Ablaufplan

Problem (Warum muss der ambulante Dienst Maßnahmen im Bereich Ernährung/Flüssigkeitsversorgung übernehmen?)
Herr Gast hat kein Durstempfinden, möchte zudem nicht so oft zur Toilette und vermeidet es deshalb, viel zu trinken.

Gewichtsverluste bekannt
☒ nein
☐ ja, weil: ____
(Maßnahme siehe Maßnahme/Ablaufplan)

Untergewicht bekannt
☒ nein, Kunde wiegt im Schnitt *78* Kilo, trägt Konfektionsgröße *48/50*
☐ ja, weil: ____
(Prophylaxe siehe Maßnahme/Ablaufplan)

Kritische Trinkmenge bekannt
☐ nein, Kunde trinkt im Schnitt ____ Liter/Tag
☒ ja, Kunde trinkt im Schnitt *1,0* Liter/Tag,
weil: *kein Durstgefühl und Vermeidung Ausscheidung*
(Prophylaxe siehe Maßnahme/Ablaufplan)

Beratungsgespräch zu folgendem Risiko: *kritische Trinkmenge*
geführt am: *4.3.2014*, Broschüre ausgehändigt am: *4.3.2014*

Ziel (Was hat die Maßnahme für einen Zweck? Was ist realistisch erreichbar?)
Trinkt bei jedem Einsatz zwei Gläser

Evaluation/Auswertung/Kontrolle/Ergebnis

Datum	Bemerkungen	Handzeichen
4.3.2014	*Herr Gast trinkt bei den Hausbesuchen meist 2 Gläser. Allerdings sagt er auch, er würde nach wie vor nicht so viel trinken, um häufiges Wasserlassen zu vermeiden. Erneut Gespräch geführt, wie wichtig das Trinken ist.*	*JK*

Bereich d) Mobilität (AEDL 2, 11)

Datum: *04.01.2014* **Kunde:** *Erwin Gast*

Planung erstellt von: *Jutta König*

Informationen/Biografie/Gewohnheiten/Wünsche/Gewohnheiten/Bedürfnisse/Besonderheiten/wichtige Hinweise
Herr Gast geht nicht mehr viel außer Haus. Es ist ihm zu beschwerlich. Nur selten begleitet er die Tochter beim Einkaufen.

Ressourcen des Kunden (Was kann er noch im Bereich Bewegung/Mobilität?)
Herr Gast geht innerhalb seiner Wohnung mit seinem Stock selbständig. Er legt mittags die Beine hoch, ist aber keinen Mittagsschlaf gewohnt.

Nutzung von Hilfsmitteln (Rollator, Stock, Gehwagen, Lifter etc.) **– Wie werden die Hilfsmittel genutzt?**
☐ **Keine**
Herr Gast geht nie ohne seinen Stock.

Was übernehmen Angehörige im Bereich Bewegung/ Mobilität?
☐ **Keine Angehörigen**
Nichts

Was übernehmen Haushaltshilfen im Bereich Bewegung/Mobilität?
☒ **Keine Haushaltshilfe**

Was übernimmt der ambulante Dienst im Bereich Bewegung/Mobilität
(was, wann, wie, wie oft, womit?)
siehe Ablaufplan

Problem (Warum muss der ambulante Dienst Maßnahmen im Bereich Bewegung / Mobilität übernehmen?)
Herr Gast kann die Beine nicht mehr selbst aus dem Bett nehmen und auch nicht allein stehen.

Schmerzäußerungen
☒ nein
☐ ja, Assessment ausfüllen und Maßnahmen siehe Ablaufplan

Thromboserisiko bekannt
☒ nein
☐ ja, weil: ____________________
(Prophylaxe siehe Maßnahme/Ablaufplan)

Kontrakturrisiko bekannt
☐ nein
☒ ja, an folgenden Stellen: *beide Schultern nicht frei beweglich*
warum: *unbeweglich*
(Prophylaxe siehe Maßnahme)

Dekubitusrisiko bekannt
☒ nein
☐ ja, an folgenden Stellen: ____________________
warum: ____________________
(Prophylaxe siehe Maßnahme)

Sturzrisiko erhöht
☐ nein
☒ ja, in folgender Situation: *Herr Gast hat viele Teppiche in der Wohnung*
(Prophylaxe siehe Maßnahme)

Beratungsgespräch zu folgendem Risiko: *Stolperfallen durch Teppiche*
geführt am: *4.1.2014*, Broschüre ausgehändigt am: *4.1.2014*

Ziel (Was hat die Maßnahme für einen Zweck? Was ist realistisch erreichbar?) *Teppiche werden weggenommen oder die mittels Klebestreifen befestigt.*

Evaluation/Auswertung/Kontrolle/Ergebnis

Datum	Bemerkungen	Handzeichen
4.3.2014	*Herr Gast ist nicht gestürzt seit der letzten Auswertung. Seine Teppiche möchte er trotz Gefahr nicht beseitigen oder festkleben. Tochter wurde gebeten, Antirutschmatte zu besorgen, damit diese unter den Teppich gelegt werden kann.*	*JK*

Bereich e) Psycho-soziale Lebensaktivitäten (AEDL 8,9,12,13)

Datum: *04.01.2014* **Kunde:** *Erwin Gast*

Planung erstellt von: *Jutta König*

Wichtige Informationen zum Kunden, seine Bedürfnisse im Alltag (nicht bei der Pflege), **seine Einstellung zum Leben, Wünsche, Gewohnheiten, wichtige biografische Hinweise**
Herr Gast ist ein freundlicher zuvorkommender älterer Herr. Er lebt allein, seit seine Frau 2003 verstorben ist. Er kommt gut allein zurecht, vermisst seine Frau doch noch oft, wie er sagt. Er war langjähriger Mitarbeiter einer Druckerei und ist heute noch interessiert an der Tagespresse. Er sagt, er habe keine Angst vor dem Tod und glaubt fest daran, in den Himmel zu seiner Frau zu kommen und dort mit ihr weiterzuleben. Darüber erzählt er oft und gern und der Tod scheint ihm keine Belastung.

Ressourcen des Kunden (Sprachvermögen, Hörvermögen, Sehvermögen, Möglichkeit sich mitzuteilen, verbal und nonverbal über Mimik und Gestik), **Hinweise zu Orientierungsvermögen**
Herr Gast kann sich uneingeschränkt mitteilen und ist in allen Bereichen orientiert. Er hört schlecht, möchte aber kein Hörgerät tragen, weil er nach seiner Aussage damit nicht klarkommt und froh ist, vielen nicht hören zu müssen.

Wie verbringt der Kunde seinen Tag gewöhnlich, was macht er gern?
Herr Gast steht morgens gegen 7:30 Uhr auf, hält Mittagsruhe in seinem Sessel und geht gegen 21:30 Uhr zu Bett.
Abends schaut er vorm Schlafengehen gern noch etwas fern. Am liebsten Nachrichten und Reportagen. Gern aber auch mal Tiersendungen. Dabei hat er das Fernsehen immer etwas laut gestellt, sodass sich Nachbarn schon beschwert haben.

Was übernehmen Angehörige in diesem Bereich und bei der Alltagsgestaltung?
☐ **Keine Angehörigen**
Herr Gast hat eine Tochter, die im Ort wohnt und nahezu täglich bei ihrem Vater vorbeischaut. Sie kümmert sich auch um die Wohnung, die Wäsche und andere Alltagsaufgaben.

Was übernehmen Haushaltshilfen in diesem Bereich und bei der Alltagsgestaltung?
☒ **Keine Haushaltshilfe**

Was übernimmt der ambulante Dienst in diesem Bereich und bei der Alltagsgestaltung?
Gespräche im Rahmen des Pflegeeinsatzes.

Problem (Warum muss der ambulante Dienst Maßnahmen in diesem Bereich und bei der Alltagsgestaltung übernehmen?) *Keine*

Ziel (Was hat die Maßnahme für einen Zweck? Was ist realistisch erreichbar?) *Keine*

Evaluation/Auswertung/Kontrolle/Ergebnis

Datum	Bemerkungen	Handzeichen
4.3.2014	*Herr Gast ist weiter selbständig in seiner Lebensgestaltung.*	*JK*

7.3.2 Variante 2: Verändern Sie die Pflegeplanung – Verzichten Sie bewusst auf Anamnese- und Biografiebögen

Wie ich bereits bei der Entbürokratisierung verdeutlicht habe, sind separate Erhebungen zur Biografie und Anamnese entbehrlich. Sie können eine Pflegeplanung bereits am ersten Tag beginnen und dann in der Folge weiterführen. Zur Informationssammlung gehören dann alle biografischen Daten und Besonderheiten sowie Wünsche und Bedürfnisse. Die Planung können Sie in den nächsten Wochen ergänzen. Zudem entsprechen diese Ergänzungen auch einer Art Evaluation und Sie sammeln immer weiter Informationen.

Auch bei den fünf Bereichen des Lebens können Sie Informationen und Biografie gleich mit in die Planung einpflegen. Dann werden Ihre Pflegeplanungen noch kürzer und damit sicherlich häufiger von Ihren Kollegen gelesen – und all das zum Wohle Ihres Kunden!

7.3.2.1 Eine verkürzte Fünf-Bereiche-Planung im stationären Bereich[66]

Tabelle 13: Eine verkürzte Fünf-Bereiche-Planung im stationären Bereich (Bereich Ernährung und Trinken)

<table>
<tr><th colspan="4">Bereich Ernährung und Trinken (AEDL 5)</th></tr>
<tr><td colspan="2">Bewohnername: Luise Möller</td><td colspan="2">Bereich: WB 2 Zi: 124</td></tr>
<tr><td colspan="2">Planung erstellt von: Jutta König</td><td colspan="2">Datum: 23.10.2015</td></tr>
<tr><td colspan="4">Informationen/Biografie/Vorlieben/Wünsche/Gewohnheiten/Bedürfnisse/Besonderheiten/ wichtige Hinweise
Frau Möller isst gern, vor allem deftige Speisen, wie sie diese früher auch gern gekocht hat. Dazu zählen Braten mit Soße, Klöße, Kotelett etc. Sie isst aber auch gern einen süßen Nachtisch. Frau Möller hat eine Abneigung gegen Bier und Schnaps. Fragt oft beim Essen, ob da Alkohol drinnen sei. Wenn man ihr ein Getränk eingießt, fragt sie auch meistens, ob etwa Schnaps im Glas sei und dass sie diesen nicht mögen würde.
Frau Möller war schon immer eine kräftige Frau, wie auch den Aussagen der Tochter zu entnehmen ist.</td></tr>
<tr><td colspan="4">Ressourcen des Kunden (Was kann er noch im Bereich Waschen/Kleiden?)
Frau Möller kann sich ihr Essen mundgerecht zubereiten und selbständig essen. Sie isst meist alle angebotenen Speisen auf. Sie trinkt im Schnitt 1200 bis 1400 ml am Tag.</td></tr>
<tr><td colspan="4">Umgang mit Besteck, Trinkgefäßen und Essgewohnheiten und Trinkverhalten
Frau Möller kann mit dem Besteck umgehen, nimmt aber auch die Hände, wenn sie nicht weiterkommt. Sie trinkt ihren Kaffee am Morgen gern aus einem großen Kaffeepott mit viel Milch ohne Zucker. Sie trinkt tagsüber meist Saft mit Wasser oder nur Wasser.</td></tr>
<tr><td colspan="4">Was übernehmen Angehörige oder Externe in diesem Bereich?
Frau Möllers Tochter bringt samstags oft ein Stück Kuchen mit, um mit der Mutter gemeinsam Kaffee zu trinken.</td></tr>
<tr><td colspan="3">Maßnahmen der Pflegekräfte (Was, wann, wie, wie oft, womit?)</td><td>☒ Keine</td></tr>
<tr><td colspan="3">Problem (Warum muss der Mitarbeiter diese Maßnahmen übernehmen?) sowie evtl. Risiken (Gewichtsverlust, kritische Trinkmenge)</td><td>☒ Keine</td></tr>
<tr><td>Gewichtsverluste bekannt</td><td>☒ Nein</td><td>☐ Ja, weil</td><td>Assessment ausfüllen!</td></tr>
<tr><td>Untergewicht bekannt</td><td>☒ Nein</td><td>Kunde wiegt im Schnitt 78 Kilo, trägt Konfektionsgröße 46/48</td><td></td></tr>
<tr><td>Untergewicht bekannt</td><td>☐ Ja, weil …</td><td></td><td>Prophylaxe siehe Maßnahme/Ablaufplan)</td></tr>
</table>

66 Ebd., S. 145 ff.

Bereich Ernährung und Trinken (AEDL 5)			
Kritische Trinkmenge bekannt	☒ Nein	Kunde trinkt im Schnitt 1200–1400 ml/Tag	
Kritische Trinkmenge bekannt	☐ Ja, weil ...	Kunde trinkt im Schnitt ____ Liter/Tag, weil	(Protokoll ansetzen, Arzt informieren!)
Ziel (Was hat die Maßnahme für einen Zweck? Was ist realistisch erreichbar?) ☒ Keine			
Evaluation/Auswertung/Kontrolle/Ergebnis			

Datum	Bemerkung	Handzeichen
02.02.2016	Ressourcen unverändert, keine Probleme	JK

Auf den nächsten Seiten finden Sie eine ausgefüllte Fünf-Bereiche-Planung.

Bereich a) Körperpflege und Kleiden (AEDL 4, 7, 10)

Bewohnername: *Luise Möller* **Zi:** *124* **Bereich:** *WB 2 b*

Planung erstellt von: *Jutta König* **Datum:** *23.12.2013*

Informationen/Wünsche/Gewohnheiten/Vorlieben/Bedürfnisse/Rituale/Wichtige Hinweise zu Pflegeprodukten, Waschgewohnheiten – was trägt der Bewohner am liebsten am Tag und in der Nacht? *Frau Möller ist es gewohnt, sich morgens nur kurz und knapp zu waschen: Gesicht, Hände und Intimbereich. Sie ist es von früher gewohnt, die Haare vom Friseur oder der Tochter gewaschen zu bekommen. Sie nutzt kein Deo, aber gern xy-Gesichtscreme. Frau Möller trägt gern Rock, T-Shirt oder Pulli und eine Kittelschürze darüber. Zur Nacht trägt sie kurzärmelige Nachthemden und im Winter ein Schulterjäckchen darüber. Nachts belässt Frau Möller ihre gereinigte Zahnprothese im Mund.*

Ressourcen des Bewohners (Was kann er noch?)
Frau Möller wäscht sich Gesicht und Oberkörper selbst. Auch den Intimbereich, so weit sie kommt. Sie kann auch beim Kleiden aktiv mithelfen. Sie kämmt sich die Haare im vorderen Bereich selbst und schaut dabei in den Spiegel. Manchmal sagt sie dabei: »Ich bin aber schon alt!« Sie legt Wert auf den guten Sitz ihrer Haare und fragt auch immer, ob sie so in Ordnung ist, dass sie aus dem Haus gehen kann.

Duschen/Badewünsche – wie oft und welche Besonderheiten?
Frau Möller duscht nicht gern, es ist ihr zu kalt und zu nass, wie sie sagt. Sie badet auch nicht sehr gern, lässt sich aber 1–2 Mal im Monat darauf ein.

Was übernehmen Angehörige oder Externe (Fußpflege, Friseur) **in diesem Bereich?**
Die Tochter wäscht Frau Möller samstags die Haare oder nimmt sie mit zum Friseur im Ort.

Maßnahmen der Pflegekräfte (Was, wann, wie, wie oft, womit?)
Frau Möller ins Bad begleiten, Wasser einlassen und zum Waschen auffordern. Während sie sich wäscht, kann man das Bad verlassen. Tägliche Hautkontrolle unter beiden Busen, da Frau Möller sich nicht immer wäscht und dann zu Intertrigo neigt. Beim Intimbereich benötigt Frau Möller Hilfe, da sie nicht sehr gründlich wäscht. Frau Möller erhält Hilfe beim Einsetzen und Herausnehmen der Zahnprothese. Das Baden wird ihr immer wieder angeboten. Wenn sie zustimmt (meist am späten Nachmittag), wird das Vollbad von der Pflege übernommen (ohne Haarewaschen).
Frau Möller erhält Hilfe beim Ankleiden, wobei sie in die Kleiderauswahl und das Ankleiden aktiv eingebunden wird. Zur Intertrigoprophylaxe unterm Busen trägt sie über dem Unterhemd ihren BH, somit ist ein feuchtes Milieu (Haut auf Haut) ausgeschlossen.

Problem (Warum muss der Mitarbeiter diese Maßnahmen übernehmen?) **sowie evtl. Risiko Intertrigo** (gefährdete Körperstellen genau benennen)
Frau Möller wäscht sich den Intimbereich nicht gründlich und vergisst nach dem Stuhlgang sich abzuputzen, daher ist nach dem Stuhlgang ein Waschen des Intimbereichs erforderlich. Frau Möller würde von sich aus keine Körperpflege oder Wäschewechsel durchführen. Sie vergisst es oder hält es nicht für nötig, das ist nicht immer ganz klar erkennbar.

Intertrigoneigung (Wundsein)
☐ nein
☒ ja, an folgenden Stellen: *unter beiden Busen*
(Prophylaxe siehe Maßnahme/Ablaufplan)

Problematische Haut bekannt
☒ nein
☐ ja, an folgenden Stellen: ____________________
warum: ____________________
(Prophylaxe siehe Maßnahme)

Pneumonierisiko bekannt
☒ nein
☐ ja, weil ____________________
(Prophylaxe siehe Maßnahme)

Soor/Parotitisgefahr bekannt
☒ nein
☐ ja, weil ____________________
(Prophylaxe siehe Maßnahme)

Ziel (Was hat die Maßnahme für einen Zweck? Was ist realistisch erreichbar?) *Frau Möller ist nach ihren Wünschen gewaschen und gekleidet. Die Haut bleibt intakt.*

Evaluation/Auswertung/Kontrolle/Ergebnis

Datum	Bemerkungen	Handzeichen
2.2.2014	*Frau Möller hilft weiter im o.g. Rahmen mit. Sie hat keinen Intertrigo unterm Busen. Sie badet ca. 1–2 Mal pro Monat, die Tochter wäscht ihr samstags die Haare.*	*JK*

Bereich b) Ausscheidung (AEDL 6)

Bewohnername: *Luise Möller* **Zi:** *124* **Bereich:** *WB 2 b*

Planung erstellt von: *Jutta König* **Datum:** *23.12.2013*

Informationen/Biografie/Vorlieben/Wünsche/Gewohnheiten/Bedürfnisse/Rituale/Wichtige Hinweise (nur in Bezug auf den Bereich Ausscheidung) *Frau Möller ist weitgehend kontinent. Nur wenn sie die Toilette nicht schnell genug findet, neigt sie zum Einnässen. Sie hat kein ausgeprägtes Schamgefühl,* möchte aber dennoch allein *auf Toilette sitzen und sagt auch, sie komme allein zurecht.*

Ressourcen des Bewohners (was kann er noch?) **und Stuhlgangfrequenz** *Frau Möller nutzt die Toilette allein, tags und auch nachts. Sie hat alle 2–3 Tage Stuhlgang, was man an den Hosen sieht.* **Nutzung von Hilfsmitteln** (Toilette, Toilettenstuhl, Steckbecken, Urinflasche, Lifter etc.) **Wie nutzt er das Hilfsmittel, mit oder ohne Hilfe?** *Keine Hilfsmittel* **Was übernehmen Angehörige in diesem Bereich?** *Die Tochter agiert hier nicht.* **Maßnahmen der Pflegekräfte** (was, wann, wie, wie oft, womit?) **inkl. Prophylaxen** (Intertrigo Intimbereich und Obstipation) *Morgens nach der Pflege die Slipeinlage (Produkt xy) in die Hose kleben. Hilfe anbieten, wenn Frau Möller die Toilette nicht gleich findet.*

Problem (Warum muss der Mitarbeiter diese Maßnahmen im Bereich der Ausscheidung übernehmen?)
Frau Möller findet die Toilette nicht immer und ist dann unsicher oder nässt ein. Sie nutzt nach der Ausscheidung/Stuhlgang kein Papier, daher muss am Abend eine weitere Intimbereichwaschung angeboten werden.

Intertrigoneigung (Wundsein)
☒ nein
☐ ja, an folgenden Stellen: ______
(Prophylaxe siehe Maßnahme)

Obstipationsneigung bekannt
☒ nein, hat alle *2–3* Tage Stuhlgang
☐ ja, weil ______ (Prophylaxe siehe Maßnahme)

☐ Kunde nimmt selbständig Abführmittel
☐ Angehöriger verabreicht eigenständig Abführmittel
☐ Medikamente zur Obstipationsprophylaxe vom Arzt verordnet
☒ nein, ☐ ja siehe Mediplan

Ziele (Was hat die Maßnahme für einen Zweck? Was ist realistisch erreichbar?)
Frau Möller geht weiter selbst zur Toilette.

Evaluation/Auswertung/Kontrolle/Ergebnis

Datum	Bemerkungen	Handzeichen
2.2.2014	*Frau Möller geht weiter selbständig zur Toilette.*	*JK*

Bereich c) Ernährung und Trinken (AEDL 5)

Bewohnername: *Luise Möller* **Zi:** *124* **Bereich:** *WB 2 b*

Planung erstellt von: *Jutta König* **Datum:** *23.12.2013*

Informationen/Biografie/Wünsche/Gewohnheiten/Bedürfnisse/Rituale/Wichtige Hinweise: Was isst der Kunde gern, was trinkt er am liebsten, wie war das mit dem Trinken und das Gewicht zu Hause?
Frau Möller isst gern, vor allem deftige Speisen, wie sie diese früher auch gern gekocht hat. Dazu zählen Braten mit Soße, Klöße, Kotelett etc. Sie isst aber auch gern einen süßen Nachtisch. Frau Möller hat eine Abneigung gegen Bier und Schnaps. Fragt oft beim Essen, ob da Alkohol drinnen sei. Wenn man ihr ein Getränk eingießt, fragt sie auch meistens, ob etwa Schnaps im Glas sei und dass sie diesen nicht mögen würde.
Frau Möller war schon immer eine kräftige Frau, wie auch den Aussagen der Tochter zu entnehmen ist.

Ressourcen des Bewohners (was kann er noch?) **und wie viel trinkt er am Tag und was wiegt er im Schnitt?**
Frau Möller kann sich ihr Essen mundgerecht zubereiten und selbständig essen. Sie isst meist alle angebotenen Speisen auf. Sie trinkt im Schnitt 1200 bis 1400 ml am Tag.

Umgang mit Besteck, Trinkgefäßen und Essgewohnheiten und Trinkverhalten
Frau Möller kann mit dem Besteck umgehen, nimmt aber auch die Hände, wenn sie nicht weiterkommt. Sie trinkt ihren Kaffee am Morgen gern aus einem großen Kaffeepott mit viel Milch ohne Zucker. Sie trinkt tagsüber meist Saft mit Wasser oder nur Wasser.

Was übernehmen Angehörige oder Externe in diesem Bereich?
Frau Möllers Tochter bringt samstags oft ein Stück Kuchen mit, um mit der Mutter gemeinsam Kaffee zu trinken.

Maßnahmen der Pflegekräfte (Was, wann, wie, wie oft, womit?)
☒ Keine

Problem (Warum muss der Mitarbeiter diese Maßnahmen übernehmen?) **sowie evtl. Risiken** (Gewichtsverlust, kritische Trinkmenge)
☒ Keine

Gewichtsverluste bekannt
☒ nein
☐ ja, weil ____________________
(Assessment ausfüllen!)

Untergewicht bekannt
☒ nein, Kunde wiegt im Schnitt *78* Kilo, trägt Konfektionsgröße *46/48*
☐ ja, weil ____________________
(Prophylaxe siehe Maßnahme)

Kritische Trinkmenge bekannt
☒ nein, Kunde trinkt im Schnitt *1200–1400 ml*/Tag
☐ ja, Kunde trinkt im Schnitt _____ Liter/Tag, weil ____________________
(Protokoll ansetzen, Arzt informieren!)

Ziel (Was hat die Maßnahme für einen Zweck? Was ist realistisch erreichbar?)
Keine

Evaluation/Auswertung/Kontrolle/Ergebnis

Datum	Bemerkungen	Handzeichen
2.2.2014	*Ressourcen unverändert, keine Probleme*	*JK*

Bereich d) Mobilität (AEDL 2, 11)

Bewohnername: *Luise Möller* Zi: *124* Bereich: *WB 2 b*

Planung erstellt von: *Jutta König* Datum: *23.12.2013*

Informationen/Biografie/Wünsche/Gewohnheiten/Bedürfnisse/Rituale/Wichtige Hinweise in Bezug auf die Mobilität sowie auch Bewegungsgewohnheiten und Vorlieben
Frau Möller hat sich schon immer viel bewegt und war früher sehr aktiv. Sie geht etwas nach vorn gebeugt und ataktisch. Nach einer Hüftoperation 2002 ist ihr rechtes Bein etwas verkürzt. Sie hat nie orthopädische Schuhe getragen

Ressourcen des Bewohners (Was kann er noch?)
Frau Möller geht selbständig im Zimmer und Wohnbereich; wenn sie nicht weiter weiß, fragt sie jemanden. Frau Möller ist beim alleinigen Umherlaufen bisher nicht gestürzt. Anfang 2013 ist sie beim Spaziergang mit der Tochter und einmal beim Rückweg von der Beschäftigung aus dem Aufzug gestürzt. Da sie diesen nicht mehr allein nutzt, ist die Gefahr ausgeschlossen. Wenn sie sich müde fühlt oder Schmerzen in der Hüfte hat, setzt sie sich auf die nächst gelegene Sitzgelegenheit, das muss kein Stuhl oder Sessel sein, sondern kann auch eine Treppenstufe oder ein Möbelstück sein.

Nutzung von Hilfsmittel (Wechseldruckmatratze, Rollator, Stock, Gehwagen, Lifter etc.) **– Wie nutzt der Bewohner das Hilfsmittel, mit oder ohne Hilfe, sicher oder unsicher im Umgang mit Hilfsmittel?**
Keine

Was übernehmen Angehörige oder Externe (Krankengymnastik etc.) **in diesem Bereich?**
Keine Tätigkeit

Maßnahmen der Pflegekräfte (Was, wann, wie, wie oft, womit?)
Frau Möller aus dem Bett bzw. ins Bett helfen. Wenn sie müde aussieht oder sich auf falsche Möbel setzt, helfen, sich bequemer zu sitzen.
Wenn Frau Möller Schmerzen äußert, erhält sie ihre Bedarfsmedikation und die Möglichkeit sich auszuruhen. Dies nutzt sie meist nicht, sondern sucht Beschäftigung. Sie kann mit Arbeiten im Haushalt von Schmerz abgelenkt werden.

Problem (Warum muss der Mitarbeiter diese Maßnahmen übernehmen?) **sowie Risiken** (Pneumonie, Thrombose, Sturz, Kontraktur, Dekubitus)**, gefährdete Körperstellen exakt benennen**
Frau Möller hat nicht die Kraft, die Beine selbst aus dem Bett zu heben oder ins Bett zu heben. Sie hat immer wiederkehrende Schmerzen an der rechten Hüfte. Dann kann sie kaum laufen.

Schmerzäußerungen
- ☐ nein
- ☒ ja, Assessment ausfüllen und Maßnahmen planen

Thromboserisiko bekannt
- ☒ nein
- ☐ ja, weil: ______
  (Prophylaxe siehe Maßnahme)

Kontrakturrisiko bekannt
☒ nein
☐ ja, an folgenden Stellen: ____________________
warum: ____________________
(Prophylaxe siehe Maßnahme)

Dekubitusrisiko bekannt
☒ nein
☐ ja, an folgenden Stellen: ____________________
warum: ____________________
(Prophylaxe siehe Maßnahme)

Sturzrisiko erhöht
☒ nein
☐ ja, in folgender Situation: ____________________
(Prophylaxe siehe Maßnahme)

Beratungsgespräch zu folgendem Risiko ____________________
geführt am: ____________, Broschüre ausgehändigt am: ____________

Ziele (Was hat die Maßnahme für einen Zweck? Was ist realistisch erreichbar?)
Schmerzlinderung
Erhält Hilfe und Unterstützung in ihrer eigenen und von ihr gewünschten Art.

Evaluation/Auswertung/Kontrolle/Ergebnis

Datum	Bemerkungen	Handzeichen
2.2.2014	*Kein Sturz seit Feb. 2013, Frau Möller meldet sich, wenn sie Schmerzen hat, was ca. 1x Woche auftritt. Sie läuft weiterhin allein und sicher auf dem Wohnbereich und in ihrem Zimmer.*	*JK*

Bereich e) Psycho-soziale Lebensaktivitäten (AEDL 8,9,12,13)

Bewohnername: *Luise Möller* Zi: *124* Bereich: *WB 2 b*

Planung erstellt von: *Jutta König* Datum: *23.12.2013*

Wichtige Informationen zum Bewohner/seine heute gelebte Biografie/Bedürfnisse im Alltag (nicht bei der Pflege)/seine Einstellung zum Leben, Wünsche, Gewohnheiten
Frau Möller ist eine lebenslustige Frau. Sie war früher in vielen Vereinen tätig, wie z.B. Gesangsverein, Frauenbund. Sie war laut Aussage ihrer Tochter immer aktiv dabei, hilfsbereit und hat gern für Feierlichkeiten gebacken*. Sie ist heute noch sehr gern bei Singstunden oder mit Haushaltstätigkeiten beschäftigt. Sie mag es nicht, untätig herumzusitzen, sie ist sehr hilfsbereit und ist auf Nachfrage sofort bemüht mitzuhelfen.*

Ressourcen des Bewohners (Was kann er noch?)**, Sprachvermögen, Hörvermögen, Sehvermögen, Möglichkeit sich mitzuteilen, verbal und nonverbal über Mimik und Gestik, Hinweise zu Orientierungsvermögen**
Frau Möller kann sich mitteilen, sie weiß klar, was sie möchte, auch wenn sie nicht immer orientiert ist. Sie meint, sie sei noch jung und müsse zur Arbeit. Lässt sich aber durch Einbinden in den Alltag gut ablenken von ihrem Stress zur Arbeit zu müssen.

Wie verbringt der Bewohner seinen Tag, was macht er gern, wie möchte er zur Nacht versorgt sein (hell/dunkel, Fenster auf/zu etc.)?
Frau Möller ist eine Frühaufsteherin. Sie hilft dabei, den Frühstückstisch zu decken und später auch das Geschirr wegzuräumen und die Tische abzuwischen. Nach dem Frühstück geht sie meist im Aufenthaltsraum umher und sucht Gesprächspartner oder Arbeit. Sie wird in die Aktivitäten im Hause eingebunden, hat aber meist wenig Ausdauer, bis sie sich die nächste Beschäftigung sucht.
Sie ist keinen Mittagsschlaf gewohnt und geht früh, ca. gegen 18:30 Uhr zu Bett. Sie betet ganz gern eine kurzes Nachtgebet, wenn sie im Bett liegt. In der Nacht wird sie meist nur zum Toilettengang wach, schläft danach aber weiter. Selten kommt sie auf den Flur »um nach dem Rechten zu schauen«, wie sie sagt.

Was übernehmen Angehörige? Welcher Angehörige kommt wie oft? Was machen die die Besucher mit dem Bewohner? Wie geht es dem Bewohner mit dem Besuch?
Die Tochter kommt meist samstags und beschäftigt sich mit der Mutter, räumt mit ihr auf oder geht spazieren.

Maßnahmen der Pflegekräfte und Betreuungsmitarbeiter (Was, wann, wie, wie oft, womit?)
Frau Möller wird in die Aktivitäten auf Station eingebunden. Sie bekommt Putzlappen und hilft bei der Geschirrversorgung und anderen hauswirtschaftlichen Tätigkeiten. Dienstags und donnerstags wird sie am Nachmittag zur Tagegruppe abgeholt, zur Sturzprophylaxe und Back-/Kochgruppe. Wenn sie mag, wird ihr das gemeinsame Singen jederzeit angeboten. 14 -tägig besucht Frau Möller den Hausgottesdienst.

Problem (Warum muss der Mitarbeiter diese Maßnahmen im Bereich Psycho-soziale Lebensaktivitäten übernehmen?)
Frau Möller hat schnell Langeweile, sie beginnt dies oder jenes, bleibt aber nicht dran und vergisst, was sie tun wollte. Andere Mitbewohner fühlen sich durch ihre Art manchmal gestört, weil sie leicht fahrig und unruhig auf andere wirkt.

Ziele (Was hat die Maßnahme für einen Zweck? Was ist realistisch erreichbar?)
Frau Möller fühlt sich wichtig, hat das Gefühl, gebraucht und eingebunden zu sein.

Evaluation/Auswertung/Kontrolle/Ergebnis

Datum	Bemerkungen	Handzeichen
2.2.2014	*Frau Möller nutzt weiter ihre Fähigkeiten, hilft bei der Hauswirtschaft und hat sichtlich Freude an Aktivitäten.*	*JK*

8 VERÄNDERUNGEN IM PFLEGEMANAGEMENT

Birger Schlürmann, Philipp Seifert

»Es gibt zwei Dinge, auf denen das Wohlgelingen in allen Verhältnissen beruht. Das eine ist, dass Zweck und Ziel der Tätigkeit richtig bestimmt sind. Das andere aber besteht darin, die zu diesem Endziel führenden Handlungen zu finden.« (Aristoteles)

8.1 Unser 7-Bausteine-Pflegecontrolling zum Mitmachen

Die Veränderungen im Pflegemanagement sind vor allem dadurch gekennzeichnet, dass ein wenig formales und inhaltlich-differenziertes **Pflegecontrolling** immer mehr an Bedeutung gewinnt.

Hinweis

Unter dem Begriff »Controlling« verstehen wir nicht Kontrolle, sondern begleitete Steuerung und Reflexion. Steuerung bedeutet Sachverhalte zu messen, zu beurteilen, zu bewerten und dann die richtigen Maßnahmen daraus abzuleiten.

Diese Vorgehensweise erinnert stark an den bekannten PDCA-Zyklus aus dem Qualitätsmanagement. Wenn wir über Pflegecontrolling sprechen, sprechen wir also über die Steuerung aller relevanten pflegerischen Prozesse. Das Controlling liegt in Ihren Händen im Pflegemanagement. Sie delegieren daraus Bereiche und Aufgaben gezielt an Pflegefachkräfte und Assistenten. Die Verantwortung dafür bleibt bei Ihnen. Tätigkeiten des Pflegecontrollings erschöpfen sich nicht mehr nur in der Erfüllung von MDK- und Heimaufsichtsanforderungen sowie dem Abwenden von Haftungsrisiken. Vielmehr trägt Pflegecontrolling auch erheblich zum Gelingen von Personalmanagement-Konzepten und vor allem zum wirtschaftlichen Erfolg eines Pflegeunternehmens bei.

Tabelle 14 zeigt Ihnen die sieben Bausteine, aus denen sich Pflegecontrolling zusammensetzt. Nutzen Sie diese kompakte Gliederung zum Aufbau/zur Strukturierung Ihres Pflegecontrollings – Es lohnt sich!

Tabelle 14: Die sieben Bausteine Ihres Pflegecontrollings

Bereich	Inhalt
1. Rahmen und Vorgaben Ethische Leitlinien – Pflege-Charta – Charta zur Betreuung Schwerstkranker und sterbender Menschen Maßstäbe und Grundsätze zur Qualität (s/a) – Wenn SIS: Handlungsanleitungen & Schulungsunterlagen Ein-STEP – MDS-Grundsatzstellungnahme zur Pflegedokumentation – Pflegetransparenzvereinbarungen (s/a) – Prüfkatalog der Aufsicht für unterstützende Wohnformen/Heimaufsicht – Gesetzliche Vorgaben (z.B. Sozialrecht, Arbeitsrecht, Haftungsrecht) – Aktuelle Fachliteratur	Stand der Umsetzung in Bezug auf: • Konzepte • Handlungsrichtlinien • Standards • und Arbeitsanweisungen
2. Steuerung organisatorischer Prozesse[1] – Beziehungsbasierte Pflege (RBC = Relationship Based Care) – Potenzialorientierte Organisation Tagesgenaue Planung	Stand der Umsetzung in Bezug auf: • Verfahrensanweisung Pflegeprozesssteuerung • Einstufungsmanagement • Schnittstellenmanagement • Stationäre Tourenplanung[2]
3. Auditierung der Prozesse und Leistung – Netz der Verantwortung[3]	Stand der Umsetzung in Bezug auf: • Wahrnehmung der Fachaufsicht[4] • Pflegevisiten • Umfeldvisiten • Dokumentationsanalyse
4. Bestätigung von Kompetenz und Leistung – Beobachtung der Mitarbeiter Fokus: Mitunternehmertum, WOLLSOKÖ &Co.[5]	Stand der Umsetzung in Bezug auf: • Mitarbeiterjahresgespräche • Zielvereinbarungsgespräche[6] • Fallbesprechungen (auch ethische) • Kollegiales Team Coaching • Kollegiale Beratung
5. Bildungs- und Entwicklungsplanung Kompetenzkompass – Pflegekompetenz Olbrich – Umsetzung NQS Ableitung Kompetenzentwicklung – händisch Olbrich – EDV-Kompass	Stand der Umsetzung in Bezug auf: • Erhebung des Bildungsbedarfs • Verantwortungsstruktur in SIS • Mitarbeitervisiten

Bereich	Inhalt
6. Prozessbegleitende Verbesserung	Stand der Umsetzung in Bezug auf: • Auswertung und Anpassung der tagesgenauen Planungsprozesse • Coaching von Schlüsselpersonen
7. Pflegerisikomanagement	• Reflexion der kritischen Abweichungen: • Notfallmanagement Personalausfall[7] • Beschwerdemanagement[8] • Belegungsentwicklung • Fluktuationsrate • Krankenstand/Personalausfälle • Hygienerisiken • Critical Incidence Reporting System (CIRS)[9]

1 Kämmer 2015, 117 ff.
2 Ebd., S. 127 ff.
3 Ebd., S. 128 ff.
4 Kämmer, K. (2012). Pflegemanagement in Zeiten des Fachkraftmangels. Hannover: Vincentz, S. 73 ff.
5 Kämmer 2015, S. 277 ff.
6 Strunk-Richter, G. (2012). Zielvereinbarungen treffen. In: Kämmer 2015, S. 253 ff. und Wassong, W. (2012). Zielvereinbarungen. In: Kämmer 2012, S. 78 ff.
7 Kämmer 2015, S. 369 ff.
8 Ebd.
9 Mayerhofer, B. & Janas, D. (2016). Aus Fehlern lernen. In: Altenheim 8/2016, S. 16–21.

Im Folgenden lesen Sie das Wichtigste zu den Inhalten der einzelnen Bausteine. Ausführliche Informationen finden Sie in den weiteren Kapiteln. Da wir uns hier auf den Fokus rund um die Doku konzentrieren (Bausteine 1 bis 5), finden Leser, die sich breiter informieren möchten, Hinweise auf weiterführende Literatur[67].

8.1.1 Baustein 1: Vorgaben und Rahmen

Sie können nur die Dinge steuern, von denen Sie eine Vorstellung haben, d.h. von denen Sie wissen, wohin es bis wann gehen soll (Vision, Mission oder Leitbild), oder die bereits vorhanden sind (Konzepte/Strukturen).

Grundlagen sind Ihre pflegerischen **Konzepte, Handlungsrichtlinien, Standards und Arbeitsanweisungen**, die sich auf Ihre Prozesse in der Pflege und Betreuung Ihrer Klienten beziehen. Darüber hinaus müssen Sie die externen Vorgaben ermitteln und bewerten. Aus diesen Dingen entwickeln Sie Ihre Arbeitsgrundlagen hinsichtlich der Versorgung Ihrer Klienten. Tabelle 15 liefert Ihnen Beispiele.

67 Die Beschreibung der weiteren Bereiche finden Sie z.B. hier: Kämmer, K. (2014). Pflegerisches Risikomanagement. In: Blonski, H. (2014). Risikomanagement in der stationären Altenhilfe. Anforderungen., Methoden, Erfahrungen. Hannover: Schlütersche, S. 37 ff.

Tabelle 15: Beispiele für das Ableiten von Konzepten, Standards und Handlungsrichtlinien

Vorgabe	Beispiele für Ihre Dokumente
MDS-Grundsatzstellungnahme zur Pflegedokumentation, Pflege-Transparenzvereinbarung ambulant/stationär	• Handlungsrichtlinie zum dokumentierten Pflegeprozess • Leitbild
Gesetzliche Vorgaben (z.B. Sozialrecht, Arbeitsrecht, Haftungsrecht)	• Organigramm • Stellenbeschreibungen • Arbeitsplatzbeschreibungen
Aktuelle pflegerisch-medizinische Fachliteratur	• Behandlungspflegestandards • Verfahrensanleitungen für Immer-so-Leistungen

Die Entwicklung und Überarbeitung von betrieblichen Vorgaben rund um die Pflege und Betreuung zählt also schon zum Pflegecontrolling. Je hochwertiger (Lesbarkeit, inhaltliche Qualität, Praktikabilität) Ihre Materialien sind und je besser Sie ihre Einhaltung sicherstellen, desto höher wird unweigerlich Ihre Dienstleistungsqualität.

8.1.2 Baustein 2: Steuerung organisatorischer Prozesse

Damit die fachlichen Grundlagen für die Gestaltung der pflegerischen Arbeitsprozesse gelingen, benötigen Sie eine pfiffige Organisationsstruktur. Wichtig ist vor allem die personbezogene Steuerung. Hierbei geht es nicht mehr um die reine Lehre der Bezugspflege – diese passt vielerorts nicht mehr in die bunte Zukunft voller Widersprüche und wechselnder Anforderungen.

Freuen Sie sich: Sie können in Ihrer Organisation sehr wohl personzentriert, lebensweltlich und effizient pflegen! Es kommt auf den gelungenen, praktikablen Mix an. Wir haben die besten Erfahrungen mit der **beziehungsbasierten Pflege** gemacht.

Beziehungsbasierte Pflege

Das ist eine Arbeitsteilung, die auf die Klienten ausgerichtet ist und mit einer, an den Potenzialen der Mitarbeiter orientierten, Organisation Erfolg und Zufriedenheit gewährleistet. Die beziehungsbasierte Pflege berücksichtigt die verantwortliche Zuordnung von Pflegenden zu Bewohnern und sichert den Fachkräften den kompetenten Überblick.

Wie Sie passend dazu die Kompetenzen der Mitarbeitenden erfassen, nutzen und steigern, lesen Sie im Kapitel 11.2.2 und in Kapitel 11.1. Mit dem 2011 von Mary Koloroutis[68] veröffentlichten Modell der beziehungsbasierten Pflege (RBC = Relationship Based Care) liegt eine Kombinationsmöglichkeit von Anforderungen, Ressourcen und Rahmenbedingungen vor, die eine Differenzierung des personorientierten Pflegesystems in sinnvoller Arbeitsteilung zwischen Pflegefachpersonen und Pflegeassistenten darstellt.[69]

Die geringen Ressourcen an Fachpersonal werden hier gezielt für

- Pflegediagnostik, Planung und Evaluation von Pflegeprozessen und -leistung und für
- gefahrengeneigte Tätigkeiten sowie Leistungen der Arztassistenz (Behandlungspflege)

eingesetzt. Die Verantwortung für die Steuerung des Pflegeprozesses für eine bestimmte Klientengruppe ordnen Sie fest (nach Stellenanteil und Begabung) den geeigneten Pflegefachkräften zu. Wie Sie den dokumentierten Pflegeprozess in Ihrem Hause umsetzen, haben Sie ja bereits in einer **Verfahrensanweisung** festgelegt (vgl. Kapitel 8.1.1). Durch die Zentrierung einzelner Pflegefachkräfte auf bestimmte Klientengruppen erreichen Sie zudem den Nebeneffekt, dass Sie Ihr **Einstufungsmanagement** (Kapitel 9) verbessern. Wer sich vertieft mit dem dokumentierten Pflegeprozess (gerade mit SIS) in seinem Verantwortungsbereich auseinandersetzt, wird der Pflegedienstleitung auch schnell pflegerischen Mehrbedarf rückmelden können und diesen dokumentieren. Außerdem soll das neue Modell der **Interdisziplinarität** der Pflege alter Menschen Rechnung tragen, indem es alle Professionen im Sinne des Klienten/der Klientin verknüpft.

Eine tagesgenaue, kompetenzorientierte Tagesplanung (stationäre Tourenplanung, ähnlich wie im ambulanten Bereich) rundet Ihre klientenbezogene Organisation ab.

Im ambulanten Bereich sollten Sie darüber hinaus die Verantwortlichkeit auf das lückenlose und korrekte Führen der Leistungsnachweise ausdehnen, da diese die Grundlage für die Abrechnung der Leistungen mit den Kostenträgern darstellen. Zudem gibt es im ambulanten Bereich eher Stammtouren, wo meistens die gleiche kleine Gruppe von Mitarbeitern eingesetzt ist. So können Sie generell den Bezugspflegekräften auch ein bis zwei Pflegehilfskräfte zur Unterstützung bei der Pflegedokumentation zuordnen.

8.1.3 Baustein 3: Auditierung der Prozesse und Leistung

Eines der zentralen Instrumente des Pflegecontrollings ist die **Pflegevisite** (Kapitel 8.2.1 und 8.2.2). Richtig geplant und angewendet, trägt sie zur allumfassenden Zielerreichung Ihres Pflegeunternehmens bei. Pflegevisite heißt, einen fachlich-reflek-

---

68 Koloroutis, M. (Hrsg.) & Mischo-Kelling, M. (Hrsg. Der deutschsprachigen Ausgabe) (2011). Beziehungsbasierte Pflege: Ein Modell zur Veränderung der Pflegepraxis. Bern: Huber

69 Siehe auch: Kämmer 2015, S. 117 ff.

tierenden Blick auf die Belange Ihrer Klienten zu werfen. Das kann Ihr Besuch beim Klienten und die Inaugenscheinnahme seiner Lebens-und Pflegesituation sein, die **Dokumentationsanalyse** (Kapitel 8.5.3 und 8.5.4), die **Wahrnehmung der Fachaufsicht**, z. B. als Mitarbeiterbegleitung/-reflexion in der Pflege-und Begleitungssituation, die **Umfeldvisite** (Schwerpunkt Hauswirtschaft und Arbeitssicherheit) sowie kleine Prozessvisiten, die sich z. B. mit dem dokumentierten Pflegeprozess rund um Themen wie Wunden, Medikamente, pflegerische Risiken und Schmerz drehen.

8.1.4 Baustein 4: Bestätigung von Kompetenz und Leistung

Nur Führungskräfte und Mitarbeiter, die ihre Aufgaben kennen und wissen, dass sie diese gut bewältigen können, haben Selbstvertrauen. Dieses Selbstvertrauen stärkt wiederum die eigene Kompetenz. Denn Selbstvertrauen bildet das Fundament, um Aufgaben gut zu erledigen und auch in Krisensituationen richtig zu handeln. Aus diesem Grunde gehört zur Steuerung der pflegerischen Prozesse auch der Fokus auf die Menschen, die alle Aufgaben rund um die Versorgung der Klienten erfüllen müssen. Die oberste Leitung muss also eine Haltung entwickeln, sich mit ihren Leuten zu beschäftigen und diese stark zu machen. Es geht es darum, mit Hilfe guter Instrumente systematisch mit allen Mitarbeitern in Interaktion zu treten, mit dem Ziel, diese wirklich zu entwickeln. Hierzu eignen sich vor allem **Mitarbeiterjahresgespräche**, **Zielvereinbarungsgespräche** und **Fallbesprechungen** und die weiteren in Kapitel 8.9 beschriebenen **Methoden der kollegialen Beratung**.

Die **Mitarbeiterjahresgespräche** dienen dazu, sich einmal länger mit einem Mitarbeiter über die vergangenen zwölf Monate zu unterhalten. Bei dieser Reflexion geht es darum, wie sich der Mitarbeiter selber fühlt, wie er seinen Platz im Unternehmen einordnet, wo er selber Stärken und Schwächen sieht und vor allem, welche Ziele und Visionen er in Ihrer Einrichtung hat.

Die Leitfrage im Mitarbeiterjahresgespräch

Die zentrale Leitfrage im Mitarbeiterjahresgespräch kann daher sein: »Wie kann Ihnen das Unternehmen helfen, Ihre Ziele zu verwirklichen und Ihre Kompetenzen kontinuierlich weiter zu entwickeln?« Somit ist klar, dass der Mitarbeiter und nicht das Unternehmen im Mittelpunkt dieses Gesprächs steht.

Die Philosophie des **Zielvereinbarungsgesprächs** ist die gleiche wie beim Mitarbeiterjahresgespräch. Im Mittelpunkt steht der Mitarbeiter. Der Unterschied ist, dass hier gemeinsam besprochen wird, ob das vor zwölf Monaten vereinbarte Ziel erreicht wurde. Ein Beispiel dafür kann sein, dass Sie mit einem Mitarbeiter drei Ziele festgelegt haben:

1. Die erfolgreiche Weiterbildung zum »Pflegeprozessmanager« mit IHK-Prüfung.
2. Keine Dokumentationsmängel im eigenen Bezugspflegebereich bei Begehungen der Heimaufsicht und bei MDK-Prüfungen.
3. Eine 90 %-Erfolgsquote bei Höherstufungsanträgen im eigenen Bezugspflegebereich.

Wichtig für erfolgreiche Zielvereinbarungsgespräche ist, dass die Ziele messbar und realistisch in einem Zeitraum von einem Jahr erreichbar sind. Gleichen Sie die Ziele mit dem tatsächlichen Ist-Stand ab und entwickeln Sie mit dem Mitarbeiter Lösungen, wie noch nicht erreichte Ziele im nächsten Zeitraum von zwölf Monaten sicher erreicht werden können. Diese gründliche Auseinandersetzung mit der Leistung des Mitarbeiters zeigt ihm, dass es Ihnen ernst damit ist, jeden einzelnen Mitarbeiter im Team ein Stück besser zu machen. Zudem bekommt der Mitarbeiter das Gefühl, dass er sich nicht umsonst bemüht, sondern seine Leistung zum Gesamterfolg des Unternehmens beiträgt. Das Erzeugen dieser inneren Haltung ist übrigens die Grundvoraussetzung für die Einführung von Modellen wie Beteiligung von Mitarbeitern am Unternehmen (Mitunternehmertum).

In den **Fallbesprechungen** (ausführlich behandelt in Kapitel 8.9) haben Sie möglicherweise gleich eine Kleingruppe sitzen, die für den dokumentierten Pflegeprozess einiger zugeordneter Klienten verantwortlich ist (vgl. Kapitel 8.2). Diese Runde können Sie nutzen, um z. B. qualitative Fortschritte in den Pflegedokumentationen zu loben und aus dem Pflegebericht Situationen herausgreifen, die in heiklen Situationen rund um einen Klienten auf ein gutes Krisenmanagement deuten lassen. Je tiefer Sie in die Fachlichkeit einsteigen, desto eher nähern Sie sich dem praktischen Arbeitsfeld des Mitarbeiters – und somit auch seinem Herzen. Sie sind nun auf Augenhöhe mit dem Mitarbeiter und erreichen ihn so am ehesten mit Lob, aber auch konstruktiver Kritik und dem Erarbeiten von gemeinsamen Lösungen.

Generell schätzen es Mitarbeiter, wenn sich ihre Vorgesetzten mit ihnen auseinandersetzen und mit ihnen kommunizieren. Dies führt immer zu einem guten Gefühl der Wertschätzung des Einzelnen. Gespräche außerhalb der oben genannten festgelegten Kommunikationsstruktur sollten sich aber nicht auf der Ebene des Floskeltennis (»Wie geht es Ihnen?« – »Gut.« »Die Zeiten sind gerade nicht einfach, oder?« – »Jaja, geht schon.«) bewegen, sondern müssen echtes Interesse am Mitarbeiter, seiner Person und seiner Arbeit zeigen.

8.1.5 Baustein 5: Bildungs- und Entwicklungsplanung

Aus der Umsetzung des entbürokratisierten Pflegeprozesses ergeben sich neue Bildungs- und Entwicklungschancen – gerade in Verknüpfung mit den Kompetenzstufen und -niveaus. Sie sind in Kapitel 11.4 dargestellt.

8.2 Die Prozessmessung

Die klassische und auch wirksamste Methode, Ihre pflegerischen Prozesse zu messen, ist die Pflegevisite. Sie können damit vor allem den Stand der Prozess- und Ergebnisqualität sowie auch die Leistung Ihrer Mitarbeiter rund um die Versorgungsprozesse Ihrer Klienten messen.

8.2.1 Die Pflegevisite

Pflegeeinrichtungen sind verpflichtet, Maßnahmen zur Sicherung und Weiterentwicklung der Pflegequalität durchzuführen.[70]In der Regel wird dies über eine Pflegevisite abgedeckt. Von QM-Handbuch zu QM-Handbuch sind die Pflegevisiten unterschiedlich. Einige Einrichtungen unterteilen sie noch in eine »kleine« bzw. »Mikro-« und »große« bzw. »Makro«-Visite. Die kleine Visite ist eine Kurzform der Pflegevisite, die die wichtigen Teilbereiche einer Dokumentation erfasst und als Vorbereitung der Fallbesprechungen gelten soll. Die große Visite soll inhaltlich alle Punkte des Pflegeprozesses überprüfen. Häufig ist auch eine Fachbegleitung, integriert in die Pflegevisite. Somit ist die Pflegevisite zu einem umfassenden und zeitaufwendigen Instrument geworden – wodurch der Nutzen in der Regel verkannt wird bzw. verloren geht. Zumindest bis jetzt.

Die Pflegevisite gibt Ihnen als Führungskraft ein gutes Steuerungs- und Controlling-Instrument an die Hand, um die Pflegeprozesse zu analysieren und zu evaluieren. Somit können Sie alle notwendigen Maßnahmen einleiten und ggf. Fehler frühzeitig entdecken. Um die Visite für Sie und Ihre Mitarbeiter attraktiver und effizienter zu gestalten, ist es sinnvoll, die Teilbereiche einer Pflegevisite in verschiedene Bausteine aufzuteilen.

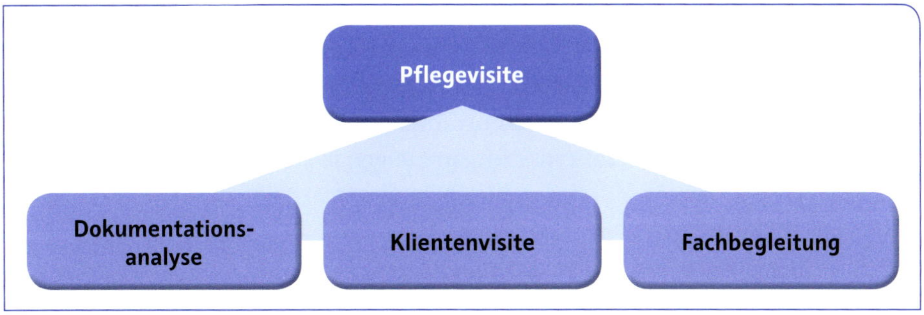

Abb. 4: Die drei Bausteine der Pflegevisite.

70 Vgl. SGB XI §112 Absatz 1

Die drei Bausteine der Pflegevisite ermöglichen eine inhaltlich sinnvolle, zeitlich und auch ggf. personell getrennte Aufteilung der Aufgaben.

8.2.2 Durchführung der Pflegevisite

Grundsätzlich unterscheidet man zwischen der **kollegialen** und der **supervidierenden** bzw. **hierarchischen Pflegevisite**.

Die kollegiale Pflegevisite ist eine Visite durch andere Pflegekräfte, bei der z. B. eine Bezugspflegekraft den Bereich einer anderen Bezugspflegekraft visitiert usw. Die supervidierende bzw. hierarchische Pflegevisite ist die häufigste Form, also die Visite durch Sie, Ihre Stellvertretung oder Ihre Wohnbereichsleitungen.

Die kollegiale Form bietet den Vorteil, dass der fachliche Austausch Ihrer Pflegefachkräfte untereinander angeregt wird und dadurch z. B. Fallbesprechungen entstehen. Die Entstehung eines innovativen Teams, das gemeinsam Lösungen sucht und findet, wird durch diese Form gefördert. Problematisch wird es jedoch, wenn Sie eine hohe Fluktuation und/oder ein instabiles Team haben. Dann ist ein wertschätzendes Arbeiten untereinander schwierig und Ihre Pflegefachkräfte empfinden die Dokumentationsprüfung eher als »Anschwärzen« bzw. »Fehleraufzeigen« und nicht als gemeinsame Lösungssuche und konstruktive Kritik.

Die supervidierende bzw. hierarchische Pflegevisite bietet ein klares Controlling-Instrument und einen effizienten Baustein für Ihren beruflichen Alltag, um Ihren Bereich zu lenken und zu leiten. Sie bindet jedoch viel Zeit und fördert keinen fachlichen Austausch und kollegiales Mitwirken Ihrer Pflegefachkräfte.

Die Lösung im Sinne eines situativ-kooperativen Führungsstils[71] liegt hier in der Kombination: Führen Sie beide Formen der Pflegevisite durch. Die Aufteilung der großen Visite in drei Bausteine ermöglicht es, einzelne Bausteine zweimal im Jahr durchzuführen. Einmal als kollegiale und einmal als supervidierende bzw. hierarchischen Pflegevisite. Andere Visiten hingegen sollten weiterhin nur von Leitungskräften durchgeführt werden. Darunter fällt die Fachbegleitung: Um eine Einschätzung der sozialen sowie fachlichen Kompetenzen der Kolleginnen und Kollegen in der Pflege vornehmen zu können, bedarf es Führungskompetenz sowie Erfahrung. Klientenvisiten und Dokumentationsprüfungen hingegen können in Kombination erfolgen.

8.2.3 Die Dokumentationsanalyse

Ziel der Dokumentationsanalyse ist es, die Pflegedokumentation auf ihren Inhalt und Prüfungssicherheit hin zu bewerten. Darüber hinaus wird die Pflegedokumentation

[71] Vgl. Kämmer 2015, S. 214 f.

eines Patienten dahingehend analysiert, ob sich eine Einstufung in einen höheren Pflegegrad lohnt. Spätestens an dieser Stelle erfüllt die Dokumentationsanalyse eine betriebswirtschaftliche Aufgabe. Vor allem im ambulanten Bereich können bei einer höheren Einstufung auch höhere Sachleistungspotenziale ausgeschöpft werden. Dies wirkt sich auf Umsatz und Gewinn eines ambulanten Pflegedienstes erheblich aus.

Damit die Dokumentationsanalyse ihre betriebswirtschaftliche Aufgabe erfüllen kann, muss sie eng an die sechs Module und Items des neuen Begutachtungsassessments (NBA) angelehnt sein:

1. Mobilität
2. Kognitive und kommunikative Fähigkeiten
3. Verhaltensweisen und psychische Problemlagen
4. Selbstversorgung
5. Bewältigung von und selbständiger Umgang mit krankheits- oder therapiebedingten Anforderungen und Belastungen
6. Gestaltung des Alltagslebens und soziale Kontakte

Neben der Darstellung der Situation des Pflegebedürftigen in Bezug auf diese Module in der Pflegedokumentation muss das Instrument der Dokumentationsanalyse ebenso die Beeinträchtigung der Selbständigkeiten und der Fähigkeiten[72] des Pflegebedürftigen in Bezug auf die Module abbilden können.

Ebenso muss das Instrument der Dokumentationsanalyse in der Lage sein, die Prüfsicherheit in Bezug auf die MDK-Qualitätsprüfungen zu gewährleisten. Der Medizinische Dienst der Spitzenverbände Bund der Krankenkassen (MDS) hat zu den Prüfungen der Pflegeeinrichtungen nach § 114 ff. SGB XI die Grundlagen der Transparenzvereinbarung sowie eine Ausfüllanleitung herausgegeben.[73] Hieraus lassen sich die Anforderungen an die Dokumentation ableiten.

Tabelle 16: Checkliste zur Dokumentationsanalyse

Frage	Ja	Nein	Kommentar
Ist eine aktuelle Dekubitusrisikoerfassung angelegt?			
Ist eine aktuelle Sturzrisikoerfassung angelegt?			
Ist eine aktuelle Kontrakturrisikoerfassung angelegt?			
Ist ein aktuelles Ernährungsscreening/Assessment angelegt?			
Ist eine aktuelle Schmerzerfassung erhoben?			

[72] Vgl. MDS & GKV (Hrsg.) (2016). Richtlinien zum Verfahren der Feststellung von Pflegebedürftigkeit sowie zur pflegefachlichen Konkretisierung der Inhalte des Begutachtungsinstruments nach dem Elften Buch des Sozialgesetzbuches (Begutachtungs-Richtlinien – BRi) vom 15.04.2016, S. 35

[73] Vgl. MDS & GKV (Hrsg.) (2014). Qualitätsprüfungs-Richtlinien Transparenzvereinbarung, Grundlagen der Qualitätsprüfungen nach § 114 ff. SGB XI in der stationären Pflege

Frage	Ja	Nein	Kommentar
Ist ein aktuelles Kontinenzprofil angelegt worden?			
Sind aktuelle behandlungspflegerische Bedarfe benannt?			
Sind aktuelle Therapieerfordernisse benannt?			
Ist ein aktuelles Demenzscreening angelegt worden?			
Sind die Ausprägungen demenzieller Erkrankungen nachvollziehbar beschrieben?			
Bei psychiatrischen Erkrankungen: Sind die Defizite in Bezug auf die Ausprägung der psychiatrischen Erkrankung nachvollziehbar beschrieben?			
Soziale Interaktion: Sind die Ausprägungen der Defizite in der sozialen Interaktion nachvollziehbar beschrieben?			
Sind alle pflegerelevanten Probleme erhoben?			
Sind alle pflegerischen Risiken benannt?			
Sind die Pflegemaßnahmen handlungsleitend formuliert?			
Ist eine sach- und fachgerechte Dekubitusprophylaxe geplant (inklusive Beratung)?			
Ist der Umgang mit Inkontinenz sach- und fachgerecht geplant (inklusive Beratung)?			
Ist der Umgang mit Sturzgefahr sach- und fachgerecht geplant (inklusive Beratung)?			
Ist der Umgang mit Kontrakturgefahr sach- und fachgerecht geplant (inklusive Beratung)?			
Ist der Umgang mit Dehydrationsgefahr sach- und fachgerecht geplant (inklusive Beratung)?			
Ist der Umgang mit drohender Fehlernährung sach- und fachgerecht geplant (inklusive Beratung)?			
Bei Demenz: Sind die Maßnahmen zum Umgang mit den Ausprägungen der Demenz nachvollziehbar beschrieben?			
Bei Demenz: Werden Angehörige über Hilfsangebote sowie Pflege- und Betreuungsmaßnahmen beraten?			

▶▶

Frage	Ja	Nein	Kommentar
Bei psychiatrischen Erkrankungen: Sind die Maßnahmen zum Umgang mit den Ausprägungen der psychiatrischen Erkrankung nachvollziehbar beschrieben?			
Bei psychiatrischen Erkrankungen: Werden Angehörige über Hilfsangebote sowie Pflege- und Betreuungsmaßnahmen beraten?			
Soziale Interaktion: Sind die Maßnahmen zum Umgang bei Defiziten der sozialen Interaktion nachvollziehbar beschrieben?			
Sind Abweichungen von der Pflegeplanung im Bericht vermerkt?			
Werden akute Vorfälle nach dem Schema »Vorfall – Handlung – Ergebnis« dokumentiert?			
Ist die Wirkung durchgeführter Maßnahmen aus dem Pflegebericht ersichtlich?			
Ist der Durchführungsnachweis Grundpflege lückenlos geführt?			
Sind die Indikationsformulare (Lagerungsprotokolle, Einfuhrprotokolle, Bilanzen, Wunddokumentationen, Schmerzprotokolle usw.) korrekt geführt?			
Ist die Anwendung freiheitsentziehender Maßnahmen nachvollziehbar und sind diese genehmigt?			
Ist die Umsetzung aller angeordneten Behandlungspflegemaßnahmen nachvollziehbar?			
Ist die Umsetzung aller therapeutischen Maßnahmen nachvollziehbar?			
Sind alle Maßnahmen, die außerhalb der Einrichtung durchgeführt werden, nachvollziehbar dokumentiert?			

Diese Checkliste ist sowohl auf das Modell der entbürokratisierten Pflegedokumentation anwendbar als auch auf die klassischen AEDL-Modelle.

8.2.4 Intervall der Dokumentationsanalyse

Die Häufigkeit einer Dokumentationsprüfung richtet sich nach dem Zustand der Pflegedokumentationen und der Bearbeitung bzw. Steuerung des Pflegeprozesses. Im Normalfall können Sie zwei Visiten pro Jahr durchzuführen. Einmal durch Sie bzw. Ihre Stellvertretung und einmal als kollegiale Visite. Vor der Durchführung sollten Sie ihre Mitarbeiter über den Sinn und Zweck dieser Prüfung informieren.

Entscheidend ist die Art und Weise der Ergebnispräsentation. Sie kann einen großen Einfluss auf das Team bzw. einzelne Mitarbeiter haben. Sind Mängel in der Dokumentation aufgetreten, gehen Sie in den Dialog und verwenden Sie »Lösungssprache« und keine »Problemsprache«[74]. Versuchen Sie mit den jeweiligen Mitarbeitern zusammen Lösungen zu finden, um zukünftig solche Mängel zu vermeiden. Eine reine Darstellung der Mängel und Anweisung zur Abarbeitung schafft Frust und wird langfristig die Qualität der Dokumentation mindern.

8.2.5 Die Klientenvisite

Die Klientenvisite unterscheidet sich grundlegend von der Dokumentationsprüfung. Sie ist eher dem Verbesserungsmanagement als dem Pflegeprozessmanagement zuzuordnen – das heißt, nicht die Prozessqualität, sondern die Ergebnisqualität steht hier im Fokus. Sie ist sehr gut auf die Wohnbereichsleiterebene delegierbar, jedoch gibt es Fälle, in denen es unabdingbar ist, dass Sie als leitende Pflegefachkraft sich der Visite selbst annehmen (z. B. bei einer akuten Beschwerde durch Angehörige oder den Bewohner).

Bevor Sie mit der Visite starten, sollten Sie sich über den Bewohner informieren. Gibt es aktuelle Beschwerden oder mehrere Beschwerden zum selben Thema? Ein Blick in Ihre Beschwerdeerfassung und den Pflegebericht sollte Ihnen ein grobes Bild aufzeigen, um darauf eingehen zu können.

8.2.5.1 Schritt 1

Im ersten Schritt sollten Sie die Unterlagen des Bewohners auf folgende Punkte hin prüfen bzw. prüfen lassen:

1. Sind alle Stammdaten ordnungsgemäß erfasst?
2. Liegt eine Patientenverfügung bzw. Vorsorgevollmacht vor?
3. Liegen Befreiungen vor (z. B. Zuzahlungsbefreiung)?
4. Liegen weitere Besonderheiten vor (z. B. Allergien/Unverträglichkeiten)?
5. Sind die Informationen zu den Punkten 1 bis 4 an der vom Qualitätsmanagementhandbuch (oder bspw. in einer »Musterakte«) definierten Stelle hinterlegt, sodass sie im Notfall jeder Berechtigte auch findet?

---

[74] Vgl. Kämmer, K. (2014). Personalentwicklung. Hannover: Schlütersche, S. 22 ff.

8.2.5.2 Schritt 2

Überprüfen Sie die Umgebung des Bewohners. Dabei sind folgende Punkte relevant:

1. Sauberkeit

- Wie ist der Reinigungszustand
  - des Zimmers?
  - der Hilfsmittel?
  - der Kleidung?
  - der Bettwäsche?
- Wie ist der Geruch?
- Ist das Zimmer aufgeräumt?

2. Technik und Elektrik

- Funktioniert die Notrufeinrichtung?
- Funktioniert das Licht?
- Funktioniert das Pflegebett?

3. Innenausstattung

- Sind Möbel oder Teppiche verschoben und entstehen daraus Stolperfallen?
- Lassen sich die Fenster/Türen leicht öffnen und schließen?
- Funktionieren Heizung und Warmwasser?

8.2.5.3 Schritt 3

Suchen Sie das persönliche Gespräch mit dem Bewohner. Falls dieser nicht mehr in der Lage ist adäquat zu antworten, machen Sie einen Termin mit dem Betreuer oder den Angehörigen aus. Im Gespräch sollten Sie auf die Bedürfnisse und Wünsche des Bewohners eingehen. Gibt es etwas, das ihm sehr gut gefällt oder etwas, was ihm gar nicht gefällt? Gehen Sie hier auf die zu Anfang erfahrenen Beschwerden oder besondere Ereignisse ein.

Im Anschluss an die Klientenvisite sollte eine Fallbesprechung mit dem Pflegeteam erfolgen, um etwaige Probleme in Lösungen zu verwandeln und somit das Wohlbefinden des Bewohners zu stärken.

8.2.6 Die Fachbegleitung

Die Fachbegleitung wird häufig auch als Mitarbeitervisite oder kollegiale Begleitung definiert. Grundsätzlich begleiten Sie Ihre Mitarbeiter, Pflegefach- und Hilfskräfte. Kernpunkte einer Begleitung sind:

1. Hygiene (Personalhygiene und hygienisches Arbeiten)
2. Arbeitsabläufe
3. Umgang und Kommunikation mit dem Bewohner
4. Pflege entsprechend den Wünschen und Bedürfnissen des Bewohners

5. Vorgehen anhand aktuellen Wissens (z. B. bei Prophylaxen)
6. Kompetenzen des/der Mitarbeitenden

Grundsätzlich sind diese Begleitungen bei den Mitarbeitern unbeliebt. Sie sehen sie eher als Kontrolle denn als Unterstützung ihrer fachlichen Weiterentwicklung oder als Mittel zum Entdecken neuer Potenziale.

Ein Instrument in der Fachbegleitung kann der Karla Kämmer Kompetenzkompass[75] sein (s. Kapitel 1). Mit diesem Kompass können Sie Ihre Mitarbeiter mit einem wissenschaftlich fundierten und geprüften Instrument einschätzen und ggf. neue Kompetenztypen und Potenziale entdecken. Wichtig ist, dass die unterschiedlichen Anforderungen der Berufsgruppen berücksichtigt werden.

Hinweis

Die Fachbegleitung bzw. Kompetenzeinschätzung sollte Ihnen als Grundlage für ein Zielvereinbarungs- und/oder Jahresgespräch dienen.

Um eine ablehnende Haltung zu vermeiden, empfiehlt es sich, vor der Begleitung durch den Mitarbeiter eine Selbsteinschätzung vornehmen zu lassen. Führen Sie ebenfalls eine fachliche Einschätzung während der Begleitung durch. Im Abschlussgespräch lassen sich dann etwaige Abweichungen von der Selbst- zur Fremdeinschätzung oder umgekehrt feststellen. Begründen Sie Abweichungen in der Einschätzung vom aktuellen pflegefachlichen Stand aus und in Bezug auf hauseigene Standards immer sachlich. Das Wichtigste in der Begleitung bzw. Einschätzung der Mitarbeiter ist Fairness und Objektivität. Wenn Sie Ihre Mitarbeiter unterschiedlich behandeln, geraten Sie in die Gefahr Ihre Integrität zu verlieren.

Zustimmung erforderlich!

Falls Sie eine Mitarbeitervertretung oder einen Betriebsrat haben, ist so ein Instrument zustimmungspflichtig!

---

75 Ebd., S. 95 ff.

8.3 Analyse und Verbesserung

Die Ergebnisse der einzelnen Bausteine der Pflegevisite müssen im Sinne eines funktionierenden Pflegecontrollings benannt und bewertet werden. Zudem müssen mögliche Mängel nachweislich abgearbeitet werden.

Die Umsetzung der Verbesserungsmaßnahmen wird sichergestellt, indem Mängel und Verantwortliche zur Beseitigung benannt sowie Fristen gesetzt werden. Es ist Aufgabe der Führungskräfte, ihre Einhaltung zu überprüfen. Hierbei ist seitens der Führungskräfte absolute Stringenz nötig, damit die Mitarbeiter die Fristen a) ernst nehmen und sich b) daran gewöhnen, dass sie kontrolliert werden. Der Effekt dabei soll weniger disziplinarisch sein als vielmehr dafür sorgen, dass jeder einzelne Mitarbeiter in seinem Tun jedes Mal ein Stück besser wird.

Die häufigsten Mängel zeigen sich bei der Umsetzung der Vorgaben für den dokumentierten Pflegeprozess. Neben Planungsmängeln tauchen vor allem oft Lücken bei den Indikationsformularen (Wunddokumentationen, Lagerungsprotokolle, Einfuhr- bzw. Bilanzierungsprotokolle, Schmerzprotokolle) auf. Im ambulanten Bereich kommen noch die Lücken in den Leistungsnachweisen dazu, die im Ernstfall zu erheblichen wirtschaftlichen und haftungsrechtlichen Konsequenzen führen können. Die Erfahrung zeigt aber, dass Mitarbeiter, die in diesen Bereichen zunächst Schwächen aufweisen, umso aufmerksamer werden, wenn man ihre Fehler aufdeckt, mit ihnen bespricht, Verbesserungen einfordert und die Umsetzung auch kontrolliert. Dieses konsequente Vorgehen seitens einer Führungskraft hat oft den positiven Nebeneffekt, dass sich der Mitarbeiter ernst genommen fühlt. Denn oft ist die Abarbeitung von Dokumentationsmängeln bei Pflegemitarbeitern mit einem erheblichen Aufwand verbunden. Aufmerksamkeit in Form von Kontrolle seitens des Vorgesetzten kann also tatsächlich einen motivierenden Effekt haben. Damit die Umsetzung der Verbesserungsmaßnahmen gelingt, muss das QM zu der Dokumentation der Pflegevisite ein Mängelprotokoll vorhalten. Tabelle 17 dient als Beispiel für ein solches ausgefülltes Mängelprotokoll (Auszug).

Tabelle 17: Mängelprotokoll Pflegevisite – ein Muster

Mangel	Maßnahme	Verantwortlicher	Frist	Erledigt HZ PDL
Maßnahmenplan zur Mobilität nicht handlungsleitend	Handlungsleitende Dokumentation der täglichen Mobilisationsmaßnahmen	Fabian Boll	15.09.2016	
Pflegebericht zeigt keine Handlungen bei akuten Krisen auf	Ab sofort werden akute Ereignisse prozesshaft nach dem Schema »Vorfall – Handlung – Ergebnis« dokumentiert	Fabian Boll	Fortlaufend, Zwischenprüfung 15.09.2016	
Schmerzprotokoll weist Lücken auf	Ab sofort wird das Schmerzprotokoll 3x täglich geführt	Fabian Boll	Fortlaufend, Zwischenprüfung 15.09.2016	

Achten Sie bei der Erstellung der Mängelprotokolle und insbesondere bei der Fristsetzung darauf, dass Sie die Fristen genau setzen. Bei fortlaufenden Maßnahmen wie der Führung des Pflegeberichtes oder auch den Handzeichen auf Indikationsformularen setzen Sie auf den Fristablauf eine Zwischenprüfung – wie im Beispiel gezeigt. Ihr Prüfprozess wird so effektiver und vor allem günstiger. Vor allem im ambulanten Bereich ist darauf zu achten, dass der gesamte Prozess der Pflegevisite nicht zu viele Produktivstunden (Arbeitszeit, während der beim Patienten Umsatz generiert wird) auffrisst. Ihre Visiten sind nur solange sinnvoll, wie sie effektiv Qualitätsmängel aufzeigen und so viel Höherstufungsbedarf liefern, dass sich diese Kosten für die Pflegevisite mindestens amortisieren.

8.4 Umfassendes Risikomanagement

Das pflegerische Risikomanagement zählt ebenso zu den Bestandteilen eines wirksamen Pflegecontrollings. Ihr Risikomanagement hat die Aufgabe, Risiken zu erkennen und diese zu steuern. Mit Steuern ist hier bewusst nicht gemeint, dass Sie bestehende pflegerische Risiken beseitigen können. Diesem Anspruch können Sie bei der Versorgung multimorbider Menschen nicht gerecht werden. Sehr wohl aber können Sie Ihr Risikomanagement als Instrument dafür nutzen, bestehende Risiken zu minimieren oder zumindest dafür zu sorgen, dass sich diese nicht erhöhen.

Weil Sie sich im Rahmen Ihrer Pflegevisiten Ihre Klienten vor Ort anschauen, stellen Sie schon fest, ob und in welcher Ausprägung pflegerische Risiken bestehen. Treffen Sie zum Beispiel auf einen bettlägerigen oder auf den Rollstuhl angewiesenen Klienten, werden Sie durch Ihre Fachbeobachtung schon die pflegerischen Risiken

»scannen«, die sich allein aus der Immobilität ergeben. Also Dekubitus-, Kontraktur-, Pneumonie- und Thrombosegefahr, ggf. noch Sturzgefahr. Hinzu kommt die wahrscheinlich mangelnde Fähigkeit, sich selber Essen und Trinken zu organisieren sowie die erhebliche Einschränkung, allein die Toilette aufzusuchen bzw. die Ausscheidung irgendwie anders (Bettpfanne, Toilettenstuhl) sicherzustellen.

Und: Das Instrument Ihrer Dokumentationsanalyse zeigt schnell, welche pflegerischen Risiken in Ihren Pflegedokumentationen bestehen und gibt Ihnen klare Hinweise zur weiteren Bearbeitung (vgl. Kapitel 8.3).

Ihr Risikomanagement beinhaltet natürlich auch weitere Themen, z. B. Notfallmanagement, hauswirtschaftliche Versorgung, Hygiene und Arbeitssicherheit. Die Literaturhinweise in der Überblickstabelle zum Controlling (s. Seite 8.1) leiten Sie weiter.

8.5 PDL-Reporting

Viele Jahre ist man davon ausgegangen, dass die Pflegedienstleitung alleinverantwortlich gemacht werden kann, wenn Qualitätsmängel auftraten und diese z. B. zu körperlichen Schäden bei Bewohnern oder Patienten geführt haben. Mittlerweile aber setzt sich die Erkenntnis durch, dass nicht immer die Pflegedienstleitung schuld ist. Vielmehr dammert es Inhabern und Geschäftsführern so langsam, dass sie ihre Pflegedienstleitungen auch kontrollieren müssen, um einer möglichen Haftung zu entrinnen. Inhaber und Geschäftsführer sollten also in ihr Pflegecontrolling eine Sicherung einbauen, die ein sogenanntes »Organisationsverschulden« verhindert.

Definition: Organisationsverschulden

Organisationsverschulden ist im Deliktsrecht die Haftung wegen der Verletzung von Organisationspflichten oder wegen Nichterfüllung rechtlicher Anforderungen an betriebliche organisatorische Maßnahmen. In den typischen Anwendungsfällen wird damit ein organisationsbedingter Fehler eines Arbeitnehmers dem Arbeitgeber angelastet.

Ein wirksames Instrument ist ein PDL-Reporting. Das Reporting muss die Pflegedienstleitung anfertigen. Es dient als Gesprächsgrundlage für den monatlichen Austausch mit Inhaber oder Geschäftsführer. In diesem Reporting fragt die Geschäftsleitung Kennzahlen rund um Pflege, QM und BWL ab. Somit wird die Leitung in die Lage versetzt, die Pflegedienstleitung in ihrem Wirken zu überprüfen. Aus den Ergebnissen des PDL-Reportings werden – ähnlich wie bei der Pflegevisite – Maßnahmen für die Pflegedienstleitung abgeleitet und mit Fristen versehen, wenn es Optimierungsbedarf gibt. Die festgelegten Maßnahmen werden spätestens bei der Besprechung zum nächsten PDL-Reporting hinsichtlich ihrer Umsetzung überprüft. Tabelle 18 zeigt ein Muster für ein PDL-Reporting (ambulante Pflege).

Tabelle 18: PDL-Reporting ambulant

1. Patientendaten	
Anzahl Patienten mit SGB V	
Anzahl Patienten mit SGB XI	
Anzahl Patienten mit SGB V und XI	
Anzahl Patienten mit SGB XII	
Anzahl Privatzahler	
Gesamt	
Davon Neuaufnahmen (Monat)	
Davon ausgeschieden (Monat)	
Davon verstorben (Monat)	
2. Pflegesituation	
Anzahl Dekubitalulzera	
Davon intern entstanden	
Davon extern entstanden	
Anzahl sonstige chronische Wunden	
Davon intern entstanden	
Davon extern entstanden	
Anzahl Fixierungen	
Davon genehmigt	
Anzahl Kontrakturen	
Anzahl Stürze	
Anzahl vollständige Immobilität	
Anzahl Tracheostoma	
Anzahl beatmet	
Wachkoma	
Anzahl MRSA	

Anzahl ESBL	
Anzahl Diabetes mellitus	
Anzahl PEG	
Anzahl Dauerkatheter	
3. Pflegecontrolling	
Anzahl Patienteninaugenscheinnahmen/Monat (Pflegevisiten)	
Anzahl Dokumentationsvisiten/Monat	
Anzahl Mitarbeitervisiten/Monat	
Anzahl Höherstufungsanträge	
Anzahl Anträge auf Anerkennung EAK	
Anzahl Mängel bei der Versorgung (Pflege, Hygiene, Arbeitsschutz)	
Davon beseitigt	
Anzahl Dokumentationsmängel	
Davon beseitigt	
4.1 Ergebnisqualität aus Pflegevisiten	
Sachgerechter Umgang mit Kompressionsstrümpfen (geprüft/davon in Ordnung)	/
Sachgerechter Umgang mit der Medikamentengabe (geprüft/davon in Ordnung)	/
Sachgerechter Umgang mit dem Schmerzmanagement (geprüft/davon in Ordnung)	/
Sachgerechter Umgang mit chronischen Wunden (geprüft/davon in Ordnung)	/
Sachgerechter Umgang mit der Katheterisierung (geprüft/davon in Ordnung)	/
Sachgerechter Umgang mit der Injektion (geprüft/davon in Ordnung)	/
Sachgerechter Umgang mit der Stomabehandlung (geprüft/davon in Ordnung)	/
Kommunikation mit dem Arzt nachvollziehbar	/
4.2 Ergebnisqualität aus Mitarbeitervisiten	
Einhaltung der Richtlinien zur Händehygiene (geprüft/davon erfüllt)	/
Einhaltung der Richtlinien zur Arbeitskleidung (geprüft/davon erfüllt)	/
Einhaltung der Richtlinien zur persönlichen Hygiene (geprüft/davon erfüllt)	/
Einhaltung sonstiger Hygienerichtlinien (geprüft/davon erfüllt)	/

Anwendung rückenschonender Hebe- und Tragetechniken (geprüft/davon erfüllt)	/
Anwendung rückenschonender Lagerungstechniken (geprüft/davon erfüllt)	/
Anwendung der Vorgaben zur Desinfektion (geprüft/davon erfüllt)	/
Anwendung der Vorgaben zu sicherem Schuhwerk (geprüft/davon erfüllt)	/
5. Qualitätsmanagement	
Anzahl eingegangener Beschwerden	
Davon auf Anhieb gelöst	
Davon noch nicht gelöst	
Anzahl durchgeführter Fortbildungen (Ist/geplant)	/
Anzahl dokumentierte Einarbeitungen (Ist/Anzahl Neueinstellungen)	/
Die Vorgaben des Arbeitszeitgesetzes sind eingehalten (ja/nein)	
6. Umsatz- und Gewinnkennzahlen	
Bei Neuaufnahmen Pflege: Vorgabe 0,90 € erfüllt (Anzahl Aufnahmen/davon erfüllt)	/
Bei Neuaufnahmen HW/Betreuung: Vorgabe 0,60 € erfüllt (Anzahl Aufnahmen/davon erfüllt)	/
Touren liegen bei größer/gleich 0 € Gewinn (Gewinn/Touren gesamt)	/
Umsatz/Monat	

Hinweis

Für den stationären Bereich brauchen Sie im Wesentlichen nur die Abschnitte 1 und 6 umschreiben.

Mit diesem Instrument stellt die Geschäftsleitung sicher, dass es regelhafte Überprüfungen der Pflegedienstleitung gibt. In diesem Instrument sind übrigens auch bewusst Aspekte zur Überwachung des Arbeitsschutzes eingebaut. Dieses Thema gewinnt nämlich auf vielen Ebenen an Bedeutung und birgt nicht selten erhebliche Haftungsrisiken in stationären und ambulanten Pflegeeinrichtungen.

Darüber hinaus wird sogar die Effektivität der von der Pflegedienstleitung durchgeführten Pflegevisiten überprüft. Eigentlich sind die Pflegevisiten das Instrument, mit der die Pflegedienstleitung pflegerische Prozesse steuert und deren Erfolg sicherstellt. Überprüft aber die Geschäftsleitung ihrerseits die korrekte Wahrnehmung der

Prüfaufgaben der Pflegedienstleitung, sollte ein Organisationsverschulden abgewendet werden.

Damit das PDL-Reporting als Prozess funktioniert, müssen bei verfehlten Zielen oder offensichtlichen Mängeln und Lücken schriftlich Maßnahmen zur Abhilfe formuliert werden, für deren Umsetzung die Pflegedienstleitung verantwortlich zeichnet. Eine Dokumentation hierzu kann so aussehen:

Beispiel: Dokumentation von Maßnahmen aus dem PDL-Reporting

Betr. PDL-Reporting September 2016, Sitzung vom 1.10.2016

Mängel:

- Keine Pflegevisiten durchgeführt
- Kaum Erfüllung von Arbeitsschutzvorgaben (bei 5 Prüfungen 4 Mängel)
- Vorgaben des Arbeitszeitgesetzes nicht durchgängig eingehalten

Maßnahmen:

- Durchführung von 5 Pflegevisiten lt. QM-Vorgaben bis zum 1.11.2016
- Durchführung einer Arbeitssicherheitsunterweisung mit Lernzielkontrolle bis zum 1.11.2016
- Durchgängige Planung von Diensten mit mindestens 10 Std. Ruhezeit dazwischen

Verantwortlich für die Umsetzung:

Juliane Teichmann (PDL)

Die Überprüfung erfolgt am 1.11.2016 bei der nächsten Sitzung zum PDL-Reporting durch den Geschäftsführer Wilhelm Koch.

Idealerweise unterschreiben Geschäftsleitung und Pflegedienstleitung das Protokoll. Mit den beschriebenen sieben Schritten bauen Sie sich ein erfolgreiches Pflegecontrolling auf. Bei konsequenter Verfolgung der hier beschriebenen Maßnahmen wird nicht nur Ihr dokumentierter Pflegeprozess reibungslos laufen, sondern es werden auch folgende gewünschte Effekte eintreten:

- Keine Maßnahmen durch die Pflegekassen nach MDK-Qualitätsprüfungen
- Keine Empfehlungen und Anordnungen nach Heimaufsichtsbegehungen
- Erhebliche Erfolge bei Einstufungen
- Haftungsrechtliche Absicherung

Darüber hinaus werden Sie mittelfristig spüren, dass Ihre Mitarbeiter kontinuierlich ihre Fach- und Methodenkompetenz erweitern. Die Investition in ein kontinuierliches Pflegecontrolling lohnt sich also für alle Beteiligten in Ihrer Einrichtung.

8.6 Kompetente Problemlösungen im Team: Fallbesprechungen & mehr

Karla Kämmer

»Kompetenz in der Institution beruht auf der Entwicklung der inneren Werte aller in ihr lebenden und arbeitenden Menschen.«[76]

In den vorangegangenen Kapiteln wurden Ihnen immer wieder Fallbesprechungen empfohlen. Sie selbst greifen sicherlich in Ihrer Praxis auf dieses Instrument zurück. In diesem Kapitel möchten wir Ihnen einige Anregungen zur Gestaltung Ihrer Fallarbeit geben, da diese im Zuge des Wegfalls starrer und schematisierter Controlling-Schleifen im Rahmen des Pflegeprozesses eine neue Bedeutung in der Sicherung der klientenbezogenen Leistungsqualität erhält. Fallbesprechungen gehören heute zu den meistgenutzten professionellen Arbeitsmitteln in der Seniorenpflege. Im Folgenden bieten wir Ihnen vier Formen an – probieren Sie sie einfach aus und erweitern Sie die vorhandenen Möglichkeiten. Sie haben ihren Nutzen, wenn z. B. Pflegefachpersonen in der Risikobeurteilung oder im Umgang mit schwierigen Pflege-und Begleitungssituationen unsicher sind. Die reflektierte Beratung durch das interdisziplinäre Team bietet eine große Hilfe.

Hinweis

Wichtig ist, Fallarbeit gezielt in der richtigen Form zur richtigen Fragestellung einzusetzen und sie professionell zu moderieren, um eine hohe Ergebnisqualität bei überschaubarem Zeitensatz zu gewährleisten. Indikationen und Zeitpunkte sollten im QM festgelegt sein.

8.6.1 Die Fallbesprechung

Die Fallbesprechung[77] stellt eine hilfreiche Reflexionsschleife zur angemessenen Gestaltung der Pflege- und Begleitungsplanung im Pflegeprozess dar. Man nutzt sie insbesondere im Umgang mit Risikosituationen (z. B. bei herausforderndem bzw. risikogeneigtem Verhalten von Pflegekunden mit gerontopsychiatrischen Erkrankungen).

Wie wird eine Klientensituation zum Fall? Nach Müller-Hergl sind Fälle »bestimmte Situationen im Rahmen einer Institution, inklusive gegebener Aufträge, Rollen und

76 Olbrich 2010, S. 237

77 KDA (Hrsg.), Riesner, C., Müller-Hergl, C: & Mittag, M. (Übers.) (2012). »Wie geht es Ihnen?« Konzepte und Materialien zur Einschätzung des Wohlbefindens von Menschen mit Demenz. Informations- und Koordinierungsstelle der Landesinitiative Demenz-Service NRW. Im Internet: http://www.demenz-servicenrw.de/tl_files/Landesinitiative/Die%20Landesinitiative/Veroeffentlichungen/Band%203 %20fuer%20WEB.pdf [Zugriff am 12.07.2016]

Regeln«[78]. Der Fall macht sich an einem Klienten (Pflegekunden) fest; es handelt sich um eine relevante, anspruchsvolle, oft kritische Pflegesituation, in der der Fallgeber (oft die verantwortliche pflegerische Bezugsperson) Rat und Unterstützung durch den kollegialen Austausch im Lösungsprozess sucht.

Die Moderation muss nicht zwangsläufig durch die PDL erfolgen. Es lohnt sich, möglichst viele Pflegepersonen in die Technik der Moderation einer Fallbesprechung einzuweisen. Die Dauer einer strukturierten Fallbesprechung beträgt ca. 60 bis 90 Minuten. Der Ablauf einer Fallbesprechung kann wie folgt aussehen:

1. Auswahl des Falls – Orientierungsphase

Entweder muss ein Fall definiert werden, d. h., alle Mitarbeitenden aus dem Team haben die Möglichkeit, Fälle einzubringen. Meistens bereitet eine/ein Mitarbeitende/-r eine Klientensituation mit allen Daten aus der Pflegeplanung, den Beobachtungen und Fragen, z. B. der Angehörigen, vor, zu der sie/er Rat einholen möchte. Sie/er ist der Fallbringer.

Vorstellung/Präsentation des Falles – Klärungsphase

Der Fallbringer stellt den Fall dar und das Ziel, das mit der Fallbesprechung erreicht werden soll. Das Erleben/die Beobachtungen und die Interpretation der Symptome, der kritischen Fakten/des Verhaltens des Pflegekunden bilden neben der Schilderung von Kontakt und Beziehung den Abschluss der Klärungsphase.

2. Blitzlicht

Im Anschluss an die Klärungsphase äußern sich nun alle Teilnehmer, welche Beobachtungen, Eindrücke, eigenen Erlebnisse und auch Gefühle sie zu diesem Fall beitragen können, ohne zu werten. Es soll vielmehr zur Bereicherung des »Materials« dienen.

3. Verstehenshypothese

Der nachfolgende Prozess besteht in der Sichtung des vorhandenen Materials mit dem Ziel, eine Verstehenshypothese aufzubauen. In dieser Phase darf nicht vergessen werden, die eigene Perspektive sowie die Perspektive des Klienten in dieser Situation zu erkennen. Ein bewusster Perspektivenwechsel, das gezielte Sich-Hineinversetzen in die Situation des Gegenübers ist neben dem Fachwissen und der eigenen Reflexion eine wichtige Voraussetzung, um in den problematischen Situationen handlungsfähig zu bleiben. Der professionelle Filter arbeitet mit gezielten Fragestellungen zur Lenkung des Gespräches.

Während der gesamten Entwicklung der Verstehenshypothese ist es unerlässlich, dass der/die Moderator/-in immer wieder den Perspektivenwechsel anregt und subjektive Deutungen der Mitarbeitenden kenntlich macht. Müller-Hergl weist auch darauf

[78] Müller-Hergl, C. (o.J.) Fallbesprechung. Gerontopsychiatrie. Im Internet: http://www.klinik-viersen.lvr.de/media/lvr_klinik_viersen/fachpublikum/fachbeitraege/Fallbesprechung.pdf, S. 34

hin, dass Biografie nicht die Gegenwart des Betroffenen »überlagern« darf – auch Menschen mit demenziellen Erkrankungen haben eine Gegenwart.

Im Versuch, den Fall zu verstehen, kommt auch der Beschreibung von positiven Symptomen (Was kann der Betroffene?) Bedeutung zu bzw. muss der Moderator dieses anregen.

4. Zielentwicklung

Das Team entwickelt das Ziel unter Berücksichtigung verschiedener Aspekte, z. B.:

- Wie kann die weitere Entwicklung beim Betroffenen aussehen?
- Wie ist die Erwartung des Krankheitsverlaufes?
- Worauf ist zu achten?

5. Brainstorming zu Lösungsideen – Veränderungsphase

- Welche Maßnahmen, Interventionen und Konsequenzen folgen für den Klienten, für den Angehörigen, für das Team, für die Struktur und die Organisation?
- Welche Folgen haben die Ziele für unser Handeln im Umgang mit eskalierenden Situationen, z. B. Unterbrechung von Kommunikation und Interaktion?
- Wo sind Grenzen und Nahtstellen zu anderen Bereichen wie Hauswirtschaft, sozialer Dienst u. a.?
- Was muss mit Leitung und Führungsteam geklärt und vereinbart werden?

6. Abschluss

Zum Abschluss der Fallarbeit steht die Bewertung des Brainstormings durch das Team, das Herauskristallisieren der Kernaussagen zum Fall in Zusammenhang mit einem klaren Informations- und Auftragsmanagement:

- Wer macht was bis wann, mit wem?
- Wer informiert?
- Wer macht die Planung?
- Wer überprüft das Vereinbarte?

8.6.2 Ethische Fallbesprechungen

»Ethik ist ins Grenzenlose erweiterte Verantwortung gegenüber allem, was lebt.«
(ALBERT SCHWEITZER)

Definition

»Ethische Fallbesprechung […] ist der systematische Versuch, im Rahmen eines strukturierten, von einem Moderator geleiteten Gesprächs mit einem multidisziplinären Team innerhalb eines begrenzten Zeitraumes zu der ethisch am besten begründbaren Entscheidung zu gelangen.«*

* Steinkamp, N. & Gordijn, B. (2010). Ethik in Klinik und Pflegeeinrichtung. Ein Arbeitsbuch. Neuwied, Köln: Luchterhand, S. 256

8.6.2.1 Sehr bewährt: Die Nimwegener Methode

Am häufigsten wird heute in der ethischen Fallbesprechung in Deutschland die Nimwegener Methode nach Steinkamp & Gordijn[79] angewendet. Es handelt sich hierbei um eine interne, prospektive Fallbesprechung, in der die Verantwortlichen selbst eine Entscheidung fällen. Wesentlich sind in diesem Szenario ein externer Moderator und die interdisziplinäre Zusammensetzung des Teilnehmerkreises.

Die Nimwegener Methode besteht aus vier Schritten:

1. Bestimmung des ethischen Problems
2. Analyse der medizinischen, pflegerischen, sozialen, weltanschaulichen und organisatorischen Fakten
3. Bewertung und Entwicklung von Argumenten aus dem Blickwinkel ethischer Normen
4. Beschlussfassung einschließlich der Zusammenfassung der wichtigsten Gründe, die zu ihr geführt haben.

Die Initiative für eine interne ethische Fallbesprechung kann von allen Beteiligten ausgehen, unabhängig von ihrer Stellung in der Hierarchie der Institution. Die ethische Fallbesprechung ist entweder anlassbedingt oder als regelmäßiges Element in bestimmten Abständen in die Ablaufstruktur der Wohnbereiche oder ambulanten Dienste integriert.

Die Anlässe für eine ethische Fallbesprechung sind vielfältig, zum Beispiel:

- Nichteinwilligungsfähigkeit des Bewohners oder Unklarheiten über seinen Willen

[79] Steinkamp, N. & Gordijn, B. (2010). Ethik in Klinik und Pflegeeinrichtung. Ein Arbeitsbuch. Neuwied, Köln: Luchterhand, S. 256. Zitiert nach: Georg Marckmann, Institut für Ethik, Geschichte und Theorie der Medizin. Ethische Falldiskussion. Vortragsreihe Klinische Ethik »Ethische Entscheidungsfindung in der Klinik«. Wintersemester 2013/2014. München, 05.11.13. http://www.egt.med.unimuenchen.de/personen/leitung/marckmann/materialien/vortragsfolien/muenchen-05_11_13.pdf [Zugriff am 12.06.2016]

- Wünsche von Angehörigen, Betreuern oder behandelnden Ärzten
- Unerträgliche Pflegesituation, zum Beispiel aufbrechende Tumore, zerfallendes, übel riechendes Gewebe
- Verweigerung von Essen und Trinken
- Aggressivität oder herausforderndes Verhalten
- Entscheidung zwischen palliativen oder kurativen Behandlungsansätzen
- Entscheidung über den Sinn von lebensverlängernden Maßnahmen

8.6.2.2 So bereiten Sie die ethische Fallbesprechung vor

- Der zeitliche Vorlauf sollte nicht zu lang sein, um die Nähe zum Problem zu wahren. Planen Sie ausreichend Zeit ein (ca. eine Stunde) und sorgen Sie dafür, dass die Teilnehmer ungestört vom Dienstbetrieb tagen können.
- Stellen Sie den Teilnehmerkreis zusammen und laden Sie die entsprechenden Personen ein, z. B.:
  - Pflegekräfte, Pflegedienstleitung
  - Behandelnde Ärzte
  - Betreuer oder Betreuungsrichter
  - Physiotherapeuten oder andere Mitarbeiter des therapeutischen Teams
  - Seelsorger, Mitarbeiter des sozialen Dienstes
  - Angehörige
    (Sofern Angehörige nicht an der ethischen Fallbesprechung teilnehmen, sollten Sie sie vor und nach der Fallbesprechung durch ein ausführliches Gespräch in den Entscheidungsprozess einbeziehen.)
- Gewinnen Sie einen oder zwei externe Moderatoren (z. B. Mitarbeitende aus einer anderen Abteilung oder einem anderen Team). Das sorgt für Neutralität und der Blick von außen auf das Problem kann hilfreich sein.
- Sorgen Sie für umfassende Informationen, wobei die Person, um die es geht, stets im Mittelpunkt des Blickfeldes stehen sollte:
  - Strukturierte Sammlung der Fakten anhand eines Fragebogens
  - Möglichst vollständige Sammlung und Darstellung der Voraussetzungen und Umstände

8.6.2.3 Ablauf der ethischen Fallbesprechung

Abbildung 9 zeigt in Anlehnung an die Nimwegener Methode das Grundschema des Vorgehens bei der ethischen Fallbesprechung. Alle Punkte werden dokumentiert und damit Bestandteil der Kranken- oder Pflegeakte. Die Ergebnisse fließen in die Pflegeplanung mit ein.

Grundschema einer Ethischen Fallbesprechung

PROBLEM
- Vorstellung der Person / Situation
- Anlass und Fragestellung

FAKTEN
- Medizinische Gesichtspunkte
- Pflegerische Gesichtspunkte
- Psychosoziale und weltanschauliche Gesichtspunkte
- Organisatorische / ökonomische Gesichtspunkte

BEWERTUNG der Fakten

HANDLUNGSEMPFEHLUNG

Alle Punkte werden dokumentiert und damit **Bestandteil der Kranken- oder Pflegeakte.** Die Ergebnisse fließen in die Pflegeplanung mit ein.

Hilfreiche Fragestellungen bei der Darstellung des Problems sind wie so oft: Wer? Warum? Wann? Wie häufig? Versuchen Sie, das ethische Problem so konkret wie möglich zu beschreiben. Eine sorgfältige Faktensammlung nach allen genannten Gesichtspunkten kann ggf. zu neuen Erkenntnissen führen. In jedem Fall bringt sie alle Beteiligten auf denselben umfassenden Informationsstand und ermöglicht oft, das Problem und die konkrete Fragestellung zu präzisieren.

Die Leitfrage einer jeden Fallbesprechung lautet: »Was sollen wir tun? Zu welcher (Be-)Handlung sind wir in einer konkreten Situation moralisch verpflichtet?«[80] Methodisch empfiehlt es sich, die Frage nach dem, was man tun kann, vorzuschalten. D.h., Sie trennen die Sache von der Bewertung, sammeln und analysieren Handlungsoptionen und deren mögliche Auswirkungen.[81]

In der nun folgenden Diskussion zur Bewertung der Handlungsoptionen sind folgende ethische Prinzipien zu berücksichtigen[82]:

- **Prinzip des Wohltuns/Nutzens**: Hier geht es um das Wohlergehen des Klienten (Lebenszeit, Lebensqualität).
- **Prinzip des Nichtschadens:** Dem Klienten soll kein Schaden zugefügt werden.

---

80 Marckmann, G. (2014). Hauptsache strukturiert – Modelle ethischer Fallbesprechungen im Vergleich. 10 Jahre Zentrale Mobile Ethikberatung im Klinikum Nürnberg. »Selbstbestimmung und Fürsorge«. Auf dem Weg zu guten Entscheidungen in schwierigen Situationen. Vortrag am 18.11.2014, Nürnberg. Im Internet: http://www.egt.med.uni-muenchen.de/personen/leitung/marckmann/materialien/vortragsfolien/nuernberg-18_11_14.pdf [Zugriff am 30.05.2016]

81 Vgl. ebd., S. 13

82 Vgl. ebd., S. 15

- **Prinzip der Autonomie**: Die Selbstbestimmung des Klienten soll respektiert werden.
- **Prinzip der Gerechtigkeit**: Die Bedürfnisse Dritter und der verantwortungsvolle Umgang mit Ressourcen sind zu berücksichtigen.

Nach der strukturierten Besprechung und vor der abschließenden Bewertung empfiehlt es sich zu prüfen, ob sich die Anfangsfrage geändert hat und das Problem umformuliert werden muss. Das Prozedere sollte nun die Voraussetzungen für einen größtmöglichen Konsens und eine gut vertretbare Entscheidung geschaffen haben.

Die gemeinschaftliche, optimierte Entscheidungsfindung hilft der letztendlich für einen Fall verantwortlichen Person, eine ethisch problematische Entscheidung sorgfältig zu begründen. Sie hat damit eine stärkende und entlastende Wirkung.

8.6.3 Kollegiales Team Coaching (KTC)

Beim kollegialen Team Coaching handelt es sich um eine teambezogene Beratungsform, in die eine Kollegin/ein Kollege ein Thema einbringt. Das Coaching wird von einem anderen Teammitglied geleitet. Die teilnehmenden Kolleg/innen müssen nicht über die gleiche Fachkompetenz verfügen. Die kollegiale Beratung ist systematisch aufgebaut, dauert in der Regel ein bis zwei Stunden und besteht aus sieben Verfahrensschritten.

So organisieren Sie ein KTC-Treffen im Vorfeld

- Termin und Dauer planen
- Räumlichkeiten festlegen
- Arbeitsfähige Teamgröße festlegen
- Qualitätssicherung im Sinne von Systematik und Berichtswesen bedenken
- Anwesenheitspflicht und Arbeitsregeln festlegen
- Form der Leitung klären
- Die Leitung kann
  - intern, rotierend aus dem Team oder durch eine Führungskraft übernommen werden oder
  - extern durch eine Person mit beraterischer Fachkompetenz (Erwachsenenbildner, Supervisor etc.) durchgeführt werden

Aufgaben und Verhalten der KTC-Leitung

Die KTC-Leitung
- unterstützt Lernprozesse
- stärkt Eigenverantwortlichkeit stärken
- überwacht Strukturen, Fortschritte und Ziele überwachen

Die KTC-Leitung
- hat ein eindeutiges Mandat
- ist zurückhaltend
- arbeitet »aktiv zuhörend«
- hebt sinnvolle Gemeinsamkeiten hervor

8.6.3.1 Die sieben Schritte im KTC

1. Jede(r) stellt kurz in Stichworten das Thema bzw. einen Fall vor.

2. Der wichtigste oder dringlichste Fall wird ausgewählt.

Kriterien:
- Emotionalität (Fühlen sich viele angesprochen?)
- Handlungsbedarf

3. Informationsaustausch
- Ausführliche Fallbeschreibung
- Nur zuhören
- Aktives Nachfragen, um die Situation zu verstehen
- Sachliche Fakten erheben
- Unklarheiten beseitigen
- Fehlende Daten ergänzen, die noch nicht erwähnt wurden zum Fallverstehen

4. Situationsanalyse

Es gibt verschiedene Methoden der Analyse u. a.:
- Freie Assoziation/Brainstorming
- Die sechs W-Fragen
- Stärken/Schwächen der Situation
- Visualisieren am Flipchart

Achtung: In diesem Schritt noch keine Interpretation, keine Ratschläge!

5. Verallgemeinerung
- Nur wenn sich mehrere Teilnehmer angesprochen fühlen, können allgemeine Aussagen getroffen werden

6. Lösungsorientierte Strategie
- Interpretation
- Identifikation (Sharing)
- Ratschläge
- Welche Lösungen sind möglich?
- Wie wird weiter vorgegangen?

7. Abschluss
Rückmeldung durch den/die Falleinbringer/in
- Was war besonders wichtig?
- Was war nicht so wichtig?
- Welche Lösungsvorschläge nehme ich an?
- Welche Erkenntnisse habe ich gewonnen?

Die Vorteile des KTC

Die Vorteile des KTC liegen in den direkten und indirekten Auswirkungen.

Direkt geht es ganz konkret um:
- Lösungsorientierte Beratung
- Qualitätssicherung durch »Mehr-Augenprinzip«
- Wissenstransfer durch und zwischen den Kolleginnen

Indirekt wirkt sich diese Methode positiv auf folgende Bereiche aus:
- Stärken und Schwächen erkennen
- Lernprozesse werden durch die Kreativität in der Methode in Gang gesetzt
- Förderung des Teamklimas

8.6.4 Kollegiale Beratung

Die kollegiale Beratung zeichnet sich durch stringentes Vorgehen und Vermeidung von Endlosdiskussionen aus. Beruflich Gleichgestellte suchen gemeinsam nach Lösungen für ein konkretes Problem. Es stehen zwei Varianten zur Verfügung:
1. die **kollegiale Kurzberatung** als Impuls zur Ad-hoc-Erweiterung von Handlungsmöglichkeiten, z. B. für festgefahrene alltägliche Lösungssituationen[83]
2. die weiterführende **kollegiale Beratung in 10 Phasen** (nach Beckmann[84])

Wichtig sind Grundkenntnisse in konstruktivem Feedback und der Moderation von Gesprächen.

---

83 Szabo, P. & Kim Berg, I. (2009). Kurz(zeit)coaching mit Langzeitwirkung. Dortmund: Borgmann Media
84 Beckmann, U. (2013):. Kollegiale Beratung für Pflegeberufe. 10 Phasen zur Selbsthilfe. Hannover: Vincentz

8.6.4.1 Die kollegiale Kurzberatung

Die kollegiale Kurzberatung eignet sich als Beratung für »zwischendurch« zu dritt. Sie dient dazu, nach emotional belastenden Situationen in wenigen Minuten (15 bis 20) den Kopf wieder freizubekommen.

Ablauf:

1. **Rollen festlegen (1 Min.)**
   E – Einbringer, M – Moderator, T – Teamkollege/-kollegin

2. **Problem beschreiben (5 Min.)**
   E stellt den Fall vor, M macht Notizen, T hört zu.

3. **Assoziieren (2 Min.)**
   M fragt T nach Gefühlen, T schildert die Gefühle und Eindrücke, die die Schilderung auslösen, M macht Notizen, E hört zu (Achtung: keine Bewertungen vornehmen!).

4. **Differenzieren (5 Min.)**
   T stellt Fragen zur Konkretisierung, E gibt Antwort, M notiert.

5. **Lösungen sammeln (2 Min.)**
   T macht Lösungsvorschläge/Vorschläge zu in diesem Fall zu unternehmenden nächsten Schritten, M sammelt alle, E hört nur zu.

6. **Entscheidung (2 Min.)**
   E schaut sich die gesammelten Handlungs-/Lösungsvorschläge an. M fragt, welchen Vorschlag E gut findet und ob E seine Wahl begründen möchte, T respektiert die Entscheidung.

7. **Abschluss (2 Min.)**
   M fragt die Teilnehmer, was ihnen die Kurzberatung gebracht hat.

Erarbeitete Lösungen zu Fragestellungen, die das gesamte Team betreffen (z. B. das generelle Umgehen mit einer Situation), werden an die PDL herangetragen, um ggf. das weitere Vorgehen abzustimmen. Es ist dann für alle beteiligten Teammitglieder verbindlich.

8.6.4.2 Kollegiale Beratung in 10 Phasen

Die 10-Phasen Methode nach Beckmann dient in erster Linie der Entwicklung mittel- und langfristiger Lösungsstrategien im Umgang mit Situationen im Arbeitsfeld, der Stressprävention und -bewältigung sowie der Gesundheitsförderung der Teams. Die Gruppe trifft sich u. U. mehrmals. Eine Sitzung dauert etwa 75 Minuten.

Ablauf:

1. **Begrüßung und Organisatorisches (5 Min.)**
   Der Moderator ist für alle Schritte verantwortlich, sorgt für eine angenehme, störungsfreie Gesprächssituation, Flipchart, Stifte, Getränke ggf. Obst. Pausen und mögliche Stolpersteine werden geklärt (Muss jemand früher gehen? Hat jemand Telefonbereitschaft? Ist jemand bei den Folgesitzungen verhindert?).

2. **Eröffnung (15 Min.)**
   Kurzes Statement aller Teilnehmenden zu folgenden Aspekten:
   - Ist aktuell Wichtiges zum Thema zu berichten?
   - Gab es Entwicklungen seit der letzten Sitzung?
   - Wurden bereits Lösungsschritte umgesetzt? Welche, mit welchem Ergebnis?
   - Gibt es neue Fragestellungen zur Beratung?
   - Was ist dringend?
   - Welches Thema braucht wie viel Zeit?

3. **Auswahl der Schwerpunkte der Beratung (5 Min.)**
   Wünsche nach Ratschlägen/Tipps zur persönlichen Vorbereitung von Konferenzen/Besprechungen, Texten/Formulierungen o. Ä. sind eher wenig zeitaufwendig. Relativ viel Zeit benötigen Erörterungen schwelender Konflikte mit Klienten oder notwendiger Weiterentwicklungen im Dienst. Krisensituationen haben Vorrang!

4. **Moderatorenrolle verteilen (5 Min.)**
   Die Moderatorenrolle ist durchgehend oder befristet. Interessierte melden sich und wechseln sich ggf. ab. Bei bestimmten Themen sollte ein spezialisierter Fachkollege (z. B. Experte für Demenz, Palliativ, Familienpflege) alle Phasen moderieren. Der Moderator achtet darauf, dass alle Teammitglieder beteiligt werden, und sichert die Ergebnisse.

5. **Situationsdarstellung und lösungsorientierte Befragung (15 Min.)**
   Der Ratsuchende schildert den Fall, ohne dabei unterbrochen zu werden. Das (Berater)-Team steigt anschließend mit klärenden Fragen ein und präzisiert die Sachverhalte.

6. **Hypothesen bilden (5 Min.)**
   In dieser Phase sind Phantasie und Fingerspitzengefühl gefragt: Es dürfen Ideen, Vermutungen und Assoziationen eingebracht werden. Der Moderator achtet darauf, dass nicht diskutiert wird! Die Rat suchende Person hört nur zu.

7. **Stellungnahme (5 Min.)**
   Der Fallgeber nimmt Stellung zu den Hypothesen, korrigiert und ergänzt gegebenenfalls. Rechtfertigungen oder Entschuldigungen sind dabei tabu.

8. **Lösungsideen entwickeln (5 Min.)**
   Gemeinsam gehen die Berater auf Lösungssuche. Sie produzieren möglichst viele Vorschläge. Der Ratsuchende hört zu, macht sich ggf. Notizen.

9. **Entscheidung (10 Min.)**
   Der Ratsuchende wägt die Vorschläge gegeneinander ab, trifft seine Wahl und begründet sie kurz.

10. **Abschluss und Umsetzungsplanung (5 Min.)**
    Alle Beteiligten erläutern kurz, wie sie die Beratungseinheit erlebt haben, was nützlich für sie war und was sich in ihrer Sicht auf die Situation durch die Beratung verändert hat. Es werden letzte Absprachen zur Umsetzung getroffen und es wird festgelegt, woran der Erfolg der Lösung gemessen werden kann.

Per Fortschrittsmonitoring misst die Leitung die Umsetzungsergebnisse. Hierzu werden Skalierungsfragen mit Einteilungen (z. B. von 0 bis 10) verwendet. Ressourcenfragen stärken die Selbsthilfekompetenzen der Teammitglieder:

- Wie haben Sie es geschafft, dieses Ergebnis zu erzielen?
- Was hat Ihnen geholfen, in dieser Situation standhaft zu bleiben?

9 EXTERNE QUALITÄTSSICHERUNG UND TRANSPARENZ IM RAHMEN DES PSG II

Jürgen Brüggemann

9.1 Einführung

Die Schöpfer der Pflegeversicherung haben von Beginn an in Sachen Qualitätssicherung in der Pflege einen neuen Weg eingeschlagen. Einen Weg, der in dieser Ausprägung in anderen Sozialversicherungszweigen seinesgleichen sucht:

- Neben der Verpflichtung zur internen Qualitätssicherung für die zugelassenen ambulanten Pflegedienste und stationären Pflegeheime hat der Gesetzgeber eine externe Qualitätssicherung eingeführt.
- Diese Aufgabe nimmt der **Medizinische Dienst der Krankenversicherung (MDK)** seit den Anfängen der Pflegeversicherung wahr.

Der MDK führt Qualitätsprüfungen in ambulanten Pflegediensten und stationären Pflegeeinrichtungen durch. Die gesetzlichen und vertraglichen Grundlagen dafür unterlagen im Laufe der Zeit einem kontinuierlichen Wandel und einer Weiterentwicklung: durch mehrere SGB XI-Änderungsgesetze, insbesondere durch das Pflege-Qualitätssicherungsgesetz (PQsG) 2002, das Pflege-Weiterentwicklungsgesetz (PfWG) 2008 und das Pflege-Neuausrichtungs-Gesetz (PNG) 2012 sowie durch die Neufassung der Maßstäbe und Grundsätze zur Sicherung und Weiterentwicklung der Pflegequalität nach § 113 SGB XI und der Qualitätsprüfungs-Richtlinien (QPR).

Waren die Prüfungen anfangs noch weitgehend auf Regelungen, Konzepte und Qualitätsmanagementaktivitäten ausgerichtet, lag der Fokus der Qualitätsprüfungen in den letzten Jahren mehr und mehr auf der Versorgungsqualität, also auf dem, was bei den Pflegebedürftigen in der ambulanten und stationären Pflege ankommt.

Prüfen – die Kernaufgabe des MDK

Durch die gesetzlich vorgegebenen mindestens jährlich durchzuführenden Qualitätsprüfungen in allen zugelassenen ambulanten Pflegediensten und stationären Pflegeeinrichtungen hat sich die anspruchsvolle Prüftätigkeit des MDK zu einer wichtigen Kernaufgabe im Bereich Pflegeversicherung entwickelt.

Der vielfach erhobenen Forderung nach mehr Transparenz und Vergleichbarkeit der Ergebnisse von Qualitätsprüfungen wurde mit der Einführung der Pflege-Transparenzvereinbarungen 2008/2009 und der Veröffentlichung der Prüfergebnisse im Internet Rechnung getragen. Doch die Qualitätsprüfungen sind eben dadurch in die Kritik geraten. Die Veröffentlichung erfolgt auf der Grundlage der Transparenzvereinbarungen, die zwischen den Pflegeeinrichtungsverbänden und dem GKV-Spitzenverband ausgehandelt wurden. Die auf dieser Grundlage veröffentlichten Prüfergebnisse lassen kaum Unterschiede zwischen den Pflegeeinrichtungen erkennen. Die Ergebnisse werden in der Regel zu gut dargestellt.

Der Pflegeselbstverwaltung ist es in den vergangen Jahren nicht gelungen, diesen Mangel grundlegend zu beheben. Dies hat den Gesetzgeber erneut auf den Plan gerufen. Mit dem Pflegestärkungsgesetz II (PSG II) wird nun nicht nur ein neuer **Pflegebedürftigkeitsbegriff** eingeführt, sondern auch das Verhältnis von interner und externer Qualitätssicherung sowie die Qualitätsberichterstattung auf neue Füße gestellt. Dabei sollen auch die Aktivitäten zur Entbürokratisierung, die derzeit schon vielen Pflegeeinrichtungen umgesetzt werden, Berücksichtigung finden.

Dieses Kapitel soll die derzeit geltenden

- gesetzlichen Regelungen zur Qualitätssicherung,
- das derzeitige Prüfverfahren und
- die Perspektiven für die zukünftige Entwicklung der Qualitätssicherung im Rahmen der Pflegeversicherung aufzeigen.

9.2 Die externe Qualitätsprüfung des MDK

9.2.1 Gesetzliche und vertragliche Grundlagen

Die Vorgaben für die interne und die externe Qualitätssicherung richten sich an Pflegeeinrichtungen nach dem SGB XI: Danach handelt es sich bei Pflegeeinrichtungen um selbständig wirtschaftende Einrichtungen, die unter ständiger Verantwortung einer ausgebildeten Pflegefachkraft Pflegebedürftige in ihrer Wohnung pflegen und hauswirtschaftlich versorgen (ambulante Pflege) bzw. bei denen Pflegebedürftige untergebracht sind, gepflegt und verpflegt werden (stationäre Pflege) (§ 71 SGB XI). Die verantwortliche Pflegefachkraft muss über ausreichende Berufserfahrung verfügen und eine Weiterbildungsmaßnahme für leitende Funktionen im Umfang von mindestens 460 Stunden erfolgreich durchgeführt haben.

Mit § 11 SGB XI ist den Qualitätsanforderungen an die Pflegeeinrichtungen eine Art Präambel vorangestellt, die die Pflegeeinrichtungen dazu verpflichtet, ihre Leistungen entsprechend dem allgemein anerkannten Stand medizinisch-pflegerischer Erkenntnisse zu erbringen und eine humane und aktivierende Pflege unter Achtung der Menschenwürde zu gewährleisten.

9.2.1.1 Versorgungs- und Rahmenverträge verpflichten zum Qualitätsmanagement

Pflegeeinrichtungen, die Leistungen nach der Pflegeversicherung erbringen und abrechnen möchten, müssen mit den Pflegekassen einen **Versorgungsvertrag** abschließen (§ 72 SGB XI). Jede Pflegeeinrichtung, die die erforderlichen Anforderungen erfüllt, hat einen Anspruch auf Zulassung (Kontrahierungszwang). Eine Angebotsplanung ist nicht vorgesehen.

Die Steuerung von Angebot und Nachfrage findet nach Marktprinzipien statt. Dabei besteht jedoch ein Ungleichgewicht zwischen den Marktteilnehmern, also zwischen den Pflegeeinrichtungen (Anbietern) und den Pflegebedürftigen (Nachfragern bzw. Kunden). Kunden zeichnen sich u.a. durch ihre Kundenautonomie aus. Gerade aber diese Autonomie ist bei den Pflegebedürftigen, die auf Leistungen der Pflegeversicherung angewiesen sind, nur eingeschränkt oder gar nicht vorhanden. Aufgrund dieses Ungleichgewichtes ist es in der Pflege besonders wichtig, interne Qualitätssicherungsmaßnahmen zu fordern und durch externe Prüfungen zu flankieren. Diese dienen dabei unter anderem dem Schutz der Versicherten.

Deshalb sind an den Abschluss von Versorgungsverträgen einige Voraussetzungen geknüpft. Versorgungsverträge dürfen nur mit Pflegeeinrichtungen abgeschlossen werden (§ 72 Abs. 3 SGB XI),

1. »die den Anforderungen des § 71 genügen,
2. die Gewähr für eine leistungsfähige und wirtschaftliche pflegerische Versorgung bieten (…),
3. sich verpflichten, nach Maßgabe der Vereinbarungen nach § 113 einrichtungsintern ein Qualitätsmanagement einzuführen und weiterzuentwickeln,
4. sich verpflichten, alle Expertenstandards nach § 113a anzuwenden«.

Auf Landesebene schließen die Landesverbände der Pflegekassen mit den Vereinigungen der Träger der Pflegeeinrichtungen **Rahmenverträge** (§ 75 SGB XI). Diese Rahmenverträge sind für die Pflegeeinrichtungen im Land unmittelbar verbindlich. Sie regeln u.a. den Inhalt der Pflegeleistungen, die Leistungen für Unterkunft und Verpflegung und die Zusatzleistungen sowie Maßstäbe für die personelle und sächliche Ausstattung der Einrichtungen. Diese Regelungen sind auch bei den Qualitätsprüfungen als Bewertungsmaßstab mit heranzuziehen.

Die zentralen Vorschriften zur Qualitätssicherung und Qualitätsentwicklung finden sich jedoch im Elften Kapitel des SGB XI. Hier wird den Pflegeeinrichtungen die Verantwortung für die Qualität ihrer Leistungen sowie die Sicherung und Weiterentwicklung der Qualität zugewiesen (§ 112 SGB XI). Maßstab für die Beurteilung der Qualität sind die Maßstäbe und Grundsätze zur Qualität nach § 113 SGB XI sowie die vereinbarten Leistungs- und Qualitätsmerkmale nach § 84 SGB X. Die externen Qualitätsprüfungen flankieren die Pflegeeinrichtungen.

Hinweis

Der Prüfauftrag des MDK bzw. des PKV-Prüfdienstes umfasst auch die Beratung der Pflegeeinrichtungen mit dem Ziel, Qualitätsmängeln vorzubeugen.

Die Pflegeeinrichtungen sind verpflichtet, an diesen Qualitätsprüfungen mitzuwirken. Die Qualitätsprüfungen erstrecken sich auf alle Leistungsbereiche der ambulanten und stationären Pflege. Die »Maßstäbe und Grundsätze für die Qualität und die Qualitätssicherung in der ambulanten und stationären Pflege sowie für die Entwicklung eines einrichtungsinternen Qualitätsmanagements, das auf eine stetige Sicherung und Weiterentwicklung der Pflegequalität ausgerichtet ist« (Maßstäbe und Grundsätze zur Qualität nach § 113 SGB XI), sind die Leitplanken der internen und externen Qualitätssicherung. In ihnen werden die sich nach dem SGB XI ergebenden Qualitätsanforderungen konkretisiert. Neben den Anforderungen zur Struktur-, Prozess- und Ergebnisqualität sind hier auch **Anforderungen an eine praxistaugliche, den Pflegeprozess unterstützende und die Pflegequalität fördernde Pflegedokumentation**, die über ein für die Pflegeeinrichtungen vertretbares und wirtschaftliches Maß nicht hinausgehen dürfen, festgelegt.

9.2.1.2 Indikatoren zur vergleichenden Qualitätsmessung

Große Bedeutung in der Diskussion haben in den letzten Jahren **Indikatoren zur Qualität der pflegerischen Versorgung** gewonnen. In einem durch das Bundesministerium für Gesundheit (BMG) und das Bundesministerium für Familie, Senioren, Frauen und Jugend (BMFSFJ) in Auftrag gegebenen Forschungsprojekt[85] wurden für die stationäre Pflege 15 gesundheitsbezogene Indikatoren und 14 Indikatoren zur Lebensqualität bzw. zur Zufriedenheit entwickelt und erprobt.

Insbesondere die gesundheitsbezogenen Indikatoren werden in den nächsten Jahren eine wesentliche Grundlage für die Weiterentwicklung des internen Qualitätsmanagements der stationären Pflegeeinrichtungen und die öffentliche Qualitätsdarstellung sein. Um diesen Prozess zu unterstützen, hat der Gesetzgeber die Vereinbarungspartner nach § 113 SGB XI dazu verpflichtet, Anforderungen festzulegen an ein indikatorengestütztes Verfahren zur vergleichenden Messung und Darstellung von Ergebnisqualität im stationären Bereich, das auf der Grundlage einer strukturierten Datenerhebung im Rahmen des internen Qualitätsmanagements eine Qualitätsberichterstattung und die externe Qualitätsprüfung ermöglicht.

Diese Anforderungen sind als Anlage 2 der Maßstäbe und Grundsätze zur Qualität nach § 113 SGB XI im Mai 2015 vereinbart und inzwischen auch veröffentlicht worden. Bevor dieses Indikatorenverfahren umgesetzt werden kann, sollte jedoch im Rahmen

---

[85] BMG, BMFSFJ (Hrsg.); Wingenfeld K., Engels, D. et al. (2011). Entwicklung und Erprobung von Instrumenten zur Beurteilung der Ergebnisqualität in der stationären Altenhilfe. Bielefeld, Köln

einer modellhaften Pilotierung der **Indikatoren in der stationären Altenpflege (MoPIP)** folgenden Fragen nachgegangen werden:

- Welche Voraussetzungen müssen in den Pflegeeinrichtungen zur Übernahme des neuen Systems vorhanden sein?
- Welche Erkenntnisse ergeben sich für die Maßstäbe und Grundsätze?
- Wie kann eine Datenvalidierung/Plausibilitätskontrolle ausgestaltet werden?
- Können im Rahmen der externen Prüfungen nach §§ 114 ff. SGB XI auch die Ergebnisse der Erhebungen der Indikatoren überprüft werden?
- Ist auf der Grundlage der Ergebnisse aus einrichtungsinternen Erhebungen im Rahmen des vereinbarten indikatorengestützen Verfahrens eine Bescheiderteilung nach § 115 SGB XI möglich?
- Wie sollte eine verbraucherfreundliche (verständliche, übersichtliche, vergleichbare) Darstellung der Ergebnisse ausgestaltet sein?

Das Projekt MoPIP wird unter der Leitung von Prof. Stefan Görres (Universität Bremen Campus Zentrum für Alterns- und Pflegeforschung) und Prof. Heinz Rothgang (Universität Bremen Campus Zentrum für Sozialpolitik) in der Zeit von Juni 2015 bis Februar 2017 durchgeführt. Es ist außerordentlich sinnvoll, dass das Verfahren vor seiner flächendeckenden Umsetzung in dieser Form pilotiert wird. Schließlich ist davon auszugehen, dass nach Abschluss der Pilotierung alle ca. 13.000 zugelassenen stationären Pflegeeinrichtungen dieses Verfahren mit erheblichem Aufwand umsetzen müssen.

Weiterhin ist nach § 113a SGB XI vorgeschrieben, im Rahmen der Pflegeversicherung **Expertenstandards** zu pflegefachlichen Themen zu entwickeln. Die Pflegeeinrichtungen sind zur Umsetzung dieser Expertenstandards verpflichtet. Der erste auf dieser Grundlage entwickelte Expertenstandard befasst sich mit der »Erhaltung und Förderung der Mobilität in der Pflege«[86]. Dieser Expertenstandard ist noch als Entwurf zu verstehen und wird nach der derzeit laufenden modellhaften Implementierung[87] durch Beschluss der Vertragspartner nach § 113 SGB XI Verbindlichkeit für die zugelassenen Pflegeeinrichtungen erlangen.

9.2.1.3 Regel-, Anlass- und Wiederholungsprüfungen

Die **Qualitätsprüfungen** werden seit Beginn der Pflegeversicherung durch den MDK durchgeführt. Seit 2011 führt der Prüfdienst der Privaten Pflegeversicherung (PKV-Prüfdienst) – entsprechend dem Versichertenanteil der Privaten Pflegeversicherung – 10 Prozent der Prüfungen durch. Die Landesverbände der Pflegekassen beauftragen den MDK bzw. den PKV-Prüfdienst mit einer Qualitätsprüfung. Die Prüfungen erfolgen als jährliche Regelprüfung, als Anlass- oder Wiederholungsprüfung. Eine

---

86 DNQP (2014). Expertenstandard nach § 113a SGB XI Erhaltung und Förderung der Mobilität in der Pflege. Abschlussbericht. Osnabrück

87 Die modellhafte Implementierung wird im Auftrag der Vereinbarungspartner nach § 113 vom Institut für Public Health und Pflegeforschung und dem Zentrum für Sozialpolitik an der Universität Bremen unter der Leitung von Prof. Stefan Görres und Prof. Heinz Rothgang in der Zeit vom Februar 2015 bis Ende 2016 durchgeführt.

Anlassprüfung kann dann in Auftrag gegeben werden, wenn Beschwerden bei den Landesverbänden der Pflegekassen über Qualitätsmängel von Pflegeeinrichtungen eingegangen sind. Eine Wiederholungsprüfung wird dann in Auftrag gegeben, wenn der Pflegeeinrichtung aufgrund einer Regel- oder Anlassprüfung Auflagen zur Mängelbeseitigung gemacht worden sind und überprüft werden soll, ob die Maßnahmen zur Mängelbeseitigung durchgeführt worden sind (§ 114 SGB XI).

9.2.2 Prüfkonzept und Prüfablauf

Den Qualitätsprüfungen des MDK und des PKV-Prüfdienstes liegt ein **beratungsorientierter Prüfansatz** zugrunde.

Hinweis

Die Qualitätsprüfungen bilden eine Einheit aus Prüfung, Beratung und Empfehlung von Maßnahmen zur Qualitätsverbesserung.

Der beratungsorientierte Prüfansatz ermöglicht schon während der Qualitätsprüfung bei festgestellten Qualitätsdefiziten das Aufzeigen von Lösungsmöglichkeiten durch das Prüfteam (Impulsberatung).

Die Qualitätsprüfungen in stationären Pflegeeinrichtungen erfolgen grundsätzlich unangemeldet. Regel- und Wiederholungsprüfungen in der ambulanten Pflege sind am Tag zuvor anzukündigen. Anlassprüfungen können auch in der ambulanten Pflege unangemeldet durchgeführt werden. Die Beteiligung anderer Prüfinstitutionen (z. B. nach heimrechtlichen Vorschriften zuständige Aufsichtsbehörden, Gesundheitsamt) darf nicht zu Verzögerungen bei der Durchführung der Prüfungen führen. Dies gilt auch für die Beteiligung der Trägervereinigung der Pflegeeinrichtung. Aufgrund der jährlichen Prüfungen durch den MDK bzw. den PKV-Prüfdienst sind gemeinsame Prüfungen durch mehrere Prüfinstitutionen vielfach nur schwer realisierbar. Zudem kann es in kleineren Einrichtungen durch gemeinsame Prüfungen zur Überforderung der Einrichtung kommen. Aus diesem Grund ist in vielen Bundesländern mit den Heimaufsichten vereinbart worden, die jeweiligen Prüfungen nicht zeitgleich, sondern mit längeren Zeitabständen durchzuführen.

Die Qualitätsprüfungen der MDK bzw. des PKV-Prüfdienstes führen in der Regel Prüfteams bestehend aus zwei Pflegefachkräften durch. In der Regel dauern die Prüfungen einen Tag, bei größeren Einrichtungen auch zwei oder mehr Tage.

In einem Einführungsgespräch werden zu Beginn jeder Prüfung Vertretern der Einrichtung Anlass, Ablauf und Inhalt der Prüfung erläutert. Daran anschließend bewerten die Prüfer die Einrichtung anhand des Prüfkataloges gemäß der QPR einschließlich der Transparenzkriterien. Zur Einschätzung der Ergebnis- und Prozessqualität wird bei den per Zufallsstichprobe ausgewählten Bewohnern[88] bzw. Pflegebedürftigen[89] die **Versorgungsqualität** überprüft. Dies ist der Hauptfokus der Prüfung.

Dabei werden die für die Versorgungsqualität zentralen Qualitätsanforderungen überprüft. Die Einbeziehung von Bewohnern bzw. Pflegebedürftigen erfolgt nur mit deren Einverständnis. Bei den einbezogenen Personen werden der Pflegezustand mittels Inaugenscheinnahme erhoben, Beobachtungen z. B. zur Hilfsmittelausstattung durchgeführt und der Pflegeprozess analysiert. Ebenso werden Gespräche mit den Pflegebedürftigen sowie den Mitarbeitern geführt sowie in stationären Pflegeeinrichtungen die Interessenvertreter der Bewohner über die Durchführung der Prüfung in Kenntnis gesetzt. In einem weiteren Teil der Prüfung werden auf Einrichtungsebene Aspekte der Struktur und Prozessqualität bewertet. An die Qualitätsprüfung schließen sich zwei getrennte, aber parallel verlaufende Verfahren an:

1. **Erstellung des Prüfberichts** nach § 115 Abs. 1 SGB XI
2. **Veröffentlichung des Transparenzberichts** nach § 115 Abs. 1a SGB XI

Im Rahmen des ersten Verfahrens erstellen MDK bzw. PKV-Prüfdienst einen Prüfbericht und senden ihn an die gesetzlich vorgesehenen Adressaten, u. a. die Pflegeeinrichtung und die Landesverbände der Pflegekassen, bei stationären Pflegeeinrichtungen auch an die nach Heimrecht zuständigen Aufsichtsbehörden. Der Prüfbericht enthält auch Empfehlungen zur Beseitigung von Qualitätsmängeln, falls solche festgestellt worden sind. Die Pflegeeinrichtung kann zu dem Prüfbericht Stellung nehmen. Auf Basis des Prüfberichtes und der Stellungnahme der Pflegeeinrichtung erteilen die Landesverbände der Pflegekassen bei festgestellten Qualitätsmängeln einen Bescheid mit Maßnahmen zur Beseitigung der Qualitätsmängel. Gegebenenfalls werden die MDK bzw. der PKV-Prüfdienst nach Ablauf der Frist beauftragt, im Rahmen einer Wiederholungsprüfung zu prüfen, ob die Qualitätsmängel abgestellt worden sind.

Werden Mängel nicht beseitigt, stehen den Landesverbänden der Pflegekassen verschiedene Sanktionsmöglichkeiten zur Verfügung. Sie können z. B. die Vergütung kürzen oder die Pflegedienstleitung zu Fortbildungsmaßnahmen verpflichten. In schwerwiegenden Fällen kann auch der Versorgungsvertrag mit der Pflegeeinrichtung gekündigt werden, ggf. auch fristlos. Zur Vermeidung einer Kündigung des Versorgungsvertrages können die Landesverbände der Pflegekassen auch die Pflege, Versor-

[88] In der stationären Pflege werden unabhängig von der Größe der Pflegeeinrichtung drei Bewohner aus jeder Pflegestufe per Zufallsauswahl in die Prüfung einbezogen, insgesamt also neun Bewohner. Ab 2017 wird das Verfahren auf die Pflegegrade umgestellt: aus den Pflegegraden 1 und 2 werden insgesamt zwei Bewohner, aus dem Pflegegrad 3 zwei Bewohner, aus dem Pflegegrad 4 drei Bewohner und aus dem Pflegegrad 5 zwei Bewohner in die Prüfung einbezogen.

[89] In der ambulanten Pflege werden derzeit in der Regel 10 Prozent der versorgten Pflegebedürftigen mit Sachleistungsbezug (Grundpflege) in die Prüfung einbezogen, mindestens jedoch fünf und höchstens 15 Pflegebedürftige. Ab 2017 wird das Verfahren auf die Pflegegrade umgestellt: Es werden drei Personen, die Sachleistungen nach SGB XI beziehen und zumindest körperbezogene Pflegemaßnahmen in Anspruch nehmen, aus dem Pflegegrad 2, drei Personen aus dem Pflegegrad 3 und zwei Personen zusammen aus den Pflegegraden 4 und 5 zufällig ausgewählt und in die Prüfung einbezogen.

gung und Betreuung weiterer Pflegebedürftiger bis zur Beseitigung der Kündigungsgründe ganz oder teilweise ausschließen.

Im zweiten Schritt erfolgt die **Veröffentlichung der Ergebnisse zu den Transparenzkriterien**. Hierfür senden MDK bzw. PKV-Prüfdienst die entsprechenden Ergebnisse an die Datenclearingstelle, die stellvertretend für die Landesverbände der Pflegekassen die Pflegeeinrichtung über die Bereitstellung eines (vorläufigen) Transparenzberichtes informiert. Die Pflegeeinrichtungen haben dann die Gelegenheit, strittige Fragen innerhalb von 28 Tagen mit den Landesverbänden der Pflegekassen zu klären. Nach Ablauf der Frist werden die Ergebnisse von den Landesverbänden der Pflegekassen im Internet veröffentlicht.

9.2.3 Prüfinhalte

Die Regelprüfung bezieht sich insbesondere auf wesentliche Aspekte des Pflegezustandes und die Wirksamkeit der Pflege- und Betreuungsmaßnahmen. Sie kann auch auf den Ablauf, die Durchführung und die Evaluation der Leistungserbringung sowie die unmittelbaren Rahmenbedingungen der Leistungserbringung erstreckt werden.

Die **Regelprüfung** bezieht sich **in der ambulanten Pflege** auf die Qualität der
- körperbezogenen Pflegemaßnahmen,
- pflegerischen Betreuungsmaßnahmen,
- Hilfen bei der Haushaltsführung,
- Leistungen der häuslichen Krankenpflege nach § 37 SGB V.

Die **Regelprüfung** bezieht sich **in der vollstationären und teilstationären Pflege** auf die Qualität der
- allgemeinen Pflegeleistungen,
- medizinischen Behandlungspflege einschließlich der nach § 37 SGB V erbrachten Leistungen der häuslichen Krankenpflege,
- Betreuung,
- zusätzliche Betreuung und Aktivierung im Sinne des § 43b SGB XI,
- Leistungen bei Unterkunft und Verpflegung nach § 87 SGB XI (zur Weiterentwicklung s. Kapitel 10.10.4),
- Zusatzleistungen (§ 88 SGB XI).

Die Prüfung bezieht sich auch auf die Anforderungen der relevanten Empfehlungen der Kommission für Krankenhaushygiene und Infektionsprävention nach § 23 Abs. 1 des Infektionsschutzgesetzes (IfSG). Ab Oktober 2016 umfasst die Prüfung in der ambulanten Pflege immer auch die Abrechnung der Sachleistungen nach dem SGB XI sowie der Leistungen nach § 37 SGB V. Konkret bedeutet dies, dass z. B. folgende Kriterien personenbezogen bewertet werden:

- Behandlungspflege (z. B. Umgang mit Wunden, Medikamentenmanagement, Schmerzmanagement),
- Mobilität (z. B. Dekubitusprophylaxe, Sturzprophylaxe),
- Ernährung (z. B. erforderliche Hilfen zur Ernährung, Berücksichtigung von Fähigkeiten),
- Kontinenz,
- Umgang mit Demenz (z. B. Ermittlung des Wohlbefindens und Anpassung von Maßnahmen),
- Körperpflege,
- freiheitseinschränkenden Maßnahmen.

9.3 Qualitätsprüfungen in Einrichtungen mit einer entbürokratisierten Pflegedokumentation

9.3.1 Vorbemerkungen

Die Vertragspartner nach § 113 SGB XI haben per Beschluss festgestellt, dass die Kompatibilität der Ergebnisse des Projektes »Praktische Anwendung des Strukturmodells Effizienzsteigerung der Pflegedokumentation in der ambulanten und stationären Langzeitpflege« mit den derzeit geltenden Maßstäben und Grundsätzen zur Sicherung und Weiterentwicklung der Pflegequalität nach § 113 SGB XI für den ambulanten und stationären Bereich, insbesondere bezüglich der Pflegedokumentation und der hieraus resultierenden Prüfanforderungen der Qualitätsprüfungs-Richtlinien nach § 114 SGB XI, gegeben ist. Bei vorliegenden vertieften Erkenntnissen aus der Implementierung soll eine erneute Überprüfung der Kompatibilität erfolgen. Damit ist eine wichtige Grundlage geschaffen worden, um die Projektergebnisse flächendeckend umsetzen zu können.

MDS und MDK-Gemeinschaft haben das Projekt zur Effizienzsteigerung in der Pflege von Anfang an konstruktiv begleitet. Ein Vertreter des MDS war an der Expertengruppe, die das Strukturmodell entwickelt hat, beteiligt. MDK und MDS stehen hinter dem Strukturmodell. Mit der Unterstützung des Projektes leistet die MDK-Gemeinschaft einen Beitrag zur Entbürokratisierung in der Pflege.

Hinweis

Die MDK-Gemeinschaft geht davon aus, dass bei einer den Vorgaben entsprechenden Anwendung des Strukturmodells die fachlichen Anforderungen der QPR an den Pflegeprozess erfüllt werden können. Bedenken der Einrichtungen, der MDK könne bei Qualitätsprüfungen zu negativen Bewertungen aufgrund der Umstellung auf das neue System kommen, sind daher unbegründet.

Um den Erfolg des Projekts zur Effizienzsteigerung zu unterstützen, wurden alle Prüfer der MDK und des PKV-Prüfdienstes darin geschult, wie bei Qualitätsprüfungen in Einrichtungen vorzugehen ist, die das neue Strukturmodell umsetzen. Bei diesen Schulungen wurde in vielen Bundesländern mit den Heimaufsichten kooperiert.

Pflegedokumentation = Arbeitshilfe

Die Pflegedokumentation ist eine Arbeitshilfe für Pflegeeinrichtungen, mit der sichergestellt werden soll, dass die individuell erforderlichen Maßnahmen in der gewünschten Art und Weise kontinuierlich durchgeführt werden.

Diese Anforderung ist auch bei der Anwendung des Strukturmodells zu erfüllen. Mitarbeiter müssen in der Lage sein, auf der Grundlage der Maßnahmenplanung und unter Berücksichtigung weiterer Hinweise, z. B. aus der SIS oder dem Berichteblatt, die Pflege und Betreuung so durchführen zu können, wie es im konkreten Einzelfall individuell erforderlich ist.

Das Strukturmodell geht u. a. von den folgenden Grundprinzipien aus:

- Vierschrittiger Pflegeprozess
- Informationssammlung in Anlehnung an die Themenbereiche des NBA
- Einschätzung von Risiken und Phänomenen anhand einer Risikomatrix
- Verzicht auf eine dezidierte Zielfestlegung bei der Planung
- Präferenz für Tagesstrukturpläne
- Verzicht auf Einzelleistungsnachweise für regelmäßig wiederkehrende Maßnahmen und Abläufe in der grundpflegerischen Versorgung und Betreuung.

Da diese Grundprinzipien des Strukturmodells in teilnehmenden Einrichtungen bei Qualitätsprüfungen akzeptiert werden, müssen diese auch in anderen, nicht teilnehmenden Einrichtungen akzeptiert werden. Unabhängig davon, ob eine Einrichtung an dem Projekt teilnimmt oder nicht, muss eine Gleichbehandlung im Rahmen der Qualitätsprüfungen gewährleistet sein.

Vorgabe aus dem Strukturmodell für die Einrichtungen ist es, dass die strukturierte Informationssammlung (SIS) unverändert übernommen werden soll. Es ist jedoch nicht Aufgabe des MDK, zu bewerten, ob die SIS unverändert dargestellt und angewandt wird. Unabhängig von der Anwendung des Strukturmodells ist es auch weiterhin Aufgabe des MDK, zu überprüfen, ob die jeweiligen Prüfkriterien der QPR erfüllt sind oder nicht.

Nach dem SGB XI und den Maßstäben und Grundsätzen zur Qualität nach § 113 SGB XI ist die Steuerung des Pflegeprozesses eine Aufgabe für Pflegefachkräfte. Dies gilt auch bei der Anwendung des Strukturmodells. Die Informationssammlung, Risikoeinschätzung und Maßnahmenplanung sind durch eine Pflegefachkraft durchzuführen.

9.3.2 Besonderheiten

9.3.2.1 Umgang mit den Nachweisebenen bei Qualitätsprüfungen

Für alle Pflegeeinrichtungen sind bei der Prüfung personenbezogener Prüfkriterien folgende **Informationsquellen/Nachweise** relevant:

- Inaugenscheinnahme des in die Stichprobe einbezogenen pflegebedürftigen Menschen
- Auswertung der Pflegedokumentation
- Auskunft durch die Mitarbeiter
- Auskunft/Information der Pflegebedürftigen/Bewohner oder teilnehmende Beobachtung

Dies gilt grundsätzlich auch für Einrichtungen, die das Strukturmodell zur Effizienzsteigerung der Pflegedokumentation anwenden.

Hinweis

Während sich in der ambulanten Pflege bezüglich der Durchführungsnachweise auch bei Anwendung des Strukturmodells keine Änderungen ergeben, ist für die stationäre Pflege neu, dass **keine Einzelleistungsnachweise** für regelmäßig wiederkehrende Maßnahmen und Abläufe in der grundpflegerischen Versorgung und Betreuung mehr erforderlich sind.

Die Prüfer vertrauen daher zukünftig auch ohne entsprechende Durchführungsnachweise darauf, dass die Maßnahmen wie geplant durchgeführt worden sind und Abweichungen von den geplanten Maßnahmen im Berichteblatt erläutert werden. Unter Berücksichtigung der Gesamtsituation (Inaugenscheinnahme, Pflegedokumentation, Auskünfte der Mitarbeiter und ggf. der Pflegebedürftigen) macht der Prüfer sich ein Bild von der Situation und entscheidet auf dieser Grundlage. Wenn sich eine Situation jedoch nicht plausibel darstellt, können Prüfkriterien auch negativ bewertet werden.

Beispiel

Die Pflegeeinrichtung hat bei einem Pflegebedürftigen in der Risikomatrix ein Sturzrisiko festgestellt. Der Prüfer kommt ebenfalls zu der Auffassung, dass ein Sturzrisiko vorliegt, aus dem sich pflegerischer Handlungsbedarf ergibt. Die Pflegeeinrichtung hat im Tagesablaufplan geplant, dass dem Bewohner nach der Morgentoilette festes Schuhwerk angezogen wird und der Rollator in Griffnähe zum Sessel, in dem der Bewohner morgens sitzt, gestellt wird, um ihm das selbständige Aufstehen zu ermöglichen.

Der Prüfer trifft den Bewohner jedoch in zu großen Pantoffeln an und der Rollator steht nicht wie geplant in Griffnähe. Der darauf angesprochenen Pflegekraft, die die Versorgung an diesem Morgen übernommen hat, ist weder bekannt, dass entsprechendes Schuhwerk angezogen, noch dass der Rollator in Griffnähe platziert werden soll. Im Berichteblatt findet sich auch kein Hinweis oder eine Begründung, warum von der geplanten Maßnahme abgewichen worden ist.

In diesem Fall würde der Prüfer das Kriterium »Werden bei Bewohnern mit erhöhtem Sturzrisiko erforderliche Prophylaxen gegen Stürze durchgeführt?« mit »Nein« beantworten.

Auch weiterhin werden in der stationären Pflege für folgende Bereiche Einzelleistungsnachweise gefordert[90]:

- Behandlungspflege
- Lagerungs- und Bewegungsprotokolle bei Dekubitusrisiko
- Ggf. bei individuell festgelegten Maßnahmen im Rahmen des Risikomanagements (z. B. Trink-/Ernährungspläne)

9.3.2.2 Umgang mit dem Begriff »kompensiertes Risiko«

Die Qualitätsprüfungsrichtlinie verwendet den Begriff »kompensiertes Risiko« nicht. Im Rahmen von Qualitätsprüfungen ist es nicht erforderlich, diesen Begriff zu verwenden; hier sollte durch die Prüfer lediglich unterschieden werden, ob ein Risiko vorliegt oder nicht. Laut Schulungsunterlagen erfolgt die praktische Anwendung der Matrix in mehreren Schritten:

1. Es erfolgt immer eine fachliche Entscheidung, wie prägnant sich die Situation bei der Aufnahme aus Sicht der Pflegefachkraft darstellt und ob sofort ein Risiko erkennbar ist. Es wird mit »Ja« oder »Nein« bewertet.
2. Wenn »Ja« angekreuzt wird, wird immer fachlich entschieden, ob die Einschätzungen zur Risikosituation für die Folgerungen in der Maßnahmenplanung eindeutig sind oder es zunächst einer weiteren Einschätzung bedarf (z. B. durch ein Differen-

90 Beikirch & Ein-STEP 2015, S. 56

tialassessment, mit Hilfe eines Standardinstruments oder durch das Hinzuziehen einer speziellen Expertise). Diese Entscheidung wird in der Spalte »Weitere Einschätzung notwendig« entsprechend mit »Ja« oder »Nein« angekreuzt.

3. Wird »Nein« zu einem Thema in der Matrix im Zusammenhang mit einem Themenfeld angekreuzt, ist die Einschätzung damit abgeschlossen und es bedarf auch keines weiteren Kreuzchens im Block »Weitere Einschätzung notwendig«.
4. Ein kompensiertes Risiko/Phänomen ist mit »Nein« zu bewerten. Ein Risiko kann nur als kompensiert gelten, wenn in den Themenfeldern ersichtlich ist, wodurch das Risiko ausgeglichen ist.

Erst anlässlich einer akuten Veränderung der Situation oder im Rahmen der Verlaufsbeobachtung durch ein gesetztes Evaluationsdatum wird dieses Risiko/Phänomen einer erneuten fachlichen Einschätzung unterzogen. Da das Berichteblatt auf Abweichungen fokussiert, treten auch hierdurch Veränderungen im Risikobereich sichtbar aktuell in den Vordergrund[91].

Im Rahmen der Prüfung ist der Begriff relevant bei den Fragen, bei denen bewertet wird, ob die Pflegeeinrichtung ein Risiko eingeschätzt hat (z. B. 11.4/T18 stationär: »Wird das individuelle Sturzrisiko erfasst?«).

Beispiel

Bei der eigenständigen Verwendung eines Rollators würden Prüfer und Einrichtung bisher zu dem Ergebnis kommen, dass kein erhöhtes Sturzrisiko vorliegt. Wenn diese Situation z. B. in der SIS nachvollziehbar beschrieben ist, ist das Risiko auch erkannt, wenn die Einrichtung den Begriff »kompensiertes Risiko« verwenden würde.

9.3.2.3 Schmerzeinschätzung

Beim Thema Schmerz wird das grundsätzliche Vorgehen zur Risikoeinschätzung durch eine Pflegefachkraft mittels der SIS (insbesondere Themenfelder und Risikomatrix) angewandt. Entscheidend ist bei dieser Thematik, ob es sich um einen akuten oder chronischen Schmerz handelt. Bei akuter Schmerzsituation kann ein Differentialassessment eingesetzt werden, bei stabiler Schmerzsituation kann das Verfahren »kompensiertes Risiko« gewählt werden. Dies muss dann mit einer entsprechenden Erklärung im Themenfeld korrespondieren (Kontextkategorien).

Denkbar ist dabei eine Konstellation, bei der ein Pflegebedürftiger zwar angibt, chronische Schmerzen zu haben, damit aber zurechtzukommen. In der Logik der SIS wird diese Situation als »kompensiertes Risiko« bezeichnet.

---

91 Ebd., S. 43f.

Dieses kompensierte Risiko bei Pflegebedürftigen, die an chronischen Schmerzen leiden, entspricht am ehesten dem, was im Expertenstandard zum Schmerzmanagement mit chronischen Schmerzen als »stabile Schmerzsituation« folgendermaßen beschrieben ist: »Eine stabile Schmerzsituation ist gekennzeichnet durch eine bestehende medikamentöse und/oder nicht-medikamentöse Therapie auf Basis eines Behandlungsplans, der von dem Patienten/Bewohner akzeptiert wird und aus professioneller Sicht angemessen ist. Der Patient/Bewohner ist mit der Situation zufrieden und befähigt zur Teilhabe am Alltagsleben. Eine bereits eingeleitete Schmerzbehandlung inklusive der medikamentösen und nicht-medikamentösen Maßnahmen ist der Pflegefachkraft bekannt und wird, mit dem Ziel die stabile Schmerzsituation aufrechtzuerhalten, in der Pflegeprozessplanung berücksichtigt.«[92]

Insgesamt empfiehlt es sich daher, im Falle des Schmerzes eher von einer stabilen Schmerzsituation als von einem kompensierten Risiko zu sprechen. Wann aus fachlicher Sicht darüber hinaus von einer stabilen Schmerzsituation gesprochen werden kann, ist im Expertenstandard Schmerzmanagement in der Pflege bei chronischen Schmerzen beschrieben.[93]

Das Prozesskriterium P 1b des Expertenstandards sieht initial zunächst vor, dass auch bei stabiler Schmerzsituation ein Differentialassessment erforderlich ist. In der Kommentierung dieses Standardkriteriums ist dazu differenzierter ausgeführt, dass dieses Differentialassessment dann erforderlich ist, wenn nicht im Rahmen des Initialassessments oder durch andere Informationen der Pflegeanamnese des Patienten/Bewohners bereits die erforderlichen Informationen gewonnen wurden.

Sofern die Informationen vorliegen und die Pflegefachkraft dokumentiert hat, ob und warum die Schmerzsituation des Patienten/Bewohners als stabil bezeichnet werden kann, ist kein weiteres formales Assessment erforderlich.

Sofern die folgenden Aspekte sich nicht unmittelbar aus der Ersteinschätzung ergeben, ist eine differenzierte Schmerzerfassung erforderlich

- zur Schmerzlokalisation,
- zur Schmerzintensität,
- zur zeitlichen Dimension,
- zu verstärkenden und lindernden Faktoren,
- ggf. zu Auswirkungen auf das Alltagsleben.

Der Expertenstandard zum Umgang mit chronischen Schmerzen gibt für Pflegebedürftige mit einer stabilen Schmerzsituation zum weiteren Verlauf im Sinne der Steuerung des Prozesses entsprechende Hinweise.[94]

Auch bei einer im **Verlauf** erforderlich werdenden Schmerzeinschätzung umfasst diese die oben genannten Kriterien (Lokalisation, Intensität, zeitliche Dimension, ver-

92 DNQP 2015, S. 28
93 Ebd.
94 AaO, S. 33 und 51

stärkende/lindernde Faktoren, ggf. Auswirkungen auf das Alltagsleben). Stellt sich im Rahmen der erneuten Schmerzeinschätzung heraus, dass die Situation stabil ist, der Pflegebedürftige unter der Schmerztherapie mit der Situation gut zurechtkommt und ein individuell akzeptables Schmerzausmaß nicht überschritten wird, kann im Einzelfall ggf. auf eine vollständige Erhebung der Kriterien verzichtet werden.

9.3.2.4 Nicht täglich vorkommende Maßnahmen und Maßnahmen mit wechselndem Inhalt

An mehreren Stellen spricht die Handlungsanleitung von routinemäßig wiederkehrenden Maßnahmen[95]. Hierzu ein Zitat aus der Handlungsanleitung Version 1.1[96]: »Entscheidend ist, dass der routinemäßige und wiederkehrende Ablauf in der grundpflegerischen Versorgung sowie der psychosozialen Betreuung übersichtlich und zur schnellen Orientierung nachvollziehbar einmal dargestellt ist.«

Sofern ein Maßnahmenplan bei nicht täglich wiederkehrenden Maßnahmen (z. B. Baden/Duschen, wechselndes Angebot sozialer Betreuung) keine konkreten Aussagen zum geplanten Tag der Durchführung enthält oder Maßnahmen inhaltlich nicht differenziert geplant sind, sind folgende Beispiele zu beachten:

- **Beispiel 1:** In der Maßnahmenplanung ist ein zweimal wöchentliches Baden ohne Angabe konkreter Wochentage festgelegt. Damit für die Pflegeeinrichtung nachvollziehbar ist, dass dieser Plan eingehalten wird, ist z. B. im Pflegebericht die Durchführung zu dokumentieren.
- **Beispiel 2:** In der Maßnahmenplanung ist ein zweimal wöchentliches Baden am Dienstag und Donnerstag angegeben. In diesem Fall ist nur bei Abweichungen von der Planung ein Hinweis im Pflegebericht erforderlich.
- **Beispiel 3:** In der Maßnahmenplanung ist täglich eine 10-Minuten-Aktivierung ohne nähere Erläuterungen geplant. Im Berichteblatt sind der konkrete Inhalt der jeweils durchgeführten 10-Minuten-Aktivierung und ggf. deren Verhalten während der Aktivität zu dokumentieren.

9.4 Transparenz

9.4.1 Vorgeschichte

Zwar wurden seit Einführung der Pflegeversicherung in zunehmendem Umfang Qualitätsprüfungen durch den MDK durchgeführt, die einzigen Adressaten der Prüfberichte bzw. der Prüfergebnisse waren jedoch die Landesverbände der Pflegekassen, die geprüften Pflegeeinrichtungen und weitere Prüfinstitutionen sowie ggf. Verbände. Die Versicherten und Nachfrager von Pflegeleistungen selbst hatten keine Möglich-

[95] Beikirch et al. 2015, S. 13, 14 und 17
[96] Ebd., S. 14

keit, sich über Prüfergebnisse zu informieren und Einblick in die Qualität der Pflege zu erhalten.

In der Öffentlichkeit ist jedoch, auch beflügelt durch Berichterstattungen über Skandale in der stationären und ambulanten Pflege, die Forderung erhoben worden, Zugang zu den Prüfergebnissen zu erhalten. Dieser Forderung ist der Gesetzgeber mit dem Pflege-Weiterentwicklungsgesetz (PfWG) nachgekommen, das am 1. Juli 2008 in Kraft trat. Ziel des Gesetzgebers war es, eine für die Pflegebedürftigen und ihre Angehörigen »verständliche, umfassende, nachprüfbare, übersichtliche und zuverlässige Form der Darstellung von Angaben zur Qualität in den Einrichtungen zu gewährleisten« (vgl. Gesetzesbegründung zum PfWG[97]). Dabei sollte insbesondere auch Bezug genommen werden auf die Ergebnis- und Lebensqualität. Aufgrund des hohen Interesses der Öffentlichkeit an solchen Informationen verpflichtete der Gesetzgeber die Selberverwaltung bestehend aus GKV-Spitzenverband, Leistungserbringerverbänden, Bundesarbeitsgemeinschaft der überörtlichen Träger der Sozialhilfe sowie der Bundesvereinigung der kommunalen Spitzenverbände, bis zum 30. September 2008 Transparenzvereinbarungen nach § 115 Abs. 1a SGB XI zu treffen. Im Nachhinein stellte sich heraus, dass diese Frist deutlich zu kurz war, um weitgehend geeignete Instrumente und Bewertungsregelungen für den Zweck der Transparenz zu entwickeln – einer der zentralen Fehler, an dem die Transparenzvereinbarungen bis heute leiden. Seit Mitte 2009 werden die nach § 115 Abs. 1a SGB XI getroffenen Transparenzvereinbarungen umgesetzt. Sie haben Eingang in die Qualitätsprüfungsgrundlagen des MDK gefunden.

9.5 Inhalte der Transparenzvereinbarungen

In den Pflege-Transparenzvereinbarungen (PTV) sind die Transparenzkriterien, Ausfüllanleitungen zu den Kriterien, die Bewertungssystematik sowie Vorgaben für die Veröffentlichung der Ergebnisse jeweils für die ambulante[98] (PTVA) und die stationäre[99] Pflege (PTVS) geregelt. Für die Qualität ihrer Leistungen erhalten ambulante Pflegedienste sowie Pflegeheime Noten von 1 (= Sehr gut) bis 5 (= Mangelhaft). Für die Veröffentlichung der **Qualität der ambulanten Pflegedienste** werden 49 Prüfkriterien erfasst, die den folgenden 4 Qualitätsbereichen zugeordnet werden:

- Qualitätsbereich 1: Pflegerische Leistungen (17 Kriterien)
- Qualitätsbereich 2: Ärztliche verordnete pflegerische Leistungen (10 Kriterien)
- Qualitätsbereich 3: Dienstleistung und Organisation (10 Kriterien)
- Qualitätsbereich 4: Befragung der Kunden (12 Kriterien)

97 Bundesgesetzblatt Jahrgang 2008, Teil 1 Nr. 20: Gesetz zur strukturellen Weiterentwicklung der Pflegeversicherung (Pflege-Weiterentwicklungsgesetz – PfWG) vom 28. Mai 2008. 874-906. Berlin

98 MDS & GKV-Spitzenverband (2014a). Qualitätsprüfungs-Richtlinien, Transparenzvereinbarung. Grundlagen der Qualitätsprüfungen nach den §§ 114 ff. SGB XI in der ambulanten Pflege. Essen, Berlin

99 MDS & GKV-Spitzenverband (2014): Qualitätsprüfungs-Richtlinien, Transparenzvereinbarung. Grundlagen der Qualitätsprüfungen nach den §§ 114 ff SGB XI in der stationären Pflege. Essen, Berlin.

Hinweis

Die 37 Kriterien aus den Qualitätsbereichen 1 bis 3 werden in die Gesamtnote einbezogen. In der ambulanten Pflege werden die personenbezogenen Kriterien (insbesondere Qualitätsbereiche 1 und 2) bei einer Zufallsstichprobe von 10 Prozent der versorgten Pflegebedürftigen, mindestens jedoch fünf Pflegebedürftigen und maximal 15 Pflegebedürftigen erhoben.

Für die Veröffentlichung der **Qualität der stationären Pflegeeinrichtungen** werden 77 Prüfkriterien erfasst, die den folgenden 5 Qualitätsbereichen zugeordnet werden:

- Qualitätsbereich 1: Pflege und medizinische Versorgung (32 Kriterien)
- Qualitätsbereich 2: Umgang mit demenzkranken Bewohnern (9 Kriterien)
- Qualitätsbereich 3: Soziale Betreuung und Alltagsgestaltung (9 Kriterien)
- Qualitätsbereich 4: Wohnen, Verpflegung, Hauswirtschaft und Hygiene (9 Kriterien)
- Qualitätsbereich 5: Befragung der Bewohner (18 Kriterien)

Hinweis

Die 59 Kriterien aus den Qualitätsbereichen 1 bis 4 werden in die Gesamtnote einbezogen.

In der stationären Pflege werden seit der Anpassung der PTVS im Jahr 2014 die personenbezogenen Kriterien unabhängig von der Größe der Pflegeeinrichtung bei einer Zufallsstichprobe von drei Personen je Pflegestufe, insgesamt also 9 Pflegebedürftigen bewertet.

MDK und PKV-Prüfdienst melden die Ergebnisse der Prüfungen an die Datenclearingstelle (DCS). Die DCS informiert die Pflegeeinrichtungen über das Vorliegen des vorläufigen Transparenzberichtes. Anschließend haben die Pflegeeinrichtungen innerhalb einer 28-Tage-Frist die Möglichkeit, strittige Fragen mit den Landesverbänden der Pflegekassen zu klären. Nach Freigabe der Daten werden diese an die Veröffentlichungsplattformen der Pflegekassen weitergeleitet. Die Verbraucher können sich auf diesen Internetplattformen über die Qualität der geprüften Einrichtungen informieren und diese Informationen z. B. bei der Auswahl einer Einrichtung mit berücksichtigen.

9.5.1 Erfahrungen mit und Änderungen an der Transparenz

Die Durchführung der Qualitätsprüfungen unter Berücksichtigung der PTVS und PTVA erfolgt durch die MDK seit dem 1. Juli 2009. Zu Beginn zeigten sich zum Teil

Unterschiede in den Landesdurchschnittsnoten, die sich im weiteren Verlauf zunehmend anglichen. Es ist davon auszugehen, dass es für diese anfänglichen Unterschiede verschiedene Ursachen gab. Einerseits zeigten sich beim MDK, wie bei einem solch großen Projekt (Einführung ohne Erprobungsphase) nicht anders zu erwarten, in der Einführungsphase Unsicherheiten bei der Umsetzung der Erhebungsinstrumente. Andererseits können diese Unterschiede auch damit zusammenhängen, dass der Erfahrungsstand der geprüften Einrichtungen in den Bundesländern unterschiedlich war und dass es durch landesspezifische Priorisierungen der Prüfaufträge sowie durch strukturelle Unterschiede bei den Pflegeeinrichtungen anfänglich zu unterschiedlichen Ergebnissen kam.

9.5.1.1 Fehlende Gewichtung der Transparenzkriterien

Es zeigten sich aber auch Mängel im Erhebungsinstrumentarium, z. B. ist die Formulierung einiger Transparenzkriterien nicht eindeutig, oder Ausfüllanleitungen lassen erheblichen Interpretationsspielraum bei der Bewertung der Kriterien zu. Sehr bald rückte in den Fokus der Diskussion, dass alle Transparenzkriterien bei der Ermittlung der Noten für die Qualitätsbereiche sowie für das rechnerische Gesamtergebnis gleich gewichtet sind. Hierdurch konnten in der Notenbildung die für die Gesundheit und Lebensqualität der Versicherten essenziell wichtigen Fragestellungen (z. B. Fragen zur Ernährung, zur Dekubitusvermeidung oder zum Schmerzmanagement) durch weniger wichtige Fragestellungen (z. B. Durchführung regelmäßiger Erste Hilfe-Kurse) ausgeglichen werden. Dadurch ergibt sich für den Verbraucher häufig ein verzerrtes Bild über die Qualität einer Einrichtung.

Vor diesem Hintergrund hat die MDK-Gemeinschaft bereits im Jahr 2009 begonnen, die sichtbar gewordenen Mängel der PTVS und PTVA zu analysieren und Verbesserungsvorschläge vorzulegen. Ein zentraler Verbesserungsvorschlag war, eine Gewichtung von besonders relevanten Transparenzkriterien einzuführen.

Prof. Dr. Martina Hasseler von der Hochschule für Angewandte Wissenschaften in Hamburg und Prof. Dr. Karin Wolf-Ostermann von der Alice-Salomon-Hochschule in Berlin führten im Auftrag der Vertragspartner eine wissenschaftliche Evaluation der Pflege-Transparenvereinbarungen durch. Ihr Bericht erschien am 21. Oktober 2010[100]. Auch die beiden Wissenschaftlerinnen empfahlen eine Gewichtung von besonders relevanten Kriterien. Die Nützlichkeit der Befragung der Bewohner wurde hingegen in Zweifel gezogen. Neben Kritik an der fehlenden wissenschaftlichen Basis des Erhebungsinstrumentariums forderten Hasseler und Wolf-Ostermann vor allem eine Änderung der Notenberechnung und der Stichprobenerhebung.

[100] Hasseler, M. & Wolf-Ostermann, K. (2010). Wissenschaftliche Evaluation zur Beurteilung der Pflege-Transparenzvereinbarungen für den ambulanten (PTVA) und stationären (PTVS) Bereich. Hamburg, Berlin

9.5.1.2 Die Stichprobenerhebung

Um eine methodisch und pflegewissenschaftlich begründete Optimierung bei der Stichprobenbildung zu erarbeiten, beauftragte der GKV-Spitzenverband die MDK-Gemeinschaft damit, eine Untersuchung durchzuführen. Hierfür wurden von drei MDK'en in insgesamt 15 ambulanten und stationären Pflegeeinrichtungen Vollerhebungen bei allen Bewohnern bzw. Pflegebedürftigen durchgeführt. Die gewonnenen Daten wurden anhand von verschiedenen Stichprobendesigns ausgewertet und in ihrer Aussagekraft verglichen. Unter Abwägung der methodischen Anforderungen und Gesichtspunkten der Praktikabilität wurde als Ergebnis dieses groß angelegten Feldversuchs für den stationären Bereich unabhängig von der Größe der Pflegeeinrichtung eine Zufallsziehung von jeweils drei Bewohnern aus den Pflegestufen I, II und III pro Einrichtung sowie eine einheitliche Gewichtung von einem Drittel pro Pflegestufenschicht empfohlen und zwar auch dann, wenn in einer Pflegestufe weniger als drei Personen in die Prüfung einbezogen werden konnten.

In der ambulanten Pflege war es insbesondere aufgrund der größeren Selbstversorgungsaktivitäten und der spezifischen Alltagssituationen ambulant betreuter Pflegebedürftiger mit oft nur punktuellen Leistungen durch die professionellen Pflegedienste schwieriger, ein methodisch gleichermaßen sicheres Stichprobenverfahren wie für die stationäre Pflege zu entwickeln. Unter Berücksichtigung dieser Besonderheiten wurde für die ambulante Pflege ein Verfahren vorgeschlagen, bei dem vier Personen mit der Pflegestufe I und vier Personen mit der Pflegestufe II oder III in die Prüfung einbezogen werden.

9.5.1.3 Das Notensystem

Ein weiterer Diskussionspunkt bei der Umsetzung der Transparenzvereinbarungen war die **Frage, ob Noten für die Ergebnisdarstellung geeignet sind** und ob es sinnvoll ist, die Ergebnisse auf Bereichs- und insbesondere Gesamtergebnisebene zusammenfassend in Form einer Note darzustellen. Entscheidend für die Beantwortung dieser Fragen war es, welche Darstellungsform aus Sicht der Nutzer verständlich, übersichtlich und vergleichbar ist. Der GKV-Spitzenverband hatte daher im August 2011 das Institut für Gesundheits- und Sozialforschung (IGES) in Berlin mit der »Evaluation der Verständlichkeit von Noten und Punktwerten bei den Pflege-Transparenzberichten« beauftragt[101]. Ergebnis der Studie war, dass die Verbraucher mehrheitlich das Notensystem favorisieren. Weiterhin zeigte sich, dass das Gesamtergebnis für die Verbraucher einen hohen Stellenwert beim Vergleich mehrerer Einrichtungen hat. Allerdings wurden im Rahmen dieser Studie auch Optimierungsbedarfe aus Sicht der Verbraucher deutlich.

---

101 Deckenbach, B.; Schweitzer, A. & Schwinger, A. (2011). Evaluation der Verständlichkeit von Noten oder Punktwerten bei den Pflegetransparenzberichten. Berlin

9.5.1.4 Schiedsstelle ändert PTVS

Auf der Grundlage all dieser Studienergebnisse hat der GKV-Spitzenverband Vorschläge zur Anpassung der Pflege-Transparenzvereinbarungen für die stationäre Pflege unterbreitet. Da eine Einigung über erforderliche Änderungen zwischen den Vertragspartnern der PTVS auf dem Verhandlungswege nicht erreicht werden konnte, hat die Schiedsstelle die PTVS neu festgesetzt. Die Änderungen sind zum 1. Januar 2014 in Kraft getreten. Dies hat zu einigen Verbesserungen für die Transparenz der stationären Pflege geführt, insbesondere:

- Bei der Bewertungssystematik erfolgt eine lineare Zuordnung von Punktwerten zu Noten. Damit werden die den Noten zugeordneten Punktwertbereiche für die Noten 1,0 bis 4,9 gleich groß (Spannweite von 0,14 Punkten) gestaltet. Damit wird die Bevorteilung der Note »Sehr gut« aufgehoben. Daraus ergibt sich, dass eine sehr gute Note (Note 1,4) nur noch bis zu einem Skalenwert von 9,31 vergeben wird (bisher 8,7), die Note »Mangelhaft« (Note 4,5) wird ab einem Skalenwert von 5,1 (bisher 4,5) vergeben.
- Auf Kriterienebene werden keine Noten mehr angegeben. Stattdessen wird bei personenbezogenen Kriterien »vollständig erfüllt bei x von y Bewohnern« bzw. bei einrichtungsbezogenen Kriterien »Ja« bzw. »Nein« ausgewiesen.
- Bei allen Qualitätsprüfungen im stationären Bereich wird eine Zufallsstichprobe von neun Personen (drei je Pflegestufe) unabhängig von der Größe der Einrichtung in die Prüfung einbezogen. Die Regelung umfasst auch eine Vorgabe zum Umgang mit Einrichtungen, in denen die Stichprobe nicht vollständig erfasst werden kann.
- Die Vereinbarungspartner haben sich auch auf eine prinzipielle Festlegung von Nachweisebenen verständigt. Bei personenbezogenen Kriterien sind dies die Inaugenscheinnahme, die Pflegedokumentation, die Befragung der Mitarbeiter und die Befragung der Bewohner. Die Bewertung erfolgt schwerpunktmäßig auf der Grundlage der Inaugenscheinnahme und der Pflegedokumentation. Bei Zweifeln können Mitarbeiter/Bewohner befragt werden. Der Gutachter entscheidet auf der Basis der Nachweisebenen. Die Auswertung der Pflegedokumentation erfolgt im Beisein eines Mitarbeiters der Einrichtung.

Hinweis

Mit der zentralen Forderung, besonders relevante Kriterien bei der Berechnung der Bereichs- und Gesamtnoten stärker zu gewichten, konnte der GKV-Spitzenverband sich bei den Schiedsstellenverhandlungen jedoch nicht durchsetzen.

Daher haben die Änderungen an der PTVS die Probleme der zu guten Darstellung der Qualität und der mangelnden Differenzierung zwischen Pflegeeinrichtungen mit einer guten und Pflegeeinrichtungen mit einer schlechten Qualität nicht beheben können.

Die Kritik an der Umsetzung der Transparenz in der stationären Pflege bleibt somit weiter bestehen.

Auch zur Änderung der Pflege-Transparenzvereinbarung für die ambulante Pflege (PTVA) wurde 2015 ein Schiedsstellenantrag durch den GKV-Spitzenverband gestellt. Damit sollten analog zur PTVS Verbesserungen bei der Personenstichprobe etc. erreicht werden. Die Schiedsstelleneinigung brachte das Ergebnis, dass die Stichprobe[102] je ambulantem Pflegedienst drei Personen, die Sachleistungen nach SGB XI beziehen und zumindest körperbezogene Pflegemaßnahmen in Anspruch nehmen, aus dem Pflegegrad 2, drei Personen aus dem Pflegegrad 3 und zwei Personen zusammen aus den Pflegegraden 4 und 5 zufällig ausgewählt und in die Prüfung einbezogen werden.

Sofern weniger als jeweils drei Personen aus den Pflegegraden 2 und 3 sowie weniger als zwei Personen aus den Pflegegraden 4 und 5 zusammen in die Prüfung einbezogen werden können, werden auch diese Prüfergebnisse veröffentlicht. Diese Änderung bewirkt nicht, dass die grundsätzlichen Probleme der PTVA mit den eingefügten Änderungen behoben werden konnten.

9.6 PTVA / PTVS – die aktuellen Änderungen

Karla Kämmer, Heike Schwarzer, Friedrich Trapp

Zum derzeitigen Stand in den Qualitätsprüfungen ist festzustellen: Es hat sich viel getan, aber die Entwicklung bleibt hinter den Erwartungen zurück. Hoffnung gibt die Zielsetzung des Anfang 2016 gegründeten Pflegequalitätsausschusses, in dem neben den Einrichtungs- und Kostenträgern auch die Verbände der Pflegebedürftigen und der Pflegeberufe vertreten sind. Die Verbände der Pflegebedürftigen haben kein

---

[102] Vereinbarung nach § 115 Abs. 1a Satz 8 SGB XI über die Kriterien der Veröffentlichung sowie die Bewertungssystematik der Qualitätsprüfungen nach § 114 Abs. 1 SGB XI von ambulanten Pflegediensten –Pflege-Transparenzvereinbarung ambulant (PTVA) – 7. Dezember 2015

Stimmrecht und sind somit nicht gleichberechtigt. Der MDS ist wie die Verbraucherverbände beratendes Mitglied im Qualitätsausschuss.

Dieses Gremium soll ein neues Qualitätsprüfungs- und Veröffentlichungssystem für Pflegeeinrichtungen vorantreiben. Im Pflegestärkungsgesetz II hat der Gesetzgeber auch die Weichen für eine wissenschaftsbasierte Weiterentwicklung der Qualitätsprüfungen und der Qualitätsberichterstattung gestellt. Es wurde eine »Geschäftsstelle des Qualitätsausschusses« nach § 113b Abs. 4 SGB XI eingerichtet, die im August 2016 ihre Arbeit aufgenommen hat.

Die PTVA ist aus Dezember 2015. Die PTVS ist mit Stand 11. August 2016 veröffentlicht worden.

9.6.1 Die neue PTVA und ihre Umsetzung

Die Schiedsstelle hat Anfang Dezember 2015 Änderungen in der Pflege-Transparenzvereinbarung ambulant beschlossen. Diese gelten bis auf eine Ausnahme ab dem Jahr 2017. Diese Änderungen sind nachfolgend zusammengestellt.

9.6.1.1 Die Stichprobe

Ab 1. Januar 2017 werden im Rahmen der Qualitätsprüfungen jeweils acht pflegebedürftige Menschen durch den MDK begutachtet. Diese werden zufällig ausgewählt. Es handelt sich um Personen, die Sachleistung nach dem SGB XI beziehen und zumindest körperbezogene Pflegemaßnahmen (früher Grundpflege) in Anspruch nehmen: Drei Personen aus dem Pflegegrad 2, drei Personen aus dem Pflegegrad 3 und insgesamt zwei Personen aus den Pflegegraden 4 und 5. Sollte diese Stichprobe nicht erfüllt werden können, erfolgt unbenommen dessen eine Veröffentlichung der Prüfergebnisse.

9.6.1.2 Die Transparenzkriterien und Fragen

Ab Januar 2017 ändert sich die Anzahl der benotungsrelevanten Fragen (Transparenzkriterien) auf 46. Im Qualitätsbereich 1 »Pflegerische Leistungen« sind 17 Fragen resp. Kriterien zu bewerten.

Änderung im Qualitätsbereich 1: Pflegerische Leistungen

Die nachfolgend genannten Kriterien werden per Inaugenscheinnahme und Einsicht in die Pflegedokumentation geprüft. Bei Zweifeln erfolgt eine Befragung der Pflegebedürftigen, der Angehörigen und des Pflegepersonals.

- Frage 2: »Ist die Körperpflege im Rahmen der vereinbarten Leistungserbringung angemessen im Rahmen der Einwirkungsmöglichkeiten der Pflegeeinrichtung?

»Die Frage ist mit »ja« zu beantworten, wenn keine Defizite bei der vereinbarten Leistung er-kennbar sind«, heißt es in der PTVA[103] vom 07.12.2015. Das Kriterium ist auch erfüllt, wenn Defizite in der vereinbarten Körperpflege erkennbar sind, der ambulante Pflegedienst jedoch nachweisbar nicht einwirken konnte.

- Frage 6: Hier lässt sich eine neue Ausrichtung erkennen: Bereits bei bestehenden Risiken besteht Informationspflicht: »Wird der pflegebedürftige Mensch bzw. sein Angehöriger im Rahmen von vereinbarten körperbezogenen Pflegemaßnahmen der Körperpflege, Ernährung oder Flüssigkeitsversorgung bei erkennbaren Risiken der Flüssigkeitsversorgung informiert?

  Dieses Kriterium ist erfüllt, wenn ein bestehendes Risiko der Flüssigkeitsversorgung mit dem betroffenen Menschen oder seinen Angehörigen erörtert und mögliche Hilfen und Abklärungsmöglichkeiten dargestellt wurden.
- Frage 8: Der gleiche Grundsatz zur Informationspflicht besteht bei Frage 8. »Werden die individuellen Risiken der Ernährung erfasst, wenn hierzu Leistungen vereinbart sind?«

  Im Unterschied zu Frage 6, dem Problem der Flüssigkeitszufuhr, ist der ambulante Pflegedienst nur dann in der Informationspflicht, sofern Leistungen in diesem Bereich vereinbart wurden.

Neu

Im Qualitätsbereich 1 entfallen die Risikoerfassung von Kontrakturen und das Thema der freiheitsentziehenden Maßnahmen. Frage 17 (bisher Kriterium 28) war vorher ein einrichtungsbezogenes Kriterium und ist nun ein personenbezogenes: »Ist aus der Pflegedokumentation ersichtlich, dass ein Erstgespräch geführt wurde?«

Änderung im Qualitätsbereich 2: Ärztlich verordnete pflegerische Leistungen

Die Anzahl wurde von 10 auf 8 Kriterien reduziert.

- Frage 18: »Verändert wurden die Kriterien bezüglich der Frage: »Basieren die pflegerischen Maßnahmen zur Behandlung der chronischen Wunden oder des Dekubitus auf dem aktuellen Stand des Wissens?

  Der aktuelle Stand des Wissens ist konkretisiert, er gilt als erfüllt, wenn
  - die Prinzipien der lokalen Druckentlastung bzw. der Kompression umgesetzt wurden
  - Versorgung der Wunden nach physiologischen und hygienischen Maßstäben erfolgt.

[103] GKV et al. (Hrsg.) (2015). Vereinbarung nach § 115 Abs. 1a Satz 8 SGB XI über die Kriterien der Veröffentlichung sowie die Bewertungssystematik der Qualitätsprüfungen nach § 114 Abs. 1 SGB XI von ambulanten Pflegediensten -Pflege-Transparenzvereinbarung ambulant (PTVA)- 7. Dezember 2015, S. 24

Dieses Kriterium gilt auch als erfüllt, wenn der Pflegedienst den Arzt nachweislich darüber informiert hat, dass die Behandlung nicht dem aktuellen Stand des Wissens entspricht und der Arzt seine Verordnung nicht angepasst hat.«[104]

- Frage 19: »Entspricht die Medikamentengabe der ärztlichen Verordnung?« Hier gibt es nur eine kleine Veränderung. Es wird geregelt, dass es sich immer um eine orale Applikation handelt, wenn die Applikationsform in der Pflegedokumentation nicht angegeben ist. Ergänzende ist zu prüfen,
  - ob für alle Medikamente eine ärztliche Verordnung vorliegt,
  - ob die verordneten Medikamente in der Häuslichkeit oder im Pflegedienst vorhanden sind und
  - wie die Wiederbeschaffung geregelt ist.

  Bei der Verwendung eines Generikums muss der Pflegedienst prüfen, ob das verwendete Medikament der ärztlichen Verordnung entspricht.«[105]
- Frage 20: »Entspricht die Bedarfsmedikation der ärztlichen Verordnung?« Diese Frage ist neu hinzugekommen, die Bewertungskriterien entsprechen denen von Frage 19.[106]
- Frage 24 wurde konkretisiert: »Sind Kompressionsstrümpfe/-verbände sachgerecht angelegt?«

Entfallen sind die Fragen zur Prophylaxe bei beatmungspflichtigen Menschen (Frage 21) zur Katheterisierung der Harnblase (Frage 25) und zur Stomabehandlung (Frage 26).

Änderung im Qualitätsbereich 3: Dienstleistung und Organisation

Hier gibt es keine inhaltlichen Veränderungen, sondern Frage 28 wurde in den Qualitätsbereich 1 verschoben.

Änderung im Qualitätsbereich 4: Befragung der pflegebedürftigen Menschen

Keine inhaltlichen Veränderungen.

Änderungen in der Bewertungssystematik

Hier sind die Änderungen insgesamt betrachtet eher marginal. Statt der 49 Kriterien, die bislang zur Anwendung gelangten, sind es ab 2017 46 Bewertungskriterien, die sich wie bisher auf vier Qualitätsbereiche verteilen. Weggefallen sind Kriterien in den Bereichen 2 (Ärztlich verordnete pflegerische Leistungen (von 10 auf 8)) und im Bereich 3 (Dienstleistung und Organisation (von 10 auf 9)).

Wie bisher lässt der Großteil der Kriterien nur eine dichotome Bewertung zu, d. h. »erfüllt« oder »nicht erfüllt«, und führt mithin zur Vergabe von einem Skalenwert von

---

[104] Ebd., S. 30
[105] Ebd.
[106] Ebd., S. 31

10 oder 0. Ebenso erfolgt wie bisher die Bildung des arithmetischen Mittels (Durchschnittswertes) in den vier Qualitätsbereichen. Grundlage sind dabei die jeweils ermittelten Skalenwerte. An der Bewertungsgraduierung der Fragen, die eine teilweise Erfüllung ermöglichen, hat sich ebenfalls nichts verändert. So werden Skalenwerte in der Abstufung 10 für »Immer Ja«, 7,5 für »Häufig«, 5 für »Gelegentlich« und 0 für »Nein/Nie« vergeben.

Relevante Änderungen

Relevante Änderungen ergeben sich in der Notenzuordnung: Während das Erreichen einer Note »Sehr gut« bislang bis zu einem Skalenwert von 8,7 von 10 Punkten möglich war, wird künftig mindestens ein Wert von 9,31 erreicht werden müssen, um diese Note zu erlangen. Ähnliche Veränderungen ergeben sich in der weiteren Notenfolge. So wird zum Erreichen der Note »Ausreichend« künftig ein Skalenwert von mindestens 5,11 erreicht werden müssen während es bislang 4,5 on 10 waren.

9.6.2 Die neue PTVS und ihre Umsetzung

Die am 1. Januar 2017 aufgrund der Änderungen des PSG II (insbesondere Umstellung auf Pflegegrade, Wegfall der Erfassung einer eingeschränkten Alltagskompetenz) in Kraft tretende PTVS ist mit Datum vom 11. August 2016 neu vereinbart worden.

Verändert haben sich gegenüber der bisherigen Fassung die Kriterien zur Auswahl der in die Prüfung einbezogen Bewohner. Danach werden in der zu prüfenden stationären Pflegeeinrichtung aus den Pflegegraden 1 und 2 insgesamt zwei Bewohner, aus dem Pflegegrad 3 zwei Bewohner, aus dem Pflegegrad 4 drei Bewohner und aus dem Pflegegrad 5 zwei Bewohner zufällig ausgewählt und in die Prüfung einbezogen. Fehlen einzelne Bewohner in den Pflegegraden zur Begutachtung, sind die fehlenden Werte in einem festgelegten Procedere aus den Mittelwerten der anderen Pflegegrade zu nutzen. Die Kriterien zum Umgang mit Personen mit Demenz werden zukünftig bei Personen geprüft, bei denen demenzbedingte kognitive und/oder kommunikative Einschränkungen vorliegen.

Ansonsten können zum Redaktionsschluss dieses Buches keine weiteren relevanten Veränderungen festgestellt werden.

9.7 Das Pflegestärkungsgesetz und die Neuausrichtung der Qualitätsentwicklung

Jurgen Brüggemann

Die Bundesregierung hat sich eine umfassende Reform der Pflegeversicherung zum Ziel gesetzt. Der Umsetzung dieses Ziels dienen das erste Pflegestärkungsgesetz (PSG I), das am 1. Januar 2015 in Kraft getreten ist, und das zweite Pflegestärkungsgesetz (PSG II), das zum 1. Januar 2017 in Kraft tritt. Hauptziel des PSG II ist die Einführung des neuen Pflegebedürftigkeitsbegriffes, die Einführung eines darauf aufbauenden neuen Begutachtungsassessments sowie ein an dem neuen umfassenden **Pflegebedürftigkeitsbegriff** ausgerichtetes **Leistungsprofil der Pflegeversicherung**.

Darüber hinaus enthält das Gesetz jedoch auch fundamentale Änderungen zur Ausgestaltung des internen Qualitätsmanagements, der externen Qualitätsprüfungen sowie der öffentlichen Darstellung der Pflegequalität. Dabei wird deutlich, dass der Gesetzgeber externe Qualitätsprüfungen weiterhin für dringend geboten hält. Es wird aber auch dem bestehenden Handlungsdruck zur Weiterentwicklung der Transparenz, des einrichtungsinternen Qualitätsmanagements sowie der externen Prüfungen nachgegangen. Darüber hinaus werden die Entscheidungsstrukturen, innerhalb derer Entscheidungen über die Weiterentwicklung der Qualitatsentwicklung, -prüfung und -transparenz getroffen werden, reformiert.

Hinweis

Die Änderungen des PSG II bezüglich der Qualitätsentwicklung in der Pflege sind zum 1. Januar 2016 in Kraft getreten. Damit werden fundamentale Veränderungen in der Qualitätsentwicklung eingeleitet, die in den nächsten Jahren zu erheblichen Veränderungen beim internen Qualitätsmanagement, der externen Qualitätsprüfung sowie der Transparenz führen werden.

9.7.1 Entscheidungsstrukturen und Datenmanagement

Um die Entscheidungsstrukturen und -verfahren zu vereinfachen, wurde ein **Qualitätsausschuss** eingerichtet. Der Qualitätsausschuss hat jeweils bis zu zehn Plätze für die Kostenträgerseite (GKV-Spitzenverband, PKV-Verband, überörtliche Träger der Sozialhilfe, kommunale Spitzenverbände auf Bundesebene) und die Leistungserbringer (inklusive Pflegeberufe). Der MDS sowie die Verbände nach § 118 SGB XI (Verbraucherverbände, Selbsthilfe, Betroffenenverbände) werden beratend am Qualitätsausschuss beteiligt. Dieser Ausschuss soll einheitlich abstimmen. Kommt kein einheitlicher Beschluss zustande, wird der Qualitätsausschuss um einen unparteiischen

Vorsitzenden sowie zwei weitere unparteiische Mitglieder erweitert (erweiterter Qualitätsausschuss). Der erweiterte Qualitätsausschuss kann dann Mehrheitsbeschlüsse fassen. Ein zeitaufwendiges Schiedsstellenverfahren, wie es bisher durchgeführt werden muss, ist nicht mehr erforderlich. Entscheidungen können schneller herbeigeführt werden.

Aufgaben des Qualitätsausschusses

Aufgabe des Qualitätsausschusses sind Beschlussfassungen zu den Maßstäben und Grundsätzen zur Qualität nach § 113 SGB XI, zu Expertenstandards nach § 113a SGB XI, zu den Qualitätsdarstellungsvereinbarungen nach § 115 Abs. 1a SGB XI sowie zu den Empfehlungen zur Qualität von Beratungsbesuchen nach § 37 Abs. 5 SGB XI.

Darüber hinaus ist, befristet auf fünf Jahre, eine qualifizierte Geschäftsstelle des Qualitätsausschusses einzurichten. Diese qualifizierte Geschäftsstelle soll den Qualitätsausschuss bei seinen vielfältigen Aufgaben wissenschaftlich beraten und die Arbeiten koordinieren. Die Geschäftsstelle hat ihre Arbeit im August 2016 aufgenommen.

Erforderlich: Datenmanagement

Um die Umsetzung der Qualitätsindikatoren in der stationären Pflege sicherstellen zu können, ist eine Stelle erforderlich, die das Datenmanagement übernimmt. Die Selbstverwaltung wird mit dem PSG II verpflichtet eine solche fachlich unabhängige Institution einzurichten, die die Daten zusammenführt, validiert, einrichtungs- und fallbezogen aufbereitet und die Daten für die weitere Nutzung durch Pflegeeinrichtungen, Landesverbände der Pflegekassen und Prüfinstitutionen bereitstellt.

9.7.2 Weiterentwicklung in der stationären Pflege

Bevor der Qualitätsausschuss weitere Beschlüsse zur Weiterentwicklung der Maßstäbe und Grundsätze nach § 113 SGB XI fasst, wird er zunächst beauftragt, verschiedene wissenschaftliche Projekte auf den Weg zu bringen und deren Ergebnisse zu berücksichtigen. Dies ist bereits in Gang gesetzt, die Arbeiten laufen bei Redaktionsschluss dieses Buches noch.

Für die stationäre Pflege sollen bis zum 31. März 2017 Instrumente für die Prüfung der Qualität der erbrachten Leistungen und für die Qualitätsberichterstattung entwickelt werden. Dabei ist das von Wingenfeld et al.[107] entwickelte Indikatorenmodell ebenso zu berücksichtigen wie weitere wesentliche Aspekte der Prozess- und Strukturqualität. In diesem Zusammenhang ist darauf hinzuweisen, dass die Selbstverwaltungspartner bereits einen Auftrag zur modellhaften Implementierung der Indikatoren erteilt haben. Gleichzeitig ist ein Datenerhebungsinstrument sowie ein Verfahren für die Übermittlung und Auswertung der Daten einschließlich Bewertungssystematik sowie für die von Externen durchzuführenden Plausibilitätsprüfungen der von den stationären Pflegeeinrichtungen für die Indikatoren selbst erhobenen Daten zu entwickeln.

Diese wissenschaftlich entwickelten Grundlagen und Verfahren sollen im Anschluss daran bei der Weiterentwicklung der Maßstäbe und Grundsätze für die Qualität, Qualitätssicherung und Qualitätsdarstellung nach § 113 SGB XI Berücksichtigung finden. Hierzu ist in den Maßstäben und Grundsätzen nach § 113 SGB XI insbesondere eine Verfahrensbeschreibung für das Indikatorenmodell einschließlich der Festlegung von Indikatoren, der Auswertung und Bewertung der Daten sowie der externen Plausibilitätsprüfung zu vereinbaren. Dabei sollen auch die Erkenntnisse aus dem Projekt zur Entbürokratisierung in der Pflege (Strukturmodell) berücksichtigt werden. Diese Vereinbarungen sollen bis zum 30. Juni 2017 getroffen werden.

In einem weiteren Schritt sind dann die Qualitätsprüfungs-Richtlinien nach § 114a Abs. 7 SGB XI (QPR) als die zentrale Prüfgrundlage des MDK sowie des PKV-Prüfdienstes anzupassen. Dabei sind die Ergebnisse aus den Forschungsprojekten sowie die Festlegungen der Maßstäbe und Grundsätze nach § 113 SGB XI zu berücksichtigen. Die Abrechnungsprüfung ist seit Oktober 2016 obligater Prüfgegenstand in der ambulanten Pflege. Im Entwurf des PSG III sind zudem weitergehende Regelungen zur Abrechnungsprüfung vorgesehen. So sollen auch Personen, die nur Leistungen der häuslichen Krankenpflege erhalten, in die Abrechnungsprüfung einbezogen werden können.

Zudem ist geplant, auch Prüfungen in Pflegediensten einzuführen, die keine Leistungen nach der Pflegeversicherung, sondern nur nach der Krankenversicherung erbringen.

Schließlich soll in einem abschließenden Schritt sowohl unter Berücksichtigung der Maßstäbe und Grundsätze nach § 113 SGB XI als auch der QPR nach § 114a Abs. 7 SGB XI in einer Qualitätsdarstellungsvereinbarung neu festgelegt werden, was wie und mit welcher Bewertung veröffentlicht werden soll. Damit zeigt sich, dass die Veröffentlichung für die stationäre Pflege zukünftig sowohl Daten der selbsterhobenen Ergebnisindikatoren als auch Ergebnisse aus Qualitätsprüfungen von MDK bzw. PKV-Prüfdienst umfassen soll. Diese Qualitätsdarstellungsvereinbarung soll bis zum 31. Dezember 2017 vereinbart werden. Qualitätsdarstellung und QPR sollen zeitgleich in Kraft treten.

---

107 Wingenfeld, K. et al. (2011). Entwicklung und Erprobung von Instrumenten zur Beurteilung der Ergebnisqualität in der stationären Altenhilfe. Bielefeld/Köln

Hinweis

Auf dieser Grundlage ist davon auszugehen, dass ab 2018 in der stationären Pflege ein neues Modell der internen Qualitätssicherung, der externen Qualitätsprüfungen und der Qualitätsberichterstattung umgesetzt wird.

Die stationären Pflegeeinrichtungen werden sich hierfür darauf einstellen müssen, dass sie zukünftig verpflichtend Indikatorendaten systematisch erfassen und weiterleiten sowie ihr Qualitätsmanagement insbesondere auf die Indikatorenergebnisse ausrichten müssen.

9.7.3 Weiterentwicklung in der ambulanten Pflege

Da für die ambulante Pflege noch keine Indikatoren entwickelt worden sind, wird für die ambulante Pflege mehr Zeit zur Weiterentwicklung der Qualitätsgrundlagen erforderlich sein. Daher sollen in einem um ein Jahr längeren Zeitraum ähnlich wie für die stationäre Pflege auch für die ambulante Pflege die Grundlagen der Qualität entwickelt werden.

Auch hier soll zunächst ein Forschungsauftrag zur Entwicklung von Instrumenten zur Prüfung der Qualität der erbrachten Leistungen und für die Qualitätsberichterstattung erteilt werden. Ob dabei auch Indikatoren eine Rolle spielen werden oder ob es erforderlich ist, für die ambulante Pflege einen anderen Weg einzuschlagen, ist zum jetzigen Zeitpunkt (September 2016) noch offen.

Die Instrumentenentwicklung soll bis zum 30. Juni 2017 erreicht werden. Anschließend wird jedoch ein zusätzlicher Zwischenschritt erforderlich sein: Die Instrumente sollen pilotiert und es soll über die Pilotierung bis zum 31. März 2018 ein Abschlussbericht erstellt werden.

Wie in der stationären Pflege sollen anschließend die Maßstäbe und Grundsätze zur Qualität nach § 113 SGB XI für die ambulante Pflege bis zum 30. Juni 2018 unter Berücksichtigung der so gewonnen Erkenntnisse aktualisiert werden.

Im Folgenden sind die QPR bis zum 31. Oktober 2018 anzupassen, die zukünftig getrennt für die ambulante und die stationäre Pflege erstellt werden. Auch in der ambulanten Pflege wird die Abrechnung obligater Prüfgegenstand.

Als letzter Schritt sind auch für die ambulante Pflege die Qualitätsdarstellungsvereinbarungen sowohl unter Berücksichtigung der Maßstäbe und Grundsätze nach § 113 SGB XI als auch der QPR nach § 114a Abs. 7 SGB XI bis zum 31. Dezember 2018 zu treffen.

Hinweis

Vor diesem Hintergrund ist zu erwarten, dass ab 2019 in der ambulanten Pflege ein neues Modell der internen Qualitätssicherung, der externen Qualitätsprüfungen und der Qualitätsberichterstattung umgesetzt wird.

Inwieweit auch in der ambulanten Pflege zukünftig Daten selbst erhoben werden müssen, oder ob hier ein anderes Verfahren zum Tragen kommt, bleibt abzuwarten.

9.7.4 Bewertung der Gesetzesänderungen durch den MDS

Die mit dem PSG II einhergehende Weiterentwicklung der Grundlagen für die Qualität, Qualitätssicherung und Qualitätsdarstellung wird vom MDS grundsätzlich begrüßt. Die im Gesetz angelegte Verknüpfung von interner Qualitätssicherung auf der Basis von standardisierten (indikatorengestützten) Verfahren mit der externen Qualitätsprüfung durch die MDK ist sachgerecht. Ebenso wird die vorgesehene wissenschaftliche Weiterentwicklung der Prüfgrundlagen und Konzepte unterstützt.

Darüber hinaus erachtet es der MDS als notwendig, dass bei der Weiterentwicklung der Transparenz den Pflegebedürftigen und ihren Angehörigen als eine Entscheidungshilfe zur Auswahl einer geeigneten Pflegeeinrichtung neben den von den Einrichtungen selbst erhobenen Ergebnisindikatoren auch die Ergebnisse aus den Qualitätsprüfungen der Medizinischen Dienste bzw. des PKV-Prüfdienstes an die Hand gegeben werden. Dass dabei sowohl die Ergebnis- als auch die Prozess- und Strukturqualität einzubeziehen ist, hält der MDS für sachgerecht.

Die vorgesehene Verbesserung des Verfahrens der Entscheidungsfindung zu Fragen der Qualitätssicherung im Rahmen des Qualitätsausschusses wird ebenfalls grundsätzlich begrüßt. Bedenken bestehen jedoch hinsichtlich der erheblichen Ausweitung der Regelungszuständigkeiten der Vertragsparteien bzw. des Qualitätsausschusses. Vor allem lehnt der MDS die im zweiten Pflegestärkungsgesetz in § 113 SGB XI angelegte Einflussnahme der Leistungserbringerverbände auf die inhaltliche Gestaltung der Prüfverfahren von MDK und PKV-Prüfdienst sowie die Erteilung von wissenschaftlichen Aufträgen für die Entwicklung von Prüfverfahren nach § 113b Abs. 4 SGB XI durch die Vertragsparteien ab.

Ebenso wird die in § 114a Abs. 7 SGB XI vorgesehene Beschneidung der Richtlinien-Kompetenz des GKV-Spitzenverbandes auf eine verfahrenstechnische Konkretisierung entschieden abgelehnt. Hierin sehen wir einen Eingriff in die Prüfkompetenz der MDK und des PKV-Prüfdienstes. Damit besteht die Gefahr, dass negative Erfahrungen aus der Pflegetransparenz sich nun bei den MDK-Prüfungen und der Festlegung der Prüfkriterien des MDK wiederholen.

9.8 Perspektiven für die Qualitätsentwicklung am Beispiel der stationären Pflege aus Sicht des MDS

Vor dem Hintergrund der bisherigen Erfahrungen und unter Berücksichtigung der sich aus dem PSG II ergebenden Änderungen sollen zum Schluss des Kapitels Perspektiven zur Qualitätsentwicklung am Beispiel der stationären Pflege aus Sicht des MDS aufgezeigt werden. Wie es in der ambulanten Pflege grundsätzlich weitergehen kann, wird von den oben angesprochenen Forschungsprojekten abhängen. Daher wird darauf an dieser Stelle nicht eingegangen.

9.8.1 Funktionen der Qualitätsprüfungen

Die Qualitätsprüfungen des MDK werden aufgrund der im SGB XI festgelegten Grundlagen im Auftrag der Landesverbände der Pflegekassen durchgeführt. Für die externen Qualitätsprüfungen durch den MDK sind folgende Funktionen maßgeblich:

1. **Vertragsprüfung:** Die Prüfung gesetzlicher und vertraglicher Anforderungen dient den Auftrag gebenden Landesverbänden der Pflegekassen dazu einzuschätzen, ob die Pflegeeinrichtungen die entsprechenden Verpflichtungen erfüllen.
2. **Verbraucherschutz:** Die Prüfung fachlicher und vertraglicher Anforderungen dient dem Verbraucherschutz. Es wird beurteilt, ob die erforderlichen Maßnahmen nach dem aktuellen Wissensstand durchgeführt und Fehler (weitgehend) vermieden werden. Bei festgestellten Qualitätsmängeln bzw. Vertragsverstößen können die Landesverbände der Pflegekassen auf der Grundlage der Prüfergebnisse den Pflegeeinrichtungen im Rahmen von Bescheiden Maßnahmen zur Beseitigung dieser Mängel auferlegen. Werden diese Maßnahmen nicht umgesetzt, können verschiedene Sanktionsmöglichkeiten greifen, bis hin zur Kündigung des Versorgungsvertrages.
3. **Beratung:** Die Prüfung der fachlichen Anforderungen bildet gleichzeitig die Grundlage für die Beratung der Pflegeeinrichtungen mit dem Ziel der Qualitätsverbesserung.
4. **Transparenz:** Schließlich sollen mit den Qualitätsprüfungen verbraucherrelevante Informationen erhoben werden. Damit sollen die Verbraucher in die Lage versetzt werden, eine passende Pflegeeinrichtung auszuwählen sowie gute von schlechten Einrichtungen zu unterscheiden.

9.8.2 Modell für eine Verzahnung der externen Qualitätsprüfung mit den Ergebnisindikatoren in der stationären Pflege

Für die Qualitätsprüfungen sind die Qualitätsprüfungs-Richtlinien (QPR) die zentrale Prüfgrundlage. Um diese Grundlagen an den aktuellen Wissensstand anzupassen, ist es notwendig, die Qualitätsprüfungen des MDK bzw. des PKV-Prüfdienstes weiterzuentwickeln. Abgesehen von der Kritik des MDS an der Einflussnahme der Selbstverwaltung auf die Prüfinhalte, sehen die im PSG II stehenden Verfahrens- und Entwicklungsschritte genau die Maßnahmen vor, die wir hierfür für erforderlich halten. Die dargestellten Funktionen der externen Qualitätsprüfungen des MDK bzw. PKV-Prüfdienstes werden grundsätzlich erhalten bleiben.

Das Verhältnis von interner Qualitätssicherung, externer Qualitätsprüfung und Qualitätsberichterstattung, das mit dem PSG II neu gestaltet wurde, greift wesentliche Vorstellungen auf, die der MDS in seinem 4. Pflegequalitätsbericht anhand von Abbildung 5 dargestellt hat:

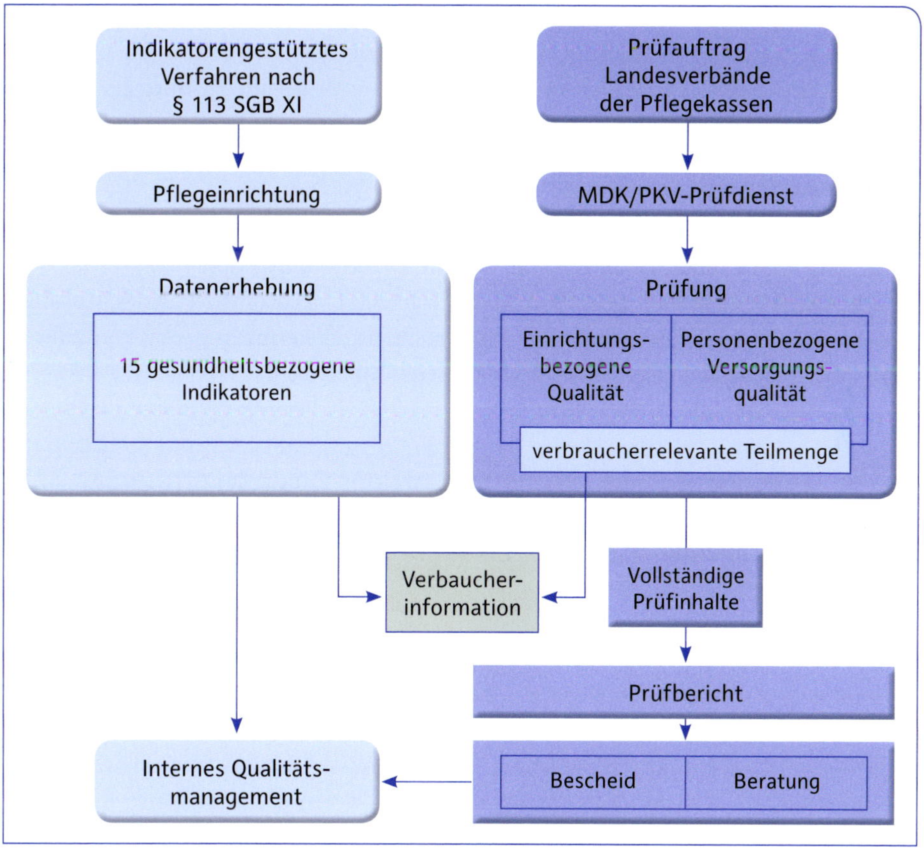

Abb. 5: Modell zur Verknüpfung der externen Qualitätsprüfungen.

Nach dem Modell sind stationäre Pflegeeinrichtungen für das interne Qualitätsmanagement und die operative Umsetzung der Ergebnisindikatoren verantwortlich. Im Rahmen der Vereinbarungen nach § 113 SGB XI ist festzulegen, wie die Datenaufbereitung, Datenvalidierung und Datenveröffentlichung der Ergebnisindikatoren sichergestellt werden soll. Nach dem PSG II ist eine neutrale Stelle für das Datenmanagement einzurichten (Annahme, Aufbereitung, Weiterleitung).

Die externen Qualitätsprüfungen werden weiterhin durch den MDK durchgeführt. Diese sind inhaltlich und organisatorisch an die neuen Rahmenbedingungen anzupassen. Sie gewährleisten eine inhaltliche Verknüpfung zu den Themen der Ergebnisindikatoren sowie zum Qualitätsmanagement der Pflegeeinrichtungen. Insbesondere im Zusammenhang mit Qualitätsprüfungen wird es weiterhin zwingend notwendig sein, die den Pflegeergebnissen zugrunde liegenden Strukturen und Prozesse zu erfassen, um Aussagen über die Versorgungs- und Betreuungsqualität treffen zu können und die Landesverbände in die Lage zu versetzen, fachlich begründete Maßnahmenbescheide nach § 115 Abs. 2 SGB XI erteilen zu können. Darüber hinaus sollen auch Inhalte, die nicht über Indikatoren abgebildet werden, Gegenstand der Prüfungen sein.

Die Ergebnisse der Qualitätsprüfungen durch den MDK werden in einem Prüfbericht u. a. den Landesverbänden der Pflegekassen sowie den Pflegeeinrichtungen zur Verfügung gestellt. Die Pflegekassen können auf der Grundlage des Prüfberichtes bei Bedarf Maßnahmenbescheide gegenüber der Pflegeeinrichtung erlassen.

Die Ergebnisse der Indikatoren und ein Auszug aus den Ergebnissen der externen Prüfungen durch den MDK werden als Verbraucherinformation öffentlich zugänglich bereitgestellt. Bei der Veröffentlichung wird die jeweilige Quelle mit angegeben.

Sowohl Ergebnisindikatoren als auch die Ergebnisse der externen Qualitätsprüfungen werden im einrichtungsinternen Qualitätsmanagement dazu genutzt, bei Bedarf Qualitätsentwicklungsmaßnahmen zu initiieren.

9.8.3 Inhaltliche Ausrichtung zukünftiger Qualitätsprüfungen

Bei der Weiterentwicklung der Prüfgrundlagen sollte der Versorgungsqualität (personenbezogene Ergebnis- und Prozessqualität) weiterhin und noch verstärkt Priorität eingeräumt werden. Eine Engführung auf die Ergebnisqualität allein ermöglicht jedoch keine Aussagen darüber, unter welchen Bedingungen diese Ergebnisse zustande gekommen sind und durch welche Wirkfaktoren sie beeinflusst worden sind. Stemmer und Arnold[108] sprechen daher bezogen auf das Indikatorenset von Wingenfeld et al. auch von einer »Black-Box«-Evaluation, die keine Aussagen zu den für die Ergebnisse verantwortlichen Wirkfaktoren zulässt. Gerade auch, um die Funktionen der Qualitätsprüfungen (Vertragsprüfung, Verbraucherschutz, Beratung, Transparenz) erfüllen zu können, reicht es daher nicht aus, bei der inhaltlichen Neuausrichtung der Qualitätsprüfungen ausschließlich die Ergebnisindikatoren zu berücksichtigen, es wird

[108] Stemmer, R. & Arnold, J. (2012). Kurzexpertise zur »Bewertung von Qualitätsindikatoren in der ambulanten und stationären Langzeitpflege« mit besonderer Berücksichtigung der vom Institut für Pflegewissenschaft der Universität Bielefeld entwickelten und erprobten Instrumente zur Beurteilung der Ergebnisqualität in der stationären Altenhilfe. Mainz

auch weiterhin erforderlich sein, weitere Ergebniskriterien einzubeziehen und wesentliche Prozesse sowie Strukturqualitätsmerkmale im Blick zu behalten. Beispielsweise könnte mit Blick auf den Verbraucherschutz das **Risikomanagement der Pflegeeinrichtungen** stärker in den Fokus genommen werden (z. B. Fehlervermeidung beim Medikamentenmanagement). Im Hinblick auf die Beratung von Pflegeeinrichtungen wird ein Weg darin gesehen, die Lebensqualität der Bewohner stationärer Pflegeeinrichtungen eingehender zu beurteilen.

Insbesondere stationäre Pflegeeinrichtungen sind Orte, an denen viele Menschen ihr Lebensende verbringen und dort versterben. Daher ist es sinnvoll und notwendig, den Palliativgedanken stärker als bisher in der Pflege zu berücksichtigen. Es wird daher vorgeschlagen, im Rahmen der Prüfung durch MDK bzw. PKV-Prüfdienst verstärkt auch auf **Aspekte der Palliativ Care** einzugehen. Ein weiterer Themenbereich, der bei Qualitätsprüfungen umfassender Beachtung finden sollte, ist die für die Ernährung und das Wohlbefinden bedeutungsvolle Mund- und Zahnpflege.

Für die **Verbraucherinformation** sind wiederum Kennzahlen zur Personalausstattung (z. B. nurse to patient ratio im Frühdienst oder im Nachtdienst, Personalfluktuation, Fortbildungstage) und zum Personalmanagement von herausgehobenem Interesse.[109] Daher könnte es sinnvoll sein, solche Kennzahlen zukünftig bei den Qualitätsprüfungen zu erheben. Im PSG II ist vorgesehen, für die ambulante und die stationäre Pflege bis 2020 Personalbedarfsermittlungsverfahren zu entwickeln, die dann auch eine Grundlage für die Bewertung der Personalausstattung einer stationären Pflegeeinrichtung sein könnten.

Bei der zukünftigen Qualitätsprüfung durch die MDK bzw. den PKV-Prüfdienst sind auch die Chancen zur **Entbürokratisierung** verstärkt zu nutzen, die sich aus dem Projekt zur Effizienzsteigerung der Pflegedokumentation in der ambulanten und stationären Langzeitpflege ergeben. Die externen Prüfungen können als Katalysator dazu beitragen, die sich aus dem Projekt ergebenden Erkenntnisse in die Fläche zu tragen. Hierzu leisten die MDK bereits heute wertvolle Arbeit und setzen Impulse.

Die Erfassung der Ergebnisindikatoren ist ein Baustein des einrichtungsinternen Qualitätsmanagements. Es kommt darauf an, die Ergebnisse der Ergebnisindikatoren einrichtungsintern zu analysieren und in den Prozess der Qualitätsentwicklung einzubringen. Qualitätsverbesserungen können nur dann erreicht werden, wenn auf der Basis der so ermittelten Daten Maßnahmen zur Qualitätsverbesserung geplant und umgesetzt werden. Dies gelingt heute noch längst nicht allen Pflegeeinrichtungen. Daher sollte das Qualitätsmanagement der Pflegeeinrichtungen bei Qualitätsprüfungen der MDK weiterhin ein Prüfgegenstand sein. Zukünftig könnte dabei insbeson-

---

[109] Vgl. Geraedts, M. (2006). Qualitätsberichte deutscher Krankenhäuser und Qualitätsvergleiche von Einrichtungen des Gesundheitswesens aus Versichertensicht. In: Böcken J.; Braun, B.; Amhof, R. & Schnee, M. (Hrsg.) (2006). Gesundheitsmonitor 2006. Gesundheitsversorgung und Gestaltungsoptionen aus der Perspektive von Bevölkerung und Ärzten. Gütersloh: Bertelsmann, S. 154 ff.
Geraedts, M. et al. (2014). Wie werden Pflegeeinrichtungen ausgewählt? In: Die Schwester/Der Pfleger, 53, 5. Melsungen: Bibliomed, S. 476 ff.

dere betrachtet werden, ob und wie die Ergebnisse der Indikatoren in den Regelkreis des einrichtungsinternen Qualitätsmanagements eingebracht und welche Schlussfolgerungen und Qualitätsentwicklungsmaßnahmen daraus abgeleitet werden, beispielsweise aufgrund unterdurchschnittlicher Ergebnisse beim Indikator Dekubitus bei Bewohnern mit einem hohen Dekubitusrisiko.

9.9 Fazit

Die Qualitätsprüfungen des MDK unterlagen seit Beginn der Pflegeversicherung einem kontinuierlichen Wandel. Auch das PSG II hat zu erheblichen Änderungen bei der Ausgestaltung der internen Qualitätssicherung, der externen Qualitätsprüfung und der Qualitätsberichterstattung beigetragen und wird weitreichende Wirkung zeigen mit den Neuerungen durch die QPR stationär und ambulant, die 2017 und 2018 folgen werden. Dies wird ausdrücklich begrüßt.

Für die stationäre Pflege ist der Weg für diese Weiterentwicklung weitgehend bereits gebahnt, da hier einerseits Indikatoren vorliegen und die Politik sich andererseits klar für eine Weiterführung der externen Qualitätsprüfungen ausgesprochen hat. Die Qualitätsberichterstattung wird sich zukünftig aus beiden Quellen speisen. Den Heimen muss bewusst sein, dass von diesen mit der Umsetzung der Indikatoren eine erhebliche zusätzliche Verantwortung übernommen werden muss. Positiv ist, dass das Strukturmodell zur Effizienzsteigerung in der Pflege, der neue Pflegebedürftigkeitsbegriff sowie die Indikatoren aufeinander aufbauen. Die im PSG II eingerichteten Änderungen gehen aus Sicht des MDS grundsätzlich in die richtige Richtung und decken sich mit dem Modell, dass die strategische Grundlage für die Weiterentwicklung der Qualitätssicherung für den MDS darstellt.

Auch in der ambulanten Pflege wird es durch die Veränderungen, die 2018 vorgesehen sind, zu einer Neuausrichtung der Qualitätssicherung und Qualitätsberichtserstattung kommen. Ob hier ebenfalls Indikatoren eine Rolle spielen werden oder ob andere Ansätze durch die Wissenschaft empfohlen werden, ist heute jedoch noch nicht geklärt. Fest steht lediglich, dass der für die stationäre Pflege anvisierte Ansatz mit den vorgeschlagenen Indikatoren nicht auf die ambulante Pflege übertragbar ist.

10 NEUER PFLEGEBEDÜRFTIGKEITSBEGRIFF UND DER PROZESS DER EINSTUFUNG

Jutta König, Karla Kämmer, Birger Schlürmann

Eine nachhaltige Veränderung steht an

Es ist nicht damit getan, dass wir die »angstgeleitete Dokumentation« abschaffen. Letztlich liegt die Chance der Veränderung nicht im Wegfall einzelner Dokumente, sondern in der nachhaltigen Veränderung unserer inneren Bilder. Das sind die Vorstellungen, die unser Denken, Fühlen und Handeln bestimmen, die Ideen von dem, was wir und die anderen sind, was wir erstrebenswert finden und was wir einmal erreichen wollen. Es sind im Gehirn abgespeicherte Muster, die wir benutzen, um uns in der Welt zurechtzufinden, Handlungen zu planen, Ängste zu begrenzen und Herausforderungen anzunehmen.*

Aufgrund dieser inneren Bilder sortieren wir Freund und Feind: »die« und »wir«, Gut und Böse. Eingeschliffene Denk-Autobahnen blockieren neue Wege, z. B.: »Die sind ja zu wenig reflektiert, um ...« und: »Wenn die nicht so formalistisch prüfen würden, uns immer Knüppel zwischen die Beine hauen würden, dann könnten wir andere Prioritäten setzen, individueller pflegen ...« etc.

Das Gute ist: Wenn wir uns diese inneren Bilder bewusst machen, können wir sie aktiv im Sinne einer gelingenden Zukunft verändern. Die Herausforderung: Wir müssen es wollen und wir brauchen Mut, um neue Erfahrungen zuzulassen, die neue Lösungen in Kooperation ermöglichen.

* Vgl. Hüther, G. (2015). Die Macht der inneren Bilder. Wie Visionen das Gehirn, den Menschen und die Welt verändern. Göttingen: Vandenhoeck und Ruprecht

10.1 Jetzt müssen Sie strategisch klug und nachhaltig vorgehen

Machen Sie sich einen Plan jenseits von Aktivismus und Hektik. Nutzen Sie dabei die Inhalte dieses Buches als Leitfaden.

Arbeiten Sie sich in fünf Schritten zum Erfolg vor

1. Setzen Sie sich grundsätzlich mit den Themen Neues Begutachtungsinstrument (NBI), Einstufung und neue Begutachtungs-Richtlinien (BRi) sowie neue Pflegetransparenzvereinbarungen (PTVA/PTVS) auseinander.
2. Passen Sie Ihr Prozedere und die Regelungen Ihres Qualitätsmanagements und Ihres Pflegecontrollings (s. Kapitel 8) an.
3. Wählen Sie – z. B. mit Hilfe des Kompetenzkompasses (s. Kapitel 11.4) – Ihre zukünftigen Experten für Pflegeprozess und Einstufung aus.
4. Arbeiten Sie mit den Olbrich-Kriterien oder dem Excel-Kompass-Tool gezielt an der Weiterentwicklung der Kompetenzen Ihrer Mitarbeitenden.
5. Nutzen Sie die Empfehlungen zum Supportive Leadership (s. Kapitel 11.1) – dem Führungsverständnis, das alle einbindet – damit Ihre Experten nicht die Lust verlieren bzw. zusammenbrechen. Alle sollen die Möglichkeit haben, ihre Potenziale zu entfalten und ihre Stärken zu entwickeln.

10.2 Einführung: Was ist neu?

Endlich ist der neue Pflegebedürftigkeitsbegriff gesetzlich festgezurrt und tritt 2017 in Kraft. Zwar einige Jahre später als zunächst von den Politikern vorhergesagt, aber immerhin. »Mit dem neuen Pflegebedürftigkeitsbegriff ist auch die Einführung eines neuen Begutachtungsinstruments verbunden, das die Feststellung von Pflegebedürftigkeit grundlegend verändert. Bisher wurde der Hilfebedarf des Versicherten verrichtungsbezogen – also zum Beispiel beim Waschen, Anziehen und bei der Nahrungsaufnahme – in Minutenwerten, auf der Grundlage von Zeitorientierungswerten festgestellt. Zukünftig ist der zentrale Maßstab der Grad der Selbständigkeit und nicht mehr der Hilfebedarf in Minuten. Die Selbständigkeit eines Menschen, seine Ressourcen und seine Fähigkeiten werden differenziert erfasst. Der ressourcenorientierte Ansatz ermöglicht zudem eine systematischere Erfassung von Präventions- und Rehabilitationsbedarf.«[110]

Die Begutachtung von Kindern ist ebenfalls neu geregelt. Vorteil des neuen Verfahrens ist, dass dadurch belastend, weitere Begutachtungen in den ersten Lebensmonaten vermieden werden können.

Eine weitere wichtige Ergänzung im Gutachten: Ab 2017 gelten die Empfehlungen des Gutachters zu Hilfsmitteln und Pflegehilfsmitteln, die den Zielen des § 40 SGB XI dienen (Pflege erleichtern oder Beschwerden des Pflegebedürftigen lindern bzw. oder ihm eine selbständige Lebensführung ermöglichen) direkt als Antrag.

---

110 MDS (Hrsg.) (2016). Die Selbständigkeit als Maß der Pflegebedürftigkeit – Das neue Begutachtungsinstrument der sozialen Pflegeversicherung. Essen. S. 4. Im Internet: https://www.mds-ev.de/fileadmin/dokumente/Publikationen/SPV/Begutachtungsgrundlagen/Fachinfo_PSG_II.pdf [Zugriff am 11.08.2016]

Es reicht also künftig aus, wenn der MDK-Gutachter die Hilfsmittel empfiehlt. Ist der Pflegebedürftige einverstanden, so gilt dies als Antrag bei der Pflegekasse. Eine ärztliche Verordnung ist dann nicht mehr notwendig. In diesem Zusammenhang schlägt der Gutachter auch direkt präventive und rehabilitative Maßnahmen vor. Ziel ist es, pflegebedürftige Menschen verstärkt in Maßnahmen der medizinischen Rehabilitation einzubinden.

Achtung

Die nicht so schöne Botschaft lautet: (Fast) alles, was wir seit 1995 zum Thema Einstufung gelernt haben, ist auf einen Schlag wertlos.

10.2.1 NEU: Mit SIS klar im Vorteil

Wer bereits auf SIS umgestellt hat, wird es bei der künftigen Einstufung wesentlich leichter haben als Einrichtungen, die ihre Dokumentation/Pflegeplanung immer noch nach den gängigen Modellen (AEDL, ABEDL, ATL etc.) schreiben. Denn die fünf Bereiche der SIS sind die Grundbegriffe und somit Ausgangslage für die Einstufung ab 2017. Aber: Die SIS dient nicht dazu, den Pflegegrad nachzuweisen.

10.2.2 NEU: Veränderter Blick auf den pflegebedürftigen Menschen

Die Ressourcen des Pflegebedürftigen stehen im Mittelpunkt und die Frage, wie diese erhalten und gestärkt werden können. Alle relevanten Bereiche der elementaren Lebensführung werden für die Einstufung erfasst.

10.2.3 NEU: Der Pflegebedürftigkeitsbegriff

»Als pflegebedürftig im Sinne des SGB XI gelten Personen, die gesundheitliche Beeinträchtigungen der Selbständigkeit oder der Fähigkeiten aufweisen und deshalb der Hilfe durch andere bedürfen. Es muss sich um Personen handeln, die körperliche, kognitive oder psychische Beeinträchtigungen oder gesundheitlich bedingte Belastungen oder Anforderungen nicht selbständig kompensieren oder bewältigen können. Die Pflegebedürftigkeit muss auf Dauer, voraussichtlich mindestens 6 Monate, bestehen.«[111]

---

[111] MDS & GKV (2016), S. 32

Maßgeblich für das Vorliegen von Pflegebedürftigkeit bei Erwachsenen sind gesundheitliche Beeinträchtigungen der Selbständigkeit oder der Fähigkeiten in den in sechs Bereichen angegebenen Aktivitäten und Fähigkeiten (§ 14 Abs. 2 SGB XI).

10.2.4 NEU: Einstufung

Die Pflegebedürftigkeit hat durch den neuen Pflegebedürftigkeitsbegriff andere Voraussetzungen und somit verändert sich auch der gesamte Prozess um die Einstufung. Die Grundpflege, die bislang zu 100 % berechnet wurde, wird nur noch zu 50 % gewertet (10 % Mobilität und 40 % Selbstversorgung in der Grundpflege). Es gilt also, neben den Aspekten der Grundpflege die anderen Bereiche (von Kommunikation über Bewältigung der Erkrankung bis hin zum Alltag) aufzuzeigen.

10.2.5 NEU: Pflegebedürftigkeit – zusammengesetzt aus Modulen

Die Pflegebedürftigkeit setzt sich aus den Modulen 1 bis 6 zusammen. Die einzelnen Module fließen mit einer unterschiedlichen Bewertung und Gewichtung in die Gesamtbewertung ein. Zudem gibt es zwei weitere Module (7 und 8).

- Modul 1: Mobilität
- Modul 2: Kognitive und kommunikative Fähigkeiten
- Modul 3: Verhaltensweisen und psychische Problemlagen
- Modul 4: Selbstversorgung
- Modul 5: Umgang mit krankheits- und therapiebedingten Anforderungen
- Modul 6: Gestaltung des Alltagslebens und soziale Kontakte
- Modul 7: Außerhäusliche Aktivitäten: In diesem Feld wird erhoben, ob sich die Person selbständig im öffentlichen Raum bewegen, an Veranstaltungen teilnehmen und welche Transportmittel sie selbständig nutzen kann.
- Modul 8: Haushaltsführung: In diesem Modul wird die Selbständigkeit bei Tätigkeiten wie Einkaufen, Behördengängen oder der Regelung finanzieller Angelegenheiten ermittelt.

Hinweis

Die Module 7 und 8 beschreiben die Hilfebedürftigkeit. Sie werden nicht für die Einstufung der Pflegebedürftigkeit herangezogen. Sie enthalten aber Informationen für eine individuelle Pflegeplanung und ermöglichen es den Pflegeberatern, die Pflegebedürftigen bzgl. weiterer Angebote oder Sozialleistungen zu beraten bzw. individuelle Versorgungspläne zu erstellen.

10.2.6 NEU: Grundpflege ist nicht mehr der Hauptaspekt für Pflegebedürftigkeit

Über 20 Jahre drehte sich bei der Einstufung alles um die Hilfen bei Körperpflege, Ausscheidung, Mobilität und Ernährung. Die Hilfe bei der Grundpflege war die Voraussetzung für die Pflegebedürftigkeit. Das entfällt künftig.

10.2.7 NEU: Feststellung des Pflegegrades mit gewichteten Punkten

Es gibt Punkte für Selbständigkeit/Fähigkeiten und den entsprechenden Unterstützungsbedarf; dafür, wie häufig eine Verhaltensweise auftritt und in welchem Umfang medizinische Hilfeleistungen wahrgenommen werden (müssen). Die Punkte werden bei der Feststellung des Pflegegrades pro Modul addiert und unterschiedlich gewichtet.

Verteilung der Gewichtung

Gewichtung der Module insgesamt 100 Punkte = 100 % Bewertungskriterien

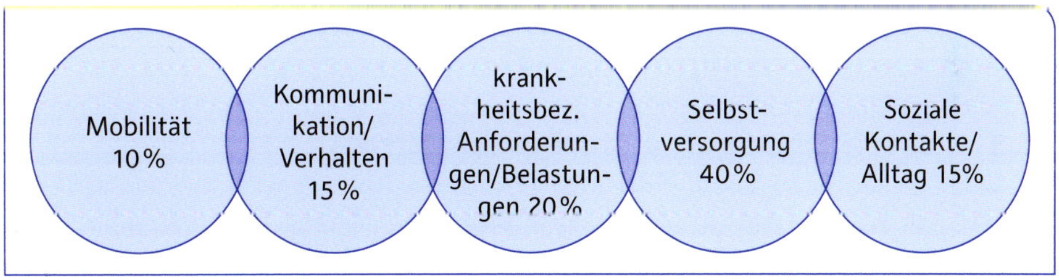

Abb. 6: Gewichtung der Module.

Sie sehen bei Abbildung 6, dass 50 % der anrechenbaren Positionen außerhalb der Grundpflege liegen. Damit wurde einer Erkenntnis Rechnung getragen, die viele in der Pflege Tätige, aber auch Betroffene, im alten Pflegebedürftigkeitsbegriff vermisst haben.

10.2.8 NEU: Zeitmessung ade!

Zumindest rechnerisch endet die sog. Minutenpflege. Wenn ein Pflegebedürftiger das Essen angereicht bekommt, ist es unerheblich, wie lange das dauert: Es gibt für dieses Essenanreichen 9 Punkte, mehr nicht. Auch die Versorgung mit zwei Pflegekräften spielt keine Rolle mehr. Es wird lediglich geschaut, inwieweit eine Person selbständig, auffällig oder beeinträchtigt ist.

10.2.9 NEU: Gewinner der Reform sind die Menschen mit Behinderung und psychisch kranke Personen

Ein Großteil psychisch kranker und behinderter Menschen wird sich mit der neuen Pflegeeinstufung besserstellen können. Aber für Menschen mit Demenz wird es Nachteile haben. Denn »auch das neue Begutachtungsverfahren hat grobe Fehler und benachteiligt dadurch bestimmte Klientel. Dass der Gesetzgeber aber die Leistungen für Menschen mit Demenz vermindert, indem er ausgerechnet für die Anleitung und Beaufsichtigung weniger Punkte gibt als für eine volle Übernahme, kann nur ein Versehen sein, das in der nächsten Reform der Begutachtungs-Richtlinien hoffentlich ausgebügelt wird.«[112]

10.2.10 NEU: Verlierer der Reform sind die körperlich schwer Pflegebedürftigen ohne psychische Beeinträchtigung

Personen, die schwer pflegebedürftig sind und dabei uneingeschränkt kognitiv leistungsfähig sind, werden im neuen System schlechter gestellt (s. Kapitel 10.10.1).

10.3 Jetzt: Einen guten Start vorbereiten

Bevor es mit der neuen Systematik losgeht, sollten Sie wichtige Stabilitätsanforderungen erfüllen.

10.3.1 Ihre Einstufungen sollten top sein

Alle pflegebedürftigen Klienten in Ihrem Verantwortungsbereich sollten noch in 2016 die richtige Pflegestufe erhalten, damit sie 2017 in einen passenden Pflegegrad umgerechnet werden können. So banal es sich auch anhört: Prüfen Sie stationär und ambulant noch einmal ganz konkret und penibel Ihre Einstufungen.

Ambulant: Frischen Sie mit Ihren Fachkräften noch einmal die Kenntnisse zur Pflegestufensystematik und zur Beratung auf, z. B. mit »Das SGB XI – Beratungshandbuch2016/2017«[113]. »Denn was nutzen Empfehlungen zur Höherstu-

---

[112] König, J. (2016). Das neue Begutachtungsinstrument. Hannover: Schlütersche

[113] Heiber, A. (2016). Das SGB XI Beratungshandbuch 2016/2017. Hannover: Vincentz Network

fung, wenn sie reihenweise nicht erfolgreich sind, weil der Pflegedienst falsch beraten hat?«[114]

10.3.1.1 Eingeschränkte Alltagskompetenz spielt als Vorbereitung auf 2017 eine zentrale Rolle

Neben der richtigen Pflegestufe für die Umrechnung ist die Anerkennung als Person mit eingeschränkter Alltagskompetenz nach § 45a SGB XI unerlässlich. Diese Anerkennung läuft wie gehabt über die Antragstellung bei der Kasse und wird bei jeder Einstufung überprüft. Die Anerkennung der eingeschränkten Alltagskompetenz spielte seit 1. Januar 2015, dem Inkrafttreten des PSG I, eine untergeordnete Rolle. Viele Einrichtungen und ihre Mitarbeiter hatten nach Bekanntwerden des Anspruchs für alle Kunden (nach § 45b SGB XI für alle Kunden ambulant und nach § 87b SGB XI für alle Heimbewohner) ihre Bemühungen um die Anerkennung zur eingeschränkten Alltagskompetenz eingestellt. Ab 2017, wenn die Pflegebedürftigen von Pflegestufen in Pflegegrade umgerechnet werden, wird aber gerade die Anerkennung als Person mit eingeschränkter Alltagskompetenz (PEA) wieder sehr relevant.

Beispiele

Beispiel 1
Ein Heimbewohner, der 2016 Pflegestufe I hat (ohne PEA) wird nur in Pflegegrad 2 eingestuft und erhält somit nur 770 Euro Zuschuss im Monat. Hat der Heimbewohner 2016 aber Pflegestufe I mit PEA kommt er 2017 in Pflegegrad 3 und erhält monatlich 1.262 Euro!

Dieser Unterschied macht sich aber nur für Pflegebedürftige bemerkbar, die 2017 ins Heim einziehen. Wer bereits 2016 im Heim lebte, muss trotz aller Entgeltänderungen und veränderter Bezuschussung im Jahr 2017 nicht mehr bezahlen, als er 2016 schon gezahlt hat.

Beispiel 2
Ambulant ist der Sprung von Pflegegrad 2 in Pflegegrad 3 noch viel deutlicher zu spüren. Der Pflegebedürftige, der 2016 in Pflegestufe I hat, wird in Pflegegrad 2 umgerechnet und erhält 689 Euro als maximale Sachleistung. Hat der Pflegebedürftige Stufe I und ist als PEA anerkannt, wird er 2017 in Pflegegrad 3 eingruppiert und erhält fast den doppelten Betrag für die Sachleistungen: 1.289 Euro im Monat.

Im Folgenden sehen Sie die Umrechnung von Pflegestufen in Pflegegrade und wie sich die Anerkennung zur Person mit eingeschränkter Alltagskompetenz bemerkbar macht.

---

[114] Heiber, A. (2016a). Keine Panik! In: CAREkonkret vom 15.07.2016. Ausgabe 29. S. 3. Hannover: Vincentz

Tabelle 19: Umrechnung von Pflegestufen in Pflegegrade[115]

Pflegestufe bis 31. Dezember 2016	Pflegegrad ab 1. Januar 2017
Stufe 0 + EA*	Grad 2
Stufe 1	
Stufe 1 + EA*	Grad 3
Stufe 2	
Stufe 2 + EA*	Grad 4
Stufe 3	
Stufe 3 + EA* sowie Härtefall	Grad 5

* EA = Anerkannte eingeschränkte Alltagskompetenz nach § 45a SGB XI

10.4 Unterschiede zwischen Pflegestufen und Pflegegraden

Tabelle 20 zeigt die Merkmale auf, in denen sich die neuen Pflegegrade von den Pflegestufen unterscheiden.

Tabelle 20: Gegenüberstellung der Merkmale Pflegestufen – Pflegegrade

Merkmale Pflegestufen	Merkmale Pflegegrade
• Hilfebedarf • 3 Pflegestufen • Pflegeminuten und deren Berechnung • Härtefall	• Grad der Selbständigkeit • 5 Pflegegrade • Gewichtung nach Punkten und deren Berechnung • Besondere Bedarfskonstellationen

Die neuen Maßeinheiten der Begutachtung auf einen Blick

- Grad der Selbständigkeit bei der Durchführung von Aktivitäten bzw. in der Gestaltung der Lebensbereiche (Modul 1, 4, 6).
- Erfassen der Einbußen in der Selbständigkeit und daraus resultierender Abhängigkeit von personeller Hilfe.
- Es ist unerheblich für die Erfassung, welche Hilfeleistungen tatsächlich von Dritten erbracht werden.
- Erfassen der Häufigkeiten im Auftreten bei bestimmten Verhaltensweisen (Modul 3).
- Erfassung der Häufigkeit von Fremdhilfe bei Arztverordnungen und Therapien (Modul 5).

115 König, J. (2016). Das Neue Begutachtungsinstrument. Hannover: Schlütersche

10.4.1 Die Selbständigkeit beurteilen: Eine Skala mit vier Abstufungen

10.4.1.1 Der Begriff der Selbständigkeit

Um den Pflegegrad einer Person zu beurteilen, muss man beschreiben, ob und in welchem Umfang sie eine Handlung bzw. Aktivität allein, d. h. ohne Unterstützung durch andere Personen oder unter Nutzung von Hilfsmitteln, durchführen kann. Eine Beeinträchtigung der Selbständigkeit liegt immer dann vor, wenn personelle Hilfe erforderlich ist.[116]

Personelle Hilfe

Unter personeller Hilfe versteht man alle unterstützenden Handlungen, die eine Person benötigt, um die betreffenden Aktivitäten durchzuführen.

Ob personelle Hilfe durch Pflegepersonen oder professionelle Pflegekräfte erbracht wird, ist für die Bewertung nicht relevant, aber für die Pflege- und Hilfeplanung.

Zu bewerten ist, ob die Person die jeweilige Aktivität praktisch durchführen kann. In der Regel sind dazu sowohl somatische als auch mentale Fähigkeiten erforderlich. Selbständigkeit wird in den Modulen 1, 4 und 6 mittels einer vierstufigen Skala bewertet:

1. selbständig
2. überwiegend selbständig
3. überwiegend unselbständig
4. unselbständig

10.4.1.2 Übersichtlich und einfach dargestellt: die Kriterien

Mit Ausnahme des Moduls 3 (Verhaltensweisen und psychische Problemlagen) sind die Kriterien in allen Modulen abschließend definiert. Zu den Abstufungen der Selbständigkeit finden Sie bei den einzelnen Kriterien Hinweise zu Besonderheiten sowie Erläuterungen, die allerdings nur Beispiele und keine abschließende Auflistung aller möglichen Phänomene darstellen.

Das Grundmuster

Das Grundmuster der Ausprägungen der Selbständigkeit zeigt stets denselben Aufbau. Wir erläutern ihn am Beispiel Trinken:

Trinken: Bereitstehende Getränke aufnehmen, ggf. mit Gegenständen wie Strohhalm, Spezialbecher mit Trinkaufsatz

[116] Vgl. Franke, N. (2016). NBA und Pflegegrade. Hannover: Vincentz Network, S. 21 f.

1. Selbständig: Die Person kann die beschriebene Aktivität ohne personelle Hilfe durchführen.
2. Überwiegend selbständig: Die Person kann selbständig trinken, wenn ein Glas/eine Tasse unmittelbar in ihrem Aktionsradius positioniert oder sie ans Trinken erinnert wird.
3. Überwiegend unselbständig: Das Trinkgefäß muss beispielsweise in die Hand gegeben werden, das Trinken erfolgt jedoch selbständig; die Person muss fast zu jedem Schluck motiviert werden oder es ist eine ständige und unmittelbare Eingreifbereitschaft der Pflegeperson erforderlich (z. B. wegen Aspirationsgefahr).
4. Unselbständig: Getränke müssen (nahezu) komplett angereicht werden.

Das Begutachtungsinstrument beinhaltet in den Modulen 2, 3 und 5 abgewandelte Formen dieser Skala.

Das Schema der Punkteverteilung ist immer gleich

Durchgängig gilt, dass mit zunehmender Beeinträchtigung der jeweilige Punktwert steigt. »0« bedeutet stets, dass keine Beeinträchtigungen der Selbständigkeit oder der Fähigkeiten bzw. sonstige Probleme bestehen. »3« beschreibt die Notwendigkeit der vollständigen Übernahme einer Aktivität bei vollständigem Fehlen von Ressourcen/ Bewältigungsstrategien.

Die Skala im Detail

0 = selbständig

Merkmal: Die Person kann die Handlung/Aktivität in der Regel selbständig durchführen.

Auch wenn die Durchführung erschwert oder verlangsamt ist oder nur unter Nutzung von Hilfs-/Pflegehilfsmitteln möglich ist – die Person benötigt keine personelle Hilfe. Vorübergehende oder nur vereinzelt auftretende Beeinträchtigungen werden nicht berücksichtigt.

1 = überwiegend selbständig

Merkmale:

Die Person leistet den größten Teil der Aktivität selbständig.

Die Pflegekraft ist weder örtlich noch zeitlich gebunden.

Es entsteht nur ein »mäßiger« Aufwand für die Pflegeperson. Der Schwerpunkt liegt auf einfachen und punktuellen Aufforderungen, Anleitungen und Beaufsichtigungen.

Die treffendsten **Formulierungen zur Beschreibung einer überwiegend selbständigen Person**:

- **Unmittelbares Zurechtlegen,** Richten von Gegenständen. Dies meint die Vorbereitung einer Aktivität durch Bereitstellung sächlicher Hilfen, damit die Person die Aktivität dann selbständig durchführen kann. Es wird vorausgesetzt, dass die

Umgebung der hilfebedürftigen Person so eingerichtet ist, dass sie alle erforderlichen Dinge in Griffweite hat und diese nicht jedes Mal angereicht werden müssen.

Achtung: Wenn dies aber nicht ausreicht (z. B. die Waschlotion nicht von der Ablage genommen werden kann, sondern direkt in die Hand gegeben werden muss), führt diese Beeinträchtigung zur Bewertung »überwiegend unselbständig«.

- **Auffordern** bedeutet, dass die Pflegeperson (ggf. auch mehrfach) einen Impuls setzen muss, damit der Betroffene die Aktivität allein durchführt. Selbst wenn nur einzelne Handreichungen erforderlich sind, ist die Person als überwiegend selbständig zu beurteilen (punktueller Hilfebedarf an einzelnen Stellen des durchzuführenden Ablaufs). Mit dem Begriff »einzelne Hinweise« zur Abfolge der Einzelschritte beschreibt Franke[117], dass zwischenzeitlich immer wieder ein Anstoß erforderlich ist, im weiteren Verlauf dann aber Teilverrichtungen (z. B. das Schließen der Jacke) selbst ausgeführt werden können.
- **Unterstützen bei der Entscheidungsfindung** bedeutet, dass z. B. verschiedene Möglichkeiten zur Auswahl angeboten werden, die Person danach aber selbständig handelt.
- Mit der Formulierung **Partielles Beaufsichtigen und Kontrolle** ist
  - eine Überprüfung beschrieben, ob die pflegebedürftige Person z. B. die erforderliche Abfolge einer Handlung einhalten kann (ggf. verbunden mit dem Hinführen zu weiteren Teilschritten oder zur Vervollständigung);
  - die Kontrolle der korrekten und sicheren Durchführung;
  - die Überprüfung, ob Absprachen eingehalten werden.
- **Punktuelles Übernehmen von Teilhandlungen der Aktivität** bedeutet, dass nur einzelne Handreichungen erforderlich sind, weil die Person den überwiegenden Teil der Aktivität selbständig durchführt.
- **Aus Sicherheitsgründen anwesend sein** bedeutet, dass die pflegebedürftige Person eine Aktivität selbständig zwar ausführen kann, aber aus nachvollziehbaren Sicherheitsgründen (z. B. Sturzgefahr, Krampfanfälle) die Anwesenheit einer anderen Person benötigt.

2 = überwiegend unselbständig
Merkmale:
Die Person kann die Aktivität nur zu einem geringen Anteil selbständig durchführen.
Die Pflegekraft ist durch die Hilfeleistung umfassend zeitlich und örtlich gebunden.
Es sind Ressourcen vorhanden, sodass die Person sich beteiligen kann. Um das zu gewährleisten, benötigt sie z. B. ständige Anleitung oder aufwändige Motivation auch

[117] Ebd., S. 21

während der Aktivität, oder es ist erforderlich, dass Hilfspersonen Teilschritte der Handlung übernehmen.

Die treffendsten **Formulierungen zur Beschreibung einer überwiegend selbständigen Person**:

- **Gezieltes Motivieren**/ständige Ermutigung in Form zusprechender, fachlicher Begleitung einer Aktivität (erforderlich oft bei psychischen Erkrankungen mit Antriebsminderung).
- **Ständiges Anleiten** bedeutet, dass die Pflegeperson den Handlungsablauf/die Handlung demonstrieren bzw. lenkend begleiten muss. Dies ist z. B. erforderlich, wenn der Klient trotz vorhandener motorischer Fähigkeiten eine konkrete Aktivität aufgrund vorhandener kognitiver Defizite nicht strukturiert durchführen kann.
- **Ständiges Beaufsichtigen und prozessbegleitendes Überprüfen** bedeutet, dass ständige und unmittelbare Interventionsbereitschaft in die Handlung erforderlich ist. Z. B. aus Sicherheitsgründen und/oder aus Gründen der Erfolgssicherung/Kontrolle.
- **Übernehmen von Teilhandlungen** beschreibt, dass ein erheblicher Teil der Handlungsschritte durch die Pflegeperson erfolgt.

3 = unselbständig
Merkmale:
Die Person kann die Aktivität in der Regel nicht selbständig durchführen bzw. steuern, auch nicht in Teilen.
Die Pflegeperson ist örtlich und zeitlich gebunden.
Es sind kaum oder keine Ressourcen vorhanden. **Die Pflegeperson muss alle oder nahezu alle Teilhandlungen anstelle des Klienten durchführen.** Eine minimale Beteiligung ist nicht zu berücksichtigen (z. B. wenn sich die hilfebedürftige Person im sehr geringen Umfang mit Teilhandlungen beteiligt).

10.4.2 Auswirkungen des Begutachtungsinstrumentes (NBI) auf die Pflegedokumentation

Keine Angst!

Bedeutet das NBI etwa: Wieder alles für das Gutachten anders schreiben? – Nein!

Grundsätzlich

Es gibt keine Verpflichtung für Sie, Ihre Pflegedokumentation der Systematik des Begutachtungsinstrumentes anzupassen – das gilt mit und ohne SIS. Die Pflegedokumentation ist nicht primär dazu da, einen bestimmten Pflegegrad für die Prüfsituation abzubilden. Die Wahl des Pflegedokumentationssystems und die inhaltliche Form der

Ausgestaltung liegen in der Hand des Trägers – unter Hinzuziehung Ihrer spezifischen Fachkompetenz als Pflegeleitung, Fachexpertin und des internen Qualitätsmanagements.

Die Begutachtungs-Richtlinien (BRi) beschreiben als zentrale Aufgabe der Prüfer, eine Untersuchung der antragstellenden Person durchzuführen, um die Beeinträchtigung der Selbständigkeit oder der Fähigkeiten und die voraussichtliche Dauer der Pflegebedürftigkeit zu ermitteln.[118]

Planung und Dokumentation sind Ihre Arbeitsinstrumente

Im Vordergrund Ihrer Dokumentation stehen Ihre pflegerischen Prozesse, die Unterstützung der Teamarbeit, der Informationsfluss, die haftungsrechtliche Absicherung sowie die Erfüllung der Qualitätsanforderungen Ihrer Vertragspartner und der Aufsichtsbehörden.

Wichtig

Auch ab 2017 (vgl. PTVA/PTVS, s. Kapitel 9.6) gilt die Pflegedokumentation unverändert als Nachweis der Planung, Durchführung und Anpassung der Pflege- und Betreuungsprozesse. Ein besonderer Wert wird auf Aktualität gelegt. Das bedeutet, dass Veränderungen des Pflegezustandes und sich daraus ergebende Erfordernisse (z. B. Risikoeinschätzung oder Anpassung von Maßnahmen) bis zur nächsten Übergabe zu dokumentieren sind.

Empfehlung

Die korrekte Verwendung der Kategorien des NBI in Ihrer mündlichen und schriftlichen Fachsprache stärkt in jedem Fall Ihre Sicherheit in der Darstellung pflegerischer und psychosozialer Zustände – insbesondere in der Beschreibung komplexer Situationen – auch gegenüber den Gutachtern. Fachliche Argumentation, präzise Beschreibungen und stimmige Begründungen sind durch die relativ weichen Kriterien der Selbständigkeitsskalen wichtiger denn je, um mit dem Gutachter auf Augenhöhe zu kommunizieren.

UNVERÄNDERT: Umgang mit pflegebegründenden Diagnosen (F3)[119]

»Eine oder zwei Diagnosen, die im Wesentlichen die Pflegebedürftigkeit begründen, sind anzugeben und nach ICD-10 zu verschlüsseln.«[120] Achten Sie also darauf, dass Sie die Diagnosen angeben, die im Wesentlichen die Pflegebedürftigkeit begründen.

---

118 Vgl. MDS & GKV 2016, S. 13

119 Die Zahl in der Klammer verweist auf die Nummer in den BRi

120 Vgl. MDS & GKV 2016, S. 32

Wenn Sie das nicht tun, sucht sich der Gutachter Diagnosen aus, was sich ungünstig auf die Einstufung auswirken kann. Weitere Diagnosen sollten in der Reihenfolge ihrer Wertigkeit bezüglich des personellen Unterstützungsbedarfs angegeben werden.

Sie sollten auch Diagnosen angeben, die keinen personellen Unterstützungsbedarf im Bereich der Pflege und Betreuung begründen, etwa bei Therapie- und Rehabilitationsleistungen von Bedeutung sind:

- Wenn z. B. ein Klient unter einer Niereninsuffizienz oder einem Hypertonus leidet, ist dies nicht pflegebegründend, weil es durch diese Erkrankungen nicht unbedingt zu einer Beeinträchtigung der Selbständigkeit kommen muss. Wichtiger ist es, den bei der Person vorhandenen Schwindel mit der daraus resultierenden Sturzgefahr und dem damit verbundenen erhöhten Beaufsichtigungsbedarf zu vermerken.
- Die Faktoren, mit denen Sie den Pflege- und Hilfebedarf begründen, sollten sich eindeutig in den einzelnen Punkten der Informationssammlung oder SIS widerspiegeln.
- Achten Sie auf eine differenzierte Diagnosestellung durch den behandelnden Arzt: »Apoplex links mit Hemiparese rechts« reicht nicht aus. Es müssen die daraus resultierende Beeinträchtigung der Selbständigkeit und der Hilfebedarf erkennbar sein, denn ein solches Schädigungsbild kann sehr unterschiedliche Auswirkungen haben (z. B. wenn die Folgeerscheinung Neglect oder Hemianopsie ist).

Beispiele

Ärztliche Diagnose: Demenz – davon insbesondere pflegebegründend bzw. selbständigkeitsbeeinträchtigend:
Desorientiert in allen Bereichen, Wanderungstendenz, Fehleinschätzung von Risiken und Gefahren durch Überschätzung der eigenen Fähigkeiten, motorische Unruhe/Verhaltensauffälligkeiten (auch nachts), Abwehrverhalten und fehlende Kooperation/Einsicht bei Pflegemaßnahmen, Kotschmieren

Ärztliche Diagnose: Diabetes mellitus Typ 2 – davon insbesondere pflegebegründend bzw. selbständigkeitsbeeinträchtigend:
Neigung zu Hautirritationen, Sensibilitätsstörung in beiden Beinen und Füßen, Verletzungsgefahr durch fehlende Einsicht bzgl. Nagel- und Fußpflege/Selbstverletzung, hoher Bedarf an Hautinspektion/erhöhter Beaufsichtigungsbedarf, Neigung zu Blutzuckerentgleisungen mit daraus resultierender Sturz- und Verletzungsgefahr

10.4.2.1 Beschreibung der Hilfearten: möglich, aber nicht nötig

Die meisten (nicht-entbürokratisierten) Pflegedokumentationssysteme sind nach den Formen der Hilfe aufgebaut. Wenn Sie bzw. Ihre Mitarbeitenden mit diesen Beschreibungen gut vertraut sind, nutzen Sie sie weiter.

In der Begutachtung ab 2017 wird ermittelt, in welcher Art und Weise der Antragsteller eingeschränkt bzw. selbständig ist. Der Hilfebedarf in den Formen B, V/N, A, U, tTÜ, vÜ ist in der alten Intensität ist für die Einstufung nicht mehr groß von Belang. Diese Hilfen werden lediglich noch in der Selbstversorgung (Modul 4) wichtig.

Wie in der BRi[121] zum An- und Auskleiden zu lesen ist, ist eine Person überwiegend selbständig, wenn man ihr die Kleidung herrichtet oder hinhält. Anderes Beispiel, Essen und Trinken[122]: Die gewohnten Hilfearten wie Beaufsichtigung und Anleitung werden hier bei umgerechnet (überwiegend unselbständig).

10.4.2.2 Vor- und Nachbereitung (V/N): Nützlich für die Beschreibung der überwiegenden Selbständigkeit

Merkmal: Vor- und Nachbereitung heißt, den Pflegebedürftigen durch Bereitstellung von Hilfen in die Lage zu versetzen, eine Verrichtung durchzuführen.

Beispiele:

- Kann nach Bereitstellen des Rollators von … nach … sicher laufen.
- Kann nach Vorbereiten des Waschwassers und Anreichen des Waschlappens …

10.4.2.3 Teilweise Übernahme (tÜ)

Merkmal: Bei der teilweisen Übernahme werden unmittelbare personelle Hilfen berücksichtigt. Die Pflegeperson leistet einzelne Handreichungen und es besteht ein punktueller Hilfebedarf, z. B. übernimmt eine Pflegeperson einen Teil der Verrichtung, führt die pflegebedürftige Person zur Tätigkeit zurück, wenn sie immer wieder abschweift oder sie trotz Anleitung zu stark verlangsamt oder verzögert durchführt.

Beispiele:

Die pflegebedürftige Person

- kann sich das Gesicht und die vordere Körperhälfte waschen und trocknen. Aufgrund der schmerzhaft eingeschränkten Beweglichkeit in Hüfte und Knien reinigt die Pflegeperson (PP) Rücken und Unterkörper;
- kann sich den Mund ausspülen, PP übernimmt Zahnreinigung, da Frau X. Sinn und Vorgehen nicht versteht.

10.4.2.4 Anleitung (A)

Merkmal: Anleitung bedeutet, dass die Pflegeperson den Ablauf der einzelnen Verrichtungsfolgen anregen, lenken oder demonstrieren muss. Ohne Anleitung könnte die pflegebedürftige Person den Prozess nicht erfolgreich vollziehen. Anleitung reicht von der einfachen Aufforderung/Motivation, ständigen Aufforderung zur Verrichtung, punktuellen Anleitung je nach Tagesform/Stimmungslage bis zur kleinschrittigsten Anleitung (z. B. bei Menschen mit einer Demenz).

---

[121] Ebd., S. 56

[122] Ebd., S. 59

Beispiele:

- Herr Z. beginnt sich zu rasieren, hört jedoch inmitten der Rasur auf (Wahnvorstellungen, z. B. wegen eines Risses im Waschbecken), schließt die Handlung nicht ab, sodass Anleitung in Form von ständiger Motivation erforderlich ist.
- Frau Y. sieht keinen Sinn in der Körperpflege, sodass sie in Form von ständiger Anleitung (Aufforderung) zeitaufwendig davon überzeugt, motiviert bzw. überredet werden muss.

10.4.2.5 Beaufsichtigung (B)

Merkmal: Unter Beaufsichtigung ist die Gewährleistung der Sicherheit beim korrekten Handlungsablauf zu verstehen oder ganz konkrete Beaufsichtigung, Überwachung, Erledigungskontrollen, die die Pflegeperson in zeitlicher und örtlicher Hinsicht in gleicher Weise binden wie bei unmittelbarer Hilfeleistung.

Beispiele:

- Frau G. kann mit Rollator ca. 20 Schritte gehen. Wegen zeitweiliger Desorientiertheit ist sie nicht in der Lage, den Rollator sicher zu handhaben. Die Geschwindigkeit des Schiebens liegt über der Sicherheit in der Schrittfolge (Sturzgefahr), sie überschätzt ihre Mobilität (Selbstgefährdung) und leidet unter Schwindel. Daraus resultiert ein kleinschrittiger Anleitungsbedarf durch PP.
- Aufgrund starker depressiver Verstimmung und Situationsverkennung sieht Herr H. den Sinn des Essens nicht ein. Um eine ausreichende Ernährung sicherzustellen, ist eine durchgehende Beaufsichtigung notwendig.

10.4.2.6 Vollständige Übernahme (VÜ)

Merkmal: Vollständige Übernahme bedeutet, dass die Pflegeperson alle Verrichtungen ausführt, die der Pflegebedürftige nicht ausführen kann, d. h., dass er keinen eigenen Beitrag zur Durchführung leisten kann. Diese Hilfeform greift erst dann, wenn alle anderen nicht mehr in Betracht kommen.

Beispiel:

- Frau M. wäre aufgrund ihrer manuellen, geistigen und körperlichen Fähigkeiten in der Lage, …, aufgrund ihrer ausgeprägten Ängstlichkeit hält sie sich mit beiden Händen fest, daher vÜ.
- Frau Y. wäre aufgrund ihrer manuellen, geistigen und körperlichen Fähigkeiten in der Lage, …, aufgrund ihrer ausgeprägten Depression und der damit verbundenen, starken Antriebsminderung kann sie beim Baden nicht aktiviert werden, daher vÜ.

10.4.3 Vom Punkt zum Pflegegrad – die Bewertungssystematik

Der Pflegegrad ergibt sich, indem die Bewertungen des Gutachters in den sechs Modulen anhand von festgelegten Berechnungsregeln zusammengeführt werden. Die Einstufung erfolgt auf der Basis von Punkten vor dem Hintergrund des Grades folgender Varianten:

- Variante 1: Selbständigkeit (Modul 1, 4, 6)
- Variante 2: Vorhandensein (Modul 2)
- Variante 3: Häufigkeit des Auftretens (Modul 3)
- Variante 4:Häufigkeit des Unterstützungsbedarfs (Modul 5)[123]

Die in den Modulen erzielten Punkte werden gewichtet, d. h.: Jedes Modul hat eine andere Wertigkeit in puncto Pflegegrad.

10.4.3.1 Variante 1: Bewertung nach Selbständigkeit (Modul 1, 4, 6)

Der Grad der Selbständigkeit wird bei den Modulen 1, 4 und 6 relevant. Je nach Grad der Selbständigkeit einer Person gibt es Punkte. Diese sind wie folgt verteilt:

- 0 Punkte = selbständig
- 1 Punkt = überwiegend selbständig
- 2 Punkte = überwiegend unselbständig
- 3 Punkte = unselbständig

10.4.3.2 Variante 2: Bewertung nach Vorhandensein (Modul 2)

Andere Bereiche außerhalb von Mobilität und Selbstversorgung werden zwar ebenfalls mit 0 bis 3 Punkten belegt, die Definition, wann es die jeweiligen Punkte gibt, ist aber eine andere. So ist es bei Modul 2[124]. Hier geht um die Eingruppierung der Fähigkeiten wie folgt:

- 0 Punkte = vorhanden/unbeeinträchtigt
- 1 Punkt = größtenteils vorhanden
- 2 Punkte = in geringem Maße vorhanden
- 3 Punkte = nicht vorhanden

10.4.3.3 Variante 3: Bewertung der Häufigkeit des Auftretens (Modul 3)

Beim Abfragen psychischer Besonderheiten unter Modul 3[125] geht es nicht um die Selbständigkeit in den einzelnen Bereichen, sondern um die Häufigkeit des Auftretens von Auffälligkeiten.

Und diese Auffälligkeit, z. B. nächtliche Unruhe, wird bepunktet:

- 0 Punkte = nie oder selten
- 1 Punkt = ein bis dreimal innerhalb von zwei Wochen
- 3 Punkte = zweimal bis mehrmals wöchentlich, aber nicht täglich
- 5 Punkte = täglich

---

123 Ebd., S. 35 f.
124 Ebd., S. 42 f.
125 Ebd., S. 50 f.

Wie Sie der Auflistung entnehmen, wird ab 5 Punkten nicht weiter gerastert. Wenn also etwa stets nächtliche Unruhe besteht, gibt es 5 Punkte. Ist der Pflegebedürftige mehrfach in der Nacht unruhig, wird auch das lediglich mit Punkten bewertet.

10.4.3.4 Variante 4: Bewertung der Häufigkeit des Unterstützungsbedarfs (Modul 5)

Bei Modul 5 bewertet der Gutachter, wie selbständig jemand mit Therapien und krankheitsbedingten Anforderungen umgehen kann bzw. in welchem Umfang er hier Unterstützung benötigt. Es werden zunächst Bedarfsaspekte erfasst. »Hier sind alle ärztlich angeordneten Maßnahmen nach Art und Häufigkeit aufzunehmen …«[126] In die Berechnung des Gesamtergebnisses gehen die einzelnen Maßnahmen je nach Komplexität und Aufwand unterschiedlich gewichtet ein.

Bepunktet wird diese Häufigkeit der Hilfen:

- 0 Punkte = entfällt oder selbständig
- 1 Punkt = überwiegend selbständig (Erinnerung oder Anleitung ist mindestens einmal täglich notwendig)
- 2 Punkte = überwiegend unselbständig (benötigt meistens Anleitung/Beaufsichtigung, mehrmals täglich)
- 3 Punkte = unselbständig (benötigt immer Anleitung/Beaufsichtigung)

10.4.4 Gewichtung der Punkte

Der Pflegegrad einer Person ergibt sich, indem die Bewertungen des Gutachters in den sechs Modulen anhand von Berechnungsregeln auf der Basis einer pflegefachlich begründeten Bewertungssystematik zusammengeführt werden. Die Zusammenführung erfolgt in mehreren Schritten: Zuerst werden die Einzelpunkte pro Item (1, 2 oder 3 Punkte) zu einem Gesamtwert pro Modul zusammengezählt. Wenn jemand etwa im Modul 1 bei allen Kriterien unselbständig ist, beträgt die Summe der Einzelpunkte für dieses Modul 15 Punkte.

Achtung: Bei Modul 5 ist es etwas komplizierter, die Summe der Einzelpunkte zu berechnen. Hier sind zunächst die Anzahl der Hilfen, die wöchentlich oder monatlich notwendig sind, auf den Tag umzurechnen.

Im zweiten Schritt wird jede Summe der Einzelpunkte pro Modul nach der in den BRi festgelegten Berechnungsregel in den **gewichteten Punktwert** umgerechnet. Das ist notwendig, weil die Module in den Pflegegrad mit unterschiedlicher Gewichtung eingehen.

Eine Besonderheit zeigt sich bei der Ermittlung des gewichteten Punktwertes für die Module 2 und 3: Hier gehen nicht die Gesamtpunkte der beiden Module in die

[126] Ebd., S. 62

Bewertung ein, sondern nur der jeweils höchste Punktwert – Und das mit 15 % in der Gesamtbewertung. Da die Selbständigkeit in der Selbstversorgung für die Bewältigung des Alltags von herausragender Bedeutung ist, geht Modul 4 mit satten 40 %, Modul 5 mit 20 % und Modul 6 mit 15 % in die Bewertung ein.

Abschließend werden die sechs gewichteten Punktwerte zusammengezählt. Die Summe der gewichteten Punktwerte aller Module kann insgesamt maximal 100 Punkte ergeben.

Wenn in allen sechs Bereichen und den dazugehörigen Unterpunkten (entsprechend der prozentualen Gewichtung) festgestellt wurde, in welchem Maße der Antragsteller selbständig ist, ergibt sich daraus der Pflegegrad und somit die Einstufung.

Die Einstufung nach Punkten in die Grade:

- Grad 1: ab 12,5 bis unter 27 Punkte bedeutet eine geringe Beeinträchtigung
- Grad 2: ab 27 bis unter 47,5 Punkte bedeutet erhebliche Beeinträchtigungen
- Grad 3: ab 47,5 bis unter 70 Punkte bedeutet schwere Beeinträchtigungen
- Grad 4: ab 70 bis unter 90 Punkte bedeutet schwerste Beeinträchtigungen
- Grad 5: ab 90 bis 100 Punkte bedeutet schwerste Beeinträchtigungen der

Selbständigkeit mit besonderen Bedarfskonstellationen[127] = besonderen Anforderungen an die pflegerische Versorgung.

Tabelle 21: Zusammenführung der gewichteten Punktwerte

Module und Gewichtung	Schweregrad der Beeinträchtigungen der Selbständigkeit oder der Fähigkeiten					
	keine	geringe	erhebliche	schwere	schwerste	
Mobilität (10 Prozent)	0–1	2–3	4–5	6–9	10–15	Summe der Punkte im Modul 1
	0	2,5	5	7,5	10	Gewichtete Punkte im Modul 1
Kognitive und kommunikative Fähigkeiten	0–1	2–5	6–10	11–16	17–33	Summe der Punkte im Modul 2
Verhaltensweisen und psychische Problemlagen	0	1–2	3-4	5–6	7–65	Summe der Punkte im Modul 3

[127] Ebd., S. 75

Module und Gewichtung	Schweregrad der Beeinträchtigungen der Selbständigkeit oder der Fähigkeiten					
	keine	geringe	erhebliche	schwere	schwerste	
Höchster Wert aus Modul 2 oder Modul 3 (15 Prozent)	0	3,75	7,5	11,25	15	Gewichtete Punkte für das Modul 2 oder 3
Selbstversorgung (40 Prozent)	0–2	3–7	8–18	19–36	37–54	Summe der Punkte im Modul 4
	0	10	20	30	40	Gewichtete Punkte im Modul 4
Bewältigung von und selbständiger Umgang mit krankheitsbedingten Anforderungen und Belastungen (20 Prozent)	0	1	2–3	4–5	6–15	Summe der Punkte im Modul 5
	0	5	10	15	20	Gewichtete Punkte im Modul 5
Gestaltung des Alltagslebens und sozialer Kontakte (15 Prozent)	0	1–3	4–6	7–11	12–18	Summe der Punkte im Modul 6
	0	3,75	7,5	11,25	15	Gewichtete Punkte im Modul 6

Fazit

Die ermittelten Punkte in allen Modulen werden gewichtet. Die Gewichtung richtet sich nach dem Prozentsatz, zu dem das jeweilige Modul in die Gesamtwertung einfließt.

Aus der Zusammenführung aller gewichteten Punktwerte pro Modul ergibt sich der Gesamtpunktwert, der das Ausmaß der Pflegebedürftigkeit bestimmt und von dem sich der Pflegegrad ableitet.

10.5 Jetzt wird's praktisch: Module, Bewertungsregeln und Pflegegrade

Für die Ermittlung und Bewertung des Pflegegrades lernen Sie nun die einzelnen Module mit ihren jeweils relevanten Aspekten kennen. Pro Modul führen wir ausgewählte Beispiele für eine regelgerechte Beschreibung bei der Anwendung für konkrete Klienten auf. Wir freuen uns, wenn diese Vorgehensweise Ihre Kreativität anregt und Ihnen den Praxistransfer erleichtert: Die Systematik des folgenden Textes geht auf Franke[128] zurück, wir greifen sie hier in etwas veränderter Form auf:

- Kriterien der Einschätzung
- Anregungen zur praktischen Beschreibung bei einem Klienten
- Bewertung des Moduls

Zur weiteren Arbeitsweise: Unser Buch will Ihnen Orientierung geben und die Zusammenhänge zwischen Dokumentation, Planung, Einstufung und Qualitätsprüfung aufzeigen. Es soll Ihnen die Auseinandersetzung mit den Originaltexten der BRi und der PTVa/s erleichtern – nehmen Sie diese am besten gleich parallel zur Hand!

Sie haben es in der Hand, Missverständnisse bei der Einstufung zu vermeiden

Vermeiden Sie folgende Fehler:

1. Maßnahmen der Vor- und Nachbereitung werden nicht dargelegt.
   Folge: Die Klientin wird als »selbständig« eingestuft, obwohl sie nur »überwiegend selbständig« ist – Verlust wertvoller Punkte für die Einstufung.
2. Der Grad der notwendigen Unterstützung wird nicht klar genug beschrieben. Statt des Begriffs der erforderlichen »ständigen Motivation« (Beschreibung zu »überwiegend unselbständig«) wird der Begriff »Aufforderung« benutzt (entspricht der Kategorie »überwiegend selbständig«).
   Folge: Die Klientin wird als »überwiegend selbständig« eingestuft, obwohl sie »überwiegend unselbständig« ist – Punkteverlust!
3. Die Klientin befindet sich bei der Einstufung in außergewöhnlich guter Tagesform, die Beschreibung in der Dokumentation, z. B. Berichteblatt/Matrix, gibt die bestehenden Schwankungen des Zustands und die Risiken nicht wieder.
   Folge: Der Prüfer geht davon aus, dass der aktuelle Zustand normal ist und die Klientin wird als »überwiegend selbständig« eingestuft, obwohl sie »überwiegend unselbständig« ist – Punkteverlust!
4. Die Beschreibung der Klientin in den einzelnen Modulen, z. B. Modul 2, 3 und 6 widerspricht sich oder ist nicht aktualisiert. Das führt zu Skepsis beim Prüfer und zum Punkteverlust.

▶▶

[128] Franke 2016

5. Einige Leistungen in den Modulen sind nur in enger Kooperation der Professionen (Pflege, Sozialer Dienst, Alltagsbegleitung und Hauswirtschaft) erfolgreich darzustellen. Klappt das nicht, entsteht eine wenig wirksame Leistung. Gefahr: Qualität, Prüfergebnisse und Bepunktung bleiben hinter den Möglichkeiten zurück!

10.5.1 Modul 1: Mobilität

Dieses Modul umfasst zentrale Aspekte der Mobilität im Wohnbereich (Zuhause bzw. Einrichtung) eines Klienten. Das Modul setzt sich aus fünf Items zusammen. Maximal können 15 Punkte erreicht werden, die mit insgesamt 10 % in die Gesamtwertung einfließen.

10.5.1.1 Kriterien der Einschätzung

Die Einschätzung richtet sich ausschließlich danach, ob die Person in der Lage ist, ohne personelle Unterstützung eine Körperhaltung einzunehmen/zu wechseln und sich fortzubewegen.[129] Zu beurteilen sind in den Merkmalen 1.1 bis 1.5 Körperkraft, Balance und Bewegungskoordination.

Achtung

Das Modul ist begrenzt auf Aktivitäten im innerhäuslichen Bereich. Die Einschätzung bezieht sich auf körperliche Fähigkeiten. Kognitive/psychische Faktoren und die Frage nach der Zielgerichtetheit der Bewegung werden nicht berücksichtigt.

Tabelle 22: Kriterien des Moduls 1: Mobilität

Ziffer	Kriterien	Selbständig	Überwiegend selbständig	Überwiegend unselbständig	unselbständig
1.1	Positionswechsel im Bett	0	1	2	3
1.2	Halten einer stabilen Sitzposition	0	1	2	3
1.3	Umsetzen	0	1	2	3
1.4	Fortbewegen innerhalb des Wohnbereichs	0	1	2	3

[129] MDS & GKV 2016, S. 39

Ziffer	Kriterien	Selbständig	Überwiegend selbständig	Überwiegend unselbständig	unselbständig
1.5	Treppensteigen	0			
1.6	Besondere Bedarfskonstellation* Gebrauchsunfähigkeit beider Arme und Beine	ja	nein		

* Kann ein pflegebedürftiger Mensch weder die Arme noch die Beine einsetzen, dann wird er automatisch in den Pflegegrad 5 eingestuft. Dies gilt jedoch nur beim vollständigen Verlust der Greif-, Steh- und Gehfunktion.

»Jedes Kriterium wird je nach gutachterlicher Einschätzung der Selbständigkeit mit 0, 1, 2, oder 3 Punkten berücksichtigt. … Die Punkte werden zu einem Gesamtwert addiert und in einen gewichteten Punktwert überführt, der das Ausmaß der Beeinträchtigung der Selbständigkeit der Mobilität widerspiegelt. Der maximale Wert, der einer völligen Unselbständigkeit bei allen aufgeführten Kriterien entspricht, beläuft sich auf 15 Punkte.«[130]

10.5.1.2 Anregungen zur praktischen Beschreibung bei einem Klienten

Positionswechsel im Bett (F 4.1.1)

Beurteilt wird: Einnehmen von verschiedenen Positionen im Bett, Drehen um die Längsachse, Aufrichten aus dem Liegen.[131]

Tabelle 23: Vorschlag zur Beschreibung in einer konkreten Praxissituation

Selbständig 0 P.	Kann sich mit Aufrichtehilfe selbständig hinsetzen.
Überwiegend selbständig 1 P.	Kann nach Anreichen einer Hand die Lage im Bett verändern. Kann sich durch Festhalten am Bettbügel und gezielte Aufforderung durch die Pflegeperson aus dem Liegen aufrichten.
Überwiegend unselbständig 2 P.	Fähigkeiten zum Positionswechsel sind eingeschränkt, kann sich mit ständiger Motivation durch die Pflegeperson am Bettbügel festhalten und Gewichtsverlagerung vornehmen.
Unselbständig 3 P.	Pflegeperson muss alle Handlungen zur Umlagerung anstelle des Klienten durchführen.

Halten einer stabilen Sitzposition (F 4.1.2)

Beurteilt wird: Sich auf einem Bett, Stuhl oder Sessel aufrecht halten.[132]

---

130 Ebd., S 76
131 Ebd.
132 Bitte lesen Sie parallel die Definitionen der BRi S. 39

Tabelle 24: Vorschlag zur Beschreibung in einer konkreten Praxissituation

Selbständig 0 P.	Kann eine aufrechte Sitzposition aktiv einnehmen und stabil halten, korrigiert gelegentlich ihre Sitzposition.
Überwiegend selbständig 1 P.	Kann sich aufgrund von Schwindel nur kurz, z.B. für die Dauer einer Mahlzeit, selbständig und ohne Festhalten am Bettrand stabil in einer aufrechten Sitzposition halten, kippt leicht zur Seite, es besteht in diesen Situationen die Notwendigkeit der Anwesenheit der Pflegeperson aus Sicherheitsgründen (Sturzgefahr).
Überwiegend unselbständig 2 P.	Leidet unter eingeschränkter Rumpfkontrolle durch Gleichgewichtsstörungen bei Hemiparese, kann selbständig keine aufrechte, stabile Sitzposition einnehmen, ständige personelle Leistungen zur Stabilisierung im Pflegerollstuhl/zur Positionskorrektur sind erforderlich.
Unselbständig 3 P.	Verfügt aufgrund des Zustandes im Wachkoma über keine Kopf- und Rumpfkontrolle, Positionierung im Bett und im Pflegerollstuhl komplett durch Pflegeperson.

»Besondere Bedarfskonstellation: Gebrauchsfähigkeit beider Arme und beider Beine (F 4.1.6)

Gemäß § 15 Abs. 4 SGB XI können Pflegebedürftige mit besonderen Bedarfskonstellationen, die einen spezifischen, außergewöhnlich hohen Hilfebedarf mit besonderen Anforderungen an die pflegerische Versorgung aufweisen, aus pflegefachlichen Gründen dem Pflegegrad 5 zugeordnet werden, auch wenn ihre Gesamtpunkte unter 90 liegen.

In Betracht kommen Pflegebedürftige, die rein nach Punkten den Pflegegrad 5 nicht erreichen würden, dieser aber auf Grund der Schwere der Beeinträchtigung angemessen wäre.«[133]

Vollständiger Verlust der Greif-, Steh- und Gehfunktion

Das Kriterium »Gebrauchsunfähigkeit beider Arme und beider Beine« **umfasst nicht zwingend die Bewegungsunfähigkeit,** z. B. durch Lähmungen. Ein vollständiger Verlust der Greif-, Steh- und Gehfunktion ist unabhängig von der Ursache zu bewerten und kann z. B. vorkommen bei:

- Menschen im Wachkoma
- hochgradigen Kontrakturen/Versteifungen
- hochgradigem Tremor, Rigor und Athetose

»Eine Gebrauchsunfähigkeit beider Arme und beider Beine liegt auch vor, wenn eine minimale Restbeweglichkeit der Arme noch vorhanden ist, z. B. die Person mit dem

[133] Ebd., S. 41

Ellenbogen noch den Joystick eines Rollstuhls bedienen kann, oder nur noch unkontrollierbare Greifreflexe bestehen.«[134]

10.5.1.3 Bewertung des Moduls 1

Gewichtete Punkte errechnen

»Das Modul geht mit einer Gewichtung von 10 Prozent in die Berechnung des Gesamtpunktwertes ein. Dem Summenwert für das Modul Mobilität wird der gewichtete Punktwert entsprechend wie folgt zugeordnet:

0 bis 1 Punkte: gewichtete Punkte = 0
2 bis 3 Punkte: gewichtete Punkte = 2,5
4 bis 5 Punkte: gewichtete Punkte = 5
6 bis 9 Punkte: gewichtete Punkte = 7,5
10 bis 15 Punkte: gewichtete Punkte = 10«[135]

10.5.2 Modul 2: Kognitive und kommunikative Fähigkeiten

Im Modul 2 geht es um grundlegende mentale Funktionen eines Menschen. Der Gutachter schätzt nicht die Selbständigkeit ein, sondern in welchem Ausmaß die jeweilige geistige Fähigkeit vorhanden ist (s. Kapitel 9.3.1). »Das Gesamtergebnis in diesem Modul spiegelt das Ausmaß der Beeinträchtigung von Kommunikation und Kognition wider.«[136] Das Modul setzt sich aus elf Items zusammen, es können maximal 33 Punkte erreicht werden. Sie fließen mit insgesamt 15 % in die Gesamtwertung ein.

10.5.2.1 Kriterien der Einschätzung

Die Einschätzung betrifft bei den Kriterien die rein kognitiven Fähigkeiten einer Person (Erkennen, Entscheiden, Steuern etc.), in der Kommunikation darüber hinaus auch die Auswirkungen von Hör-, Sprech- oder Sprachstörungen.

Tabelle 25: Kriterien des Moduls 2: Kognitive und kommunikative Fähigkeiten

Ziffer	Kriterien	Fähigkeit vorhanden/ unbeeinträchtigt	Fähigkeit größtenteils vorhanden	Fähigkeit in geringem Maße vorhanden	Fähigkeit nicht vorhanden
2.1	Erkennen von Personen aus dem näheren Umfeld	0	1	2	3
2.2	Örtliche Orientierung	0	1	2	3

134 Ebd., S. 42
135 Ebd., S. 76
136 MDS 2016, S. 7

Ziffer	Kriterien	Fähigkeit vorhanden/ unbeeinträchtigt	Fähigkeit größtenteils vorhanden	Fähigkeit in geringem Maße vorhanden	Fähigkeit nicht vorhanden
2.3	Zeitliche Orientierung	0	1	2	3
2.4	Erinnern an wesentliche Ereignisse oder Beobachtungen	0	1	2	3
2.5	Steuern von mehrschrittigen Alltagshandlungen	0	1	2	3
2.6	Treffen von Entscheidungen im Alltagsleben	0	1	2	3
2.7	Verstehen von Sachverhalten und Informationen	0	1	2	3
2.8	Erkennen von Risiken und Gefahren	0	1	2	3
2.9	Mitteilten von elementaren Bedürfnissen	0	1	2	3
2.10	Verstehen von Anforderungen	0	1	2	3
2.11	Beteiligen an einem Gespräch	0	1	2	3

»Jedes Kriterium wird je nach Ausmaß der gutachterlich ermittelten Beeinträchtigung mit 0, 1, 2 oder 3 Punkten berücksichtigt … Die Punkte werden zu einem Gesamtwert aufsummiert und in einen gewichteten Punktwert überführt, der das Ausmaß der Beeinträchtigung kognitiver und kommunikativer Fähigkeiten widerspiegelt. Der maximale Wert, der einem vollständigen Verlust kognitiver und kommunikativer Fähigkeiten entspricht, beläuft sich auf 33 Punkte.«[137]

10.5.2.2 Anregungen zur praktischen Beschreibung bei einem Klienten

Örtliche Orientierung (F 4.2.2)

»Beurteilt wird: Fähigkeit, sich in der räumlichen Umgebung zurechtzufinden, andere Orte gezielt anzusteuern und zu wissen, wo man sich befindet.«[138]

[137] MDS & GKV 2016, S. 76f.

[138] Ebd., S. 43

Tabelle 26: Vorschlag zur Beschreibung in einer konkreten Praxissituation

Vorhanden/ unbeeinträchtigt 0 P.	Person findet sich sowohl in der vertrauten häuslichen als auch in der näheren Umgebung zurecht.
Größtenteils vorhanden 1 P.	Verliert manchmal die Orientierung, sobald sie sich nicht mehr in Sichtweite der Einrichtung aufhält. Findet den Weg mithilfe von orientierenden Hinweisen und Aufforderungen der Pflegeperson selbstständig zurück.
Im geringen Maße vorhanden 2 P.	Findet sich nur bei guter Tagesform in der gewohnten Umgebung zurecht, verirrt sich häufig. Permanenter Beaufsichtigungsbedarf mit Erledigungskontrollen.
Nicht vorhanden 3 P.	Person ist aufgrund fortgeschrittener Demenz örtlich vollständig desorientiert.

10.5.2.3 Bewertung des Moduls 2

Gewichtete Punkte errechnen

»Das Modul fließt in die Berechnung des Gesamtpunktwertes mit einer Gewichtung von 15 Prozent ein, sofern der in Modul 3 ermittelte gewichtete Punktwert nicht höher ausfällt. Aus den Modulen 2 und 3 fließt immer nur der jeweils höhere gewichtete Punktwert in die Berechnung des Gesamtwertes ein. Dem Summenwert für das Modul »Kognitive und kommunikative Fähigkeiten« wird der gewichtete Punktwert demgemäß folgendermaßen zugeordnet:

0 bis 1 Punkt: gewichtete Punkte = 0
2 bis 5 Punkte: gewichtete Punkte = 3,75
6 bis 10 Punkte: gewichtete Punkte = 7,5
11 bis 16 Punkte: gewichtete Punkte = 11,25
17 bis 33 Punkte: gewichtete Punkte = 15[139]

10.5.3 Modul 3: Verhaltensweisen und psychische Problemlagen

In diesem Modul geht es um Verhaltensweisen und psychische Problemlagen als Folge von Gesundheitsproblemen, die immer wieder auftreten und personelle Unterstützung erforderlich machen.

10.5.3.1 Kriterien der Einschätzung

Zentral ist bei der Einschätzung die Frage, inwieweit die Person ihr Verhalten selbständig steuern kann. Der Gutachter erfasst, wie oft diese Verhaltensweisen personelle

139 Ebd., S. 76 f.

Unterstützung erforderlich machen. Ist diese Unterstützung nie oder selten notwendig, so entspricht dies 0 Punkten, ist die Unterstützung täglich notwendig, so werden 5 Punkte erreicht. Das Modul setzt sich aus 13 Items zusammen, es können maximal 65 Punkte erreicht werden. Sie fließen mit insgesamt 15 % in die Gesamtwertung ein.

Besonderheit: Kriterien nicht abschließend definiert – beispielhafte Erläuterung

Achtung! Hier kommt es zur exakten Einstufung deshalb noch stärker als bei den anderen Modulen auf Ihre sorgfältige Beschreibung der Situation in Bericht und Begutachtungssituation an!

»Anders als in den übrigen Modulen sind die Kriterien nicht abschließend definiert, sondern beispielhaft erläutert.«[140] Beurteilt wird das Verhalten des pflegebedürftigen Menschen bei der Bewältigung von belastenden Ereignissen (wie z. B. Panikattacken), beim Abbau psychischer Spannungen, bei der Impulssteuerung, bei der Förderung positiver Emotionen durch Ansprache und körperliche Berührung, bei der Vermeidung von Gefährdungen im Lebensalltag sowie bei der Tendenz zu selbstschädigendem Verhalten.

Das Modul umfasst ausschließlich den Unterstützungsbedarf, der sich aus verschiedenen Verhaltensweisen (herausforderndes Verhalten) und psychischen Problemlagen ergibt als Folge von zerebralen Schädigungen bzw. weiteren Erkrankungen.

Zentrale Fragestellung ist, inwieweit die Person ihr Verhalten ohne personelle Unterstützung steuern kann, welchen Unterstützungsbedarf sie in welcher Form (Beobachtung, Motivierung und Begrenzung, emotionale Entlastung, Deeskalation, Deutungs- und Orientierungshilfen, Beschäftigung, Ansprache und Umgebungsgestaltung) hat, in welcher Häufigkeit und in welcher Intensität das Verhalten auftritt.

»Das Modul umfasst dreizehn Kriterien, deren Häufigkeit des Auftretens in den folgenden Kategorien mit den nachstehenden Einzelpunkten gewertet werden:

[140] Ebd., S. 50

Tabelle 27: Kriterien des Moduls 3: Verhaltensweisen und psychische Problemlagen

Ziffer	Kriterien	nie oder sehr selten	selten (ein- bis dreimal innerhalb von zwei Wochen)	häufig (zweimal bis mehrmals wöchentlich, aber nicht täglich	täglich
3.1	Motorisch geprägte Verhaltensauffälligkeiten	0	1	2	5
3.2	Nächtliche Unruhe	0	1	3	5
3.3	Selbstschädigendes und autoaggressives Verhalten	0	1	3	5
3.4	Beschädigen von Gegenständen	0	1	3	5
3.5	Physisch aggressives Verhalten gegenüber anderen Personen	0	1	3	5
3.6	Verbale Aggression	0	1	3	5
3.7	Andere pflegerelevante vokale Auffälligkeiten	0	1	3	5
3.8	Abwehr pflegerischer oder anderer unterstützender Maßnahmen	0	1	3	5
3.9	Wahnvorstellungen	0	1	3	5
3.10	Ängste	0	1	3	5
3.11	Antriebslosigkeit bei depressiver Stimmungslage	0	1	3	5
3.12	Sozial inadäquate Verhaltensweisen	0	1	3	5
3.13	Sonstige pflegerelevante inadäquate Handlungen	0	1	3	5

Jede Verhaltensweise wird je nach Häufigkeit ihres Auftretens mit 0, 1, 3 und 5 Einzelpunkten berücksichtigt … Die Einzelpunkte werden zu einem Gesamtwert aufsummiert und in einen gewichteten Punktwert überführt, der das Ausmaß der Beeinträchtigung der Selbststeuerungskompetenz widerspiegelt.[141]

[141] Ebd., S. 71 f.

10.5.3.2 Anregungen zur praktischen Beschreibung bei einem Klienten

Wichtig: Besonderheit in der Beschreibung

In diesem Modul gilt es, die Verhaltensauffälligkeiten möglichst präzise zu beschreiben und in der Häufigkeit darzustellen.

Zur Verdeutlichung des Vorgehens sind hier exemplarisch fünf Beispielbereiche ausformuliert. Den kompletten Text mit Definitionen finden Sie in den BRi.

Beispiel: Motorisch geprägte Verhaltensauffälligkeiten (F 4.3.1)

Beurteilt wird: »Dieses Kriterium fasst verschiedene Verhaltensweisen zusammen. Dazu gehören vor allem das (scheinbar) ziellose Umhergehen in der Wohnung oder der Einrichtung und der Versuch desorientierter Personen, ohne Begleitung die Wohnung, Einrichtung zu verlassen oder Orte aufzusuchen, die für diese Person unzugänglich sein sollten, z. B. Treppenhaus, Zimmer anderer Bewohner. Ebenso zu berücksichtigen ist allgemeine Rastlosigkeit in Form von ständigem Aufstehen und Hinsetzen oder Hin- und Herrutschen auf dem Sitzplatz oder im und aus dem Bett.[142]

Für die Einschätzung ist es nicht wichtig, ob Hilfsmittel dazu benutzt werden oder nicht.

Mögliche Formulierungen zu diesem Kriterium in der Pflegedokumentation und in der Begutachtung:

Person irrt selten/häufig/täglich ziellos auf dem Wohnbereich umher, sucht die Zimmer anderer Bewohner/-innen auf, verunreinigt Badezimmer und Toiletten mit Kot; erforderlich sind dann umfassende Gespräche zur Beruhigung, Orientierung und gleichzeitig Motivation zum Umlenken; umfassender Erklärungsbedarf mit intensiver Aufforderungs- und Beaufsichtigungsnotwendigkeit.

Beispiel: Selbstschädigendes und autoaggressives Verhalten (F 4.3.3)

Beurteilt wird: »Selbstschädigendes und autoaggressives Verhalten kann z. B. darin bestehen, sich selbst durch Gegenstände zu verletzen, ungenießbare Substanzen zu essen und zu trinken, sich selbst zu schlagen und sich selbst mit den Fingernägeln oder Zähnen verletzen.«[143]

Mögliche Formulierungen zu diesem Kriterium in der Pflegedokumentation und in der Begutachtung:

Person schlägt selten/häufig/täglich oftmals ohne vorab erkennbaren Anlass mit dem Kopf gegen die Wand. Erhebliche Verletzungsgefahr, daher umfassender Beaufsichti-

---

[142] Ebd., S. 51

[143] Ebd.

gungsbedarf zur Wahrung der Sicherheit. Trägt Schutzhelm zur Verletzungsprävention.

Beispiel: Ängste (F 4.3.10)

Beurteilt wird: »Die Person hat starke Ängste oder Sorgen, sie erlebt Angstattacken unabhängig von der Ursache.«[144]

Mögliche Formulierungen zu diesem Kriterium in der Pflegedokumentation und in der Begutachtung:
Person äußert selten/häufig/täglich starke Ängste und Sorgen, dies betrifft insbesondere ihre gesundheitliche Prognose; die Person kann ihre Einschränkungen infolge … nicht akzeptieren, umfassende Beruhigungsgespräche und gezielte Aktivierung als Einzelbeschäftigung tragen zur Reduzierung der Ängste und Sorgen bei.

Beispiel: Antriebslosigkeit bei depressiver Stimmungslage (F 4.3.11)

Beurteilt wird: Antriebslosigkeit bei depressiver Stimmungslage. Sie zeigt sich z. B. daran, dass die Person kaum Interesse an der Umgebung hat, kaum Eigeninitiative aufbringt und Motivierung durch andere benötigt, um etwas zu tun. Sie wirkt traurig oder apathisch, möchte am liebsten das Bett nicht verlassen. Hier ist nicht gemeint, dass Menschen mit rein kognitiven Beeinträchtigungen, z. B. bei Demenz Impulse benötigen, um eine Handlung zu beginnen oder fortzuführen.[145]

Mögliche Formulierungen zu diesem Kriterium in der Pflegedokumentation und in der Begutachtung:
Person leidet selten/häufig/täglich unter ausgeprägter Antriebslosigkeit aufgrund einer Depression; kann nur zeitweise nach umfassender Anleitung im Sinne von Motivation dazu bewegt werden, das Bett zu verlassen. Unterstützung durch sinnstiftende Gespräche führt zur vorübergehenden Stimmungsaufhellung, umfassende Beaufsichtigung, medikamentöse Behandlung gem. AVO.

Beispiel: Sonstige pflegerelevante inadäquate Handlungen (F 4.3.13)

Beurteilt wird: »Sonstige pflegerelevante inadäquate Handlungen sind z. B. Nesteln an der Kleidung, ständiges Wiederholen der gleichen Handlung (Stereotypien), planlose Aktivitäten, Verstecken oder Horten von Gegenständen, Kotschmieren, Urinieren in die Wohnung.«[146]

---

144 Ebd., S. 52
145 Ebd.
146 Ebd., S. 53

Mögliche Formulierungen zu diesem Kriterium in der Pflegedokumentation und in der Begutachtung:
Person zeigt selten/häufig/täglich ausgeprägte Fehlhandlungen im Ausscheidungsbereich; Urinieren in die Wohnräume, bevorzugt in Blumentöpfe und Schirmständer, sowie Verschmieren des Kots im Waschbecken (Verkennung: Reinigen); umfassender Beaufsichtigungs-, Begleitungs- und Anleitungsbedarf zur Vermeidung/Reduzierung des inadäquaten Verhaltens; Prophylaxe durch Früherkennung der ersten Anzeichen für das Verhalten (Nesteln und Unruhe), sofort mit gezieltem Beschäftigungsangebot (»kleiner Spaziergang«) umlenken.

SONDERFALL: Häufigkeiten messen und in der Dokumentation nachweisen

Wie können die Häufigkeiten in der Dokumentation nachgewiesen werden, ohne dass endlose Berichtseinträge entstehen?

Mögliche Darstellungsvarianten:
- Integration der Häufigkeiten in Tagesstruktur
- Berichtskategorien in EDV-Dokumentation so definieren, dass mit Filterfunktion Häufigkeiten herausgezogen werden können
- Protokollführung mit Nachweis über Beobachtungsliste über einen definierten Zeitraum erfassen und hinterlegen, z. B. ein bis drei Monate, Durchschnittswert dann zugrunde legen.

10.5.3.3 Bewertung des Moduls 3

Gewichtete Punkte errechnen

»Das Modul fließt in die Berechnung des Gesamtwertes mit einer Gewichtung von 15 Prozent ein, sofern der in Modul 2 ermittelte gewichtete Punktwert nicht höher ausfällt. Aus den Modulen 2 und 3 fließt immer nur der jeweils höhere gewichtete Punktwert in die Berechnung des Gesamtwertes ein.

Dem Summenwert für das Modul Verhaltensweisen und psychische Problemlagen wird der modulgewichtete Punktwert entsprechend folgendermaßen zugeordnet:

keine Punkte:	gewichtete Punkte = 0
1 bis 2 Punkte:	gewichtete Punkte = 3,75
3 bis 4 Punkte:	gewichtete Punkte = 7,5
5 bis 6 Punkte:	gewichtete Punkte = 11,25
7 bis 65 Punkte:	gewichtete Punkte = 15[147]

[147] Ebd., S. 77 f.

Normal (einfach) gewichtet werden die Ausprägungen der Kriterien F 4.1 bis F 4.7 und F 4.11 bis F 4.12:
0 = selbständig
1 = überwiegend selbständig
2 = überwiegend unselbständig
3 = unselbständig

Doppelt gewichtet werden die Ausprägungen der Kriterien Trinken (F 4.9) und Toilettengänge (F 4.10):
0 = selbständig
2 = überwiegend selbständig
4 = überwiegend unselbständig;
6 = unselbständig

Dreifach gewichtet werden die Ausprägungen des Kriteriums F 4.8 (Essen), weil es maßgeblich den Pflegeaufwand beeinflusst.
0 = selbständig
3 = überwiegend selbständig
6 = überwiegend unselbständig
9 = unselbständig

Ebenfalls dreifach gewichtet, allerdings mit nur drei Ausprägungen ist F 4.4.13.

Erfassen besonderer Bedarfsaspekte zur Pflegesituation

Bei einigen Kriterien sind »besondere Bedarfsaspekte« zu berücksichtigen.

- F 4.11 Blasenkontrolle/Harnkontinenz
- F 4.12 Darmkontrolle/Stuhlkontinenz
- F 4.13 Sonden- und parenterale Ernährung[149]

»Blasenkontrolle/Harnkontinenz (F 4.11)
Gemeint ist hier, Harndrang zu verspüren und so rechtzeitig zu äußern, dass die Blasenentleerung geregelt werden kann. Jegliche Art von unwillkürlichem Harnabgang ist zu berücksichtigen, unabhängig von der Ursache. Zu erfassen ist hier vorrangig die Kontrolle der Blasenentleerung, die Steuerung der Blasenentleerung, die Vermeidung unwillkürlicher Harnabgänge, ggf. mit personeller Hilfe.[150]

Ausprägungen:

- Ständig kontinent: Keine unwillkürlichen Harnabgänge.
- Überwiegend kontinent: Maximal einmal täglich unwillkürlicher Harnabgang oder Tröpfcheninkontinenz.

149 Bitte lesen Sie parallel die Informationen in BRi, Seiten 79 und 191 f.
150 Ebd., S. 53

- Überwiegend inkontinent: Mehrmals täglich unwillkürliche Harnabgänge, aber gesteuerte Blasenentleerung ist noch teilweise möglich.
- Komplett inkontinent: Die Person ist komplett harninkontinent. Gesteuerte Blasenentleerung ist nicht möglich.

Darmkontrolle/Stuhlkontinenz (F 4.12)
»Gemeint ist, Stuhldrang zu verspüren und so rechtzeitig zu äußern, dass die Darmentleerung geregelt werden kann. Zu bewerten ist hier die Vermeidung unwillkürlicher Stuhlabgänge, ggf. mit personeller Hilfe.«[151]

Ausprägungen:

- Ständig stuhlkontinent: Keine unwillkürlichen Stuhlabgänge.
- Überwiegend stuhlkontinent: Gelegentlich unwillkürliche Stuhlabgänge oder nur geringe Stuhlmengen, sogenannte Schmierstühle.
- Überwiegend stuhlinkontinent: Gesteuerte Darmentleerung ist selten möglich.
- Komplett stuhlinkontinent: Gesteuerte Darmentleerung ist nicht möglich.
  Alternativ ist anzugeben, ob ein Colo- oder Ileostoma vorhanden ist.

Ernährung parenteral oder über Sonde (F 4.13)
Es ist anzugeben, ob und wie die Ernährung über einen Port, über eine PEG, eine PEJ, eine nasale Magensonde, ob mit Pumpe, Schwerkraft oder als Bolusgabe erfolgt.[152]

Ausprägung:

Selbständig: Die Person führt die Versorgung ohne Fremdhilfe durch.

Wenn die Versorgung mit Hilfe erfolgt, werden folgende Ausprägungen unterschieden:

- nicht täglich/nicht auf Dauer:
  Die Person erhält zusätzlich zur oralen Nahrungsaufnahme Nahrung oder Flüssigkeit parenteral oder über Sonde, aber nur gelegentlich oder vorübergehend.
- täglich, zusätzlich zu oraler Ernährung:
  Die Person erhält in der Regel täglich Nahrung oder Flüssigkeit parenteral oder über Sonde und täglich oral Nahrung. Sie wird zum Teil, aber nicht ausreichend über die orale Nahrungsaufnahme ernährt und benötigt zur Nahrungsergänzung bzw. zur Vermeidung von Mangelernährung täglich Sondenkost.
- ausschließlich oder nahezu ausschließlich:
  Die Person erhält ausschließlich oder nahezu ausschließlich Nahrung und Flüssigkeit parenteral oder über Sonde. Eine orale Nahrungsaufnahme erfolgt nicht oder nur in geringem Maße zur Förderung der Sinneswahrnehmung.[153]

---

[151] Ebd., S. 54
[152] Bitte lesen Sie parallel die Informationen in BRi, S. 61 und 79 f.
[153] Ebd., S. 61 f.

10.5.4.3 Anregungen zur praktischen Beschreibung bei einem Klienten

Waschen des vorderen Oberkörpers (F 4.1)

– einfache Gewichtung –[154]

Beurteilt wird: »Sich die Hände, das Gesicht, den Hals, die Arme, die Achselhöhlen und den vorderen Brustbereich waschen und abtrocknen.«[155]

Tabelle 30: Vorschlag zur Beschreibung in einer konkreten Praxissituation

Selbständig	**0 P.**	Die Person wäscht ihren gesamten Körper selbständig.
Überwiegend selbständig	**1 P.**	Kann sich nach Vorbereitung der Materialien neben dem Waschbecken, Anreichen des Waschlappens in die linke Hand, Öffnen des Wasserhahns (Startimpuls) und Anreichen des Trockentuchs den vorderen Oberkörper waschen und trocken.
Überwiegend unselbständig	**2 P.**	Die Person leidet unter eingeschränkter Rumpfkontrolle durch Gleichgewichtsstörungen bei Hemiparese, kann selbständig nicht zuverlässig eine aufrechte, stabile Sitzposition am Waschbecken einhalten, die Präsenz und durchgehende Beaufsichtigung der Pflegekraft ist erforderlich; kann Gesicht und Hände nach Vorbereitung der Waschutensilien reinigen und abtrocknen, restlicher Oberkörper wird wegen situativer Überforderung durch die Pflegekraft übernommen.
Unselbständig	**3 P.**	Kann sich aufgrund des Zustandes im Wachkoma nicht an der Waschung beteiligen.

Essen (F 4.8)

– dreifache Gewichtung –[156]

Beurteilt wird: »Bereit gestellte, mundgerecht zubereitete Speisen essen. Dies beinhaltet das Aufnehmen, zum Mund führen ggf. Abbeißen, Kauen und Schlucken von mundgerecht zubereiteten Speisen, die üblicherweise mit den Fingern gegessen werden, z.B. Brot, Kekse, Obst oder das essen mit Gabel oder Löffel, ggf. mit speziellen Hilfsmitteln, wie adaptiertem Besteck.[157]

Tabelle 31: Vorschlag zur Beschreibung in einer konkreten Praxissituation

Selbständig	**0 P.**	Die Person kann ihre Mahlzeiten komplett selbständig zu sich nehmen.
Überwiegend selbständig	**3 P.**	Kann Speisen nach Vorbereitung des Essplatzes und Anreichen des Bestecks nach Aufforderung mit dem Löffel zu sich nehmen. Bei schlechter Tagesform infolge von Schmerzen punktueller Beaufsichtigungsbedarf und Kontrolle der gegessenen Mahlzeitenmenge.

►►

[154] Bitte lesen Sie parallel die Definitionen in BRi. S. 54
[155] Ebd., S. 54
[156] Bitte lesen Sie parallel die Informationen in BRi, S. 58
[157] Ebd., S. 58

Überwiegend unselbständig 6 P.	Die Person ist zur Nahrungsaufnahme fähig, es besteht durch Schluckstörungen infolge Apoplex eine erhöhte Aspirationsgefahr mit kontinuierlicher Beaufsichtigungsnotwendigkeit, um die Sicherheit zu gewährleisten.
Unselbständig 9 P.	Kann sich aufgrund ihrer schweren Demenz nicht an der Nahrungsaufnahme beteiligen. Das Essen wird komplett durch die Pflegeperson gereicht.

Benutzen einer Toilette oder eines Toilettenstuhls (F 4.10)

– zweifache Gewichtung –[158]

Beurteilt wird: »Gehen zur Toilette, Hinsetzen und Aufstehen, Sitzen während der Blasen- oder Darmentleerung, Intimhygiene und Richten der Kleidung. Die Beurteilung ist auch dann vorzunehmen, wenn anstelle der Toilettenbenutzung eine Versorgung mit Hilfsmitteln erfolgt, z. B. Inkontinenzmaterial, Katheter, Urostoma, Ileo- oder Colostoma. [159]

Tabelle 32: Vorschlag zur Beschreibung in einer konkreten Praxissituation:

Selbständig 0 P.	Die Person kann die Toilette ohne personelle Hilfe benutzen.
Überwiegend selbständig 2 P.	Kann den Toilettenstuhl selbständig nutzen. Bei gelegentlicher Gang- und Stehunsicherheit benötigt sie aus Sicherheitsgründen Beaufsichtigung, Kontrolle und Anwesenheit einer Pflegeperson.
Überwiegend unselbständig 4 P.	Die Person kann infolge ihrer Bewegungseinschränkung nur einzelne Handgriffe ausführen, z. B. die Intimhygiene und das Richten der Kleidung. Ständige personelle Hilfe erforderlich.
Unselbständig 6 P.	Kann sich aufgrund ihrer schweren Demenz nicht aktiv an der Nutzung des Toilettenstuhls beteiligen.

Ernährung parenteral oder über Sonde (F 4.13)

– Besondere Gewichtung –

Beurteilt wird: »Ernährung über einen parenteralen Zugang (z. B. Port) oder über einen Zugang in den Magen oder Dünndarm (PEG/PEJ).«[160]

[158] Bitte lesen Sie parallel die Informationen in BRi, S. 59

[159] Ebd., S. 59

[160] Ebd., S. 61

Tabelle 33: Vorschlag zur Beschreibung in einer konkreten Praxissituation

Keine, nicht täglich, nicht auf Dauer 0 P.	Die Person hat vorübergehend postoperativ eine Magensonde.
Täglich, zusätzlich zu oraler Ernährung 6 P.	Herr X. kann aufgrund seiner chron. Speiseröhrenverengung infolge ... Nahrung nur in sehr kleinen Mengen oral zu sich nehmen. Schnell gerät er unter psychischen Druck mit Würgen und Übelkeit. Es besteht bei seinem Körpergewicht von ... die Gefahr der Unterernährung, da er seinen Energiebedarf nicht oral abdecken kann. Er erhält 3x täglich Nahrung über die PEG, zusätzlich zur normalen Nahrung (Querverweis: Unterstützung Essen).
Ausschließlich oder nahezu ausschließlich 3 P.	Frau Y. kann ihre Nahrung bedingt durch ... ausschließlich über die Sonde aufnehmen. Sie erhält ... in Bolusgaben ... von ...

10.5.4.4 Bewertung des Moduls 4

Gewichtete Punkte errechnen

»Der für die Gesamtheit aller Kriterien (F 4.1 bis F 4.13) maximal zu erreichende Summenwert beträgt 54 Punkte. Das Modul geht mit einer Gewichtung von 40 Prozent in die Berechnung des Gesamtwertes ein. Entsprechend dieser Gewichtung wird dem Summenwert für das Modul 4 der gewichtete Punktwert folgendermaßen zugeordnet:

0 bis 2 Punkte: gewichtete Punkte = 0
3 bis 7 Punkte: gewichtete Punkte = 10
8 bis 18 Punkte: gewichtete Punkte = 20
19 bis 36 Punkte: gewichtete Punkte = 30
37 bis 54 Punkte: gewichtete Punkte = 40[161]

10.5.5 Modul 5: Bewältigung von und selbständiger Umgang mit krankheits- und therapiebedingten Anforderungen und Belastungen

Im Modul 5 geht es um die Selbständigkeit eines Menschen bei der Bewältigung seiner Gesundheitsprobleme. Der Gutachter bewertet, wie selbständig jemand mit Therapien und anderen krankheitsbedingten Anforderungen umgehen kann. In das Gesamtergebnis gehen die einzelnen Maßnahmen je nach Komplexität und Aufwand unterschiedlich gewichtet ein.

Das Modul umfasst im Rahmen der Begutachtung die im bisherigen Pflegebedürftigkeitsbegriff nicht berücksichtigten Aktivitäten und Fähigkeiten im Bereich der selb-

161 Ebd., S. 80

ständigen Krankheitsbewältigung, insbesondere als »krankheitsbezogene Arbeit«. Es ist direkt auf die Kontrolle von Erkrankungen und Symptomen gerichtet und auf die Durchführung therapeutischer Maßnahmen. Ein Großteil der Aktivitäten kann vom Betroffenen selbst durchgeführt werden – er benötigt jeweils spezifische Ressourcen, verknüpft mit Anleitung, Motivation oder Schulung.

Das Modul setzt sich aus 16 Items zusammen, maximal können maximal 65 Punkte erreicht werden, die mit 20 % in die Gesamtwertung einfließen.

10.5.5.1 Kriterien der Einschätzung

Das Modul umfasst mit seinen 16 Kriterien den klassischen Bereich der Behandlungspflege. Es werden alle Angaben zur ärztlichen Versorgung und der erforderlichen Unterstützung erfasst (u. a. Art und Häufigkeit der Arztkontakte, medizinische und Heilmitteltherapie, Behandlungspflege und Therapien). In die Bewertung gehen ärztlich angeordnete Maßnahmen ein, die gezielt auf bestehende Erkrankungen ausgerichtet und mindestens sechs Monate erforderlich sind.

Zu bewerten ist, ob die Person die jeweilige Aktivität praktisch durchführen kann. Ist dies nicht der Fall, wird die Häufigkeit der erforderlichen Hilfe durch andere dokumentiert (Anzahl pro Tag, Woche oder Monat).

10.5.5.2 Besonderheiten in Modul 5

Unterschiedliche Regeln für die Berechnung des Summenwertes der Punkte

Das Modul ist in vier Bereiche gegliedert, die sich hinsichtlich der Bewertung unterscheiden. Je nach Komplexität der Maßnahmen gelten unterschiedliche Regeln für die Berechnung der Bereiche/des Summenwertes der Punkte.

Die vier Bereiche von Modul 5

1. Bereich: F 5.1– 5.7
Medikation, Injektionen, Versorgung intravenöser Zugänge, Absaugen und Sauerstoffgabe, Einreibungen sowie Kälte- und Wärmeanwendungen, Messung und Deutung von Körperzuständen, Körpernahe Hilfsmittel

2. Bereich: F 5.8 – 5.11
Verbandswechsel und Wundversorgung, Versorgung mit Stoma, Regelm. Einmalkatheterisierung und Nutzung von Abführmethoden, Therapiemaßnahmen in häuslicher Umgebung

3. Bereich: F 5.12– 5.15
Zeit- und technikintensive Maßnahmen in häuslicher Umgebung, Arztbesuche, Besuche anderer medizinischer oder therapeutischer Einrichtungen (bis zu 3 Std.), Zeitlich ausgedehnte Besuche medizinischer oder therapeutischer Einrichtungen (länger als 3 Std.)

4. Bereich: F 5.16
Einhaltung einer Diät und anderer krankheits- oder therapiebedingter Verhaltensvorschriften

Beurteilt wird auf Basis der Gesamthäufigkeit gem. Nachweis (z.B. Dokumentation: Leistungsnachweis Behandlungspflege, Vitalzeichenblatt).

Die Bereiche und ihre Bewertung[162]

Tabelle 34: Kriterien des Moduls 5: Bewältigung von und selbständiger Umgang mit krankheits- oder therapiebedingten Anforderungen und Belastungen (Kriterien 5.1 bis 5.7)

Ziffer	Kriterien in Bezug auf		Anzahl der Maßnahmen		
		Entfällt oder selbständig	Pro Tag	Pro Woche	pro Monat
5.1	Medikation	0			
5.2	Injektionen (s.c./i.m.)	0			
5.3	Versorgung intravenöser Zugänge (Port)	0			
5.4	Absaugen oder Sauerstoffgabe	0			
5.5	Einreibungen, Kälte-/Wärmeanwendungen	0			
5.6	Messung und Deutung von Körperzuständen (z.B. BZ, RR etc.)	0			
5.7	Körpernahe Hilfsmittel (z.B. Prothesen, Kompressionsstrümpfe)	0			
Summe der Maßnahmen		0			
Umrechnung in Maßnahmen pro Tag		0			

Einzelpunkte für die Kriterien der Ziffern 5.1 bis 5.7				
Maßnahme pro Tag	**Keine oder seltener als einmal täglich**	**Mindestens einmal bis maximal dreimal täglich**	**Mehr als dreimal bis maximal achtmal täglich**	**Mehr als achtmal täglich**
Einzelpunkte	0	1	2	3

Berechnung der Werte des Bereichs/Zwischenergebnis:

Die Häufigkeit der Maßnahmen von 5. bis 5.7 wird zuerst summiert und in einen Durchschnittswert pro Tag umgerechnet:

- Wöchentliche und monatliche Leistungen (auch unregelmäßige) auszählen, addieren und auf Tage aufteilen.
- Monatliche Maßnahmen werden durch 30 geteilt = Wert pro Tag.

162 Vgl. ebd., S. 81 ff.

- Wöchentliche Maßnahmen: Für die Umrechnung der Maßnahmen, die wöchentlich erfolgen, wird die Summe der Maßnahmen pro Woche durch 7 geteilt = Wert pro Tag.
  Beispiel: 3x tgl. Medikation – 3x monatl. Injektion – 2x wöchentl. Wärmeanwendung
  Durchschnittswert pro Tag:

Medikation		= 3,00
Injektion	3 : 30	= 0,10
Wärmeanwendung	2 : 7	= 0,27
		3,37

Zwischenergebnis

Aufgerundet ist das ein Durchschnittswert/Tag von 3,4. Das bedeutet, für den Bereich 1 (5.1 bis 5.7) sind mehr als dreimal täglich Maßnahmen zu verzeichnen. Die Tabelle »Einzelpunkte für die Kriterien« (s. unten) weist dafür 2 Punkte aus.

Tabelle 35: Kriterien des Moduls 5, Bereich 5.8 bis 5.11

Ziffer	Kriterien in Bezug auf		Anzahl der Maßnahmen		
		Entfällt oder selbständig	Pro Tag	Pro Woche	pro Monat
5.8	Verbandwechsel/Wundversorgung				
5.9	Wundversorgung bei Stoma				
5.10	Regelmäßige Einmalkatheterisierung, Nutzung von Abführmethoden				
5.11	Therapiemaßnahmen in häuslicher Umgebung (z.B. Bewegungsübungen, Atemgymnastik)				
Summe der Maßnahmen aus 5.8 bis 5.11		0			
Umrechnung in Maßnahmen pro Tag		0			

Einzelpunkte für die Kriterien der Ziffern 5.8 bis 5.11

Maßnahme pro Tag	Keine oder seltener als einmal täglich	Ein- bis mehrmals wöchentlich	Ein- bis zweimal täglich	Mindestens dreimal täglich
Einzelpunkte	0	1	2	3

Berechnung der Werte des Bereichs/Zwischenergebnis

Die Berechnung und Umrechnung erfolgt wie bei Bereich 1 (s. oben). Die Bewertung folgt einem anderen Muster, wie die Tabelle »Einzelpunkte für die Kriterien der Ziffern 5.8 bis 5.11« zeigt.

Tabelle 36: Kriterium 5.12 des Moduls 5

Ziffer	Kriterium in Bezug auf	Entfällt oder selbständig	täglich	Wöchentliche Häufigkeit multipliziert mit	Monatliche Häufigkeit multipliziert mit
5.12	Zeit- und technikintensive Maßnahmen in häuslicher Umgebung	0	60	8,6	20

Tabelle 37: Kriterien 5.13 bis 5.15 des Moduls 5

Ziffer	Kriterien in Bezug auf	Entfällt oder selbständig	Wöchentliche Häufigkeit multipliziert mit	Monatliche Häufigkeit multipliziert mit
5.13	Arztbesuche	0	4,3	1
5.14	Besuch anderer medizinischer oder therapeutischer Einrichtungen (bis zu 3 Std.)	0	4,3	1
5.15	Zeitlich ausgedehnte Besuche anderer medizinischer oder therapeutischer Einrichtungen (länger als 3 Std.)	0	8,6	2
5.K	Besuche von Einrichtungen zur Frühförderung von Kindern	0	4,3	1

Berechnung der Werte des Bereichs/Zwischenergebnis:

Berechnen:

- 5.12 und 5.15 – Hier wird die Punktzahl wie angegeben übernommen (Rubrik »entfällt oder selbständig« sowie »täglich« (bei 5.12) oder der angegebene Wert wird mit der ermittelten Häufigkeit multipliziert.
- 5.13 und 5.14 – Die angegebenen Werte werden mit der ermittelten Häufigkeit multipliziert.

Zwischenergebnis:

Anschließend werden die ermittelten Punkte des Bereichs 3 zu einem Zwischenergebnis addiert und den nachstehenden Einzelpunkten zugewiesen:

0 bis unter 4,3 = **0** Punkte
4,3 bis unter 8,6 = **1** Punkt
8,6 bis unter 12,9 = **2** Punkte
12,9 bis unter 60 = **3** Punkte
60 und mehr = **6** Punkte

Tabelle 38: Modul 5, Kriterium F 5.16

Ziffer	Kriterium	Selbständig	Überwiegend selbständig	Überwiegend unselbständig	unselbständig
5.16	Einhalten einer Diät oder anderer krankheits- oder therapiebedingter Verhaltensvorschriften	0	1	2	3

Berechnung der Werte des Bereichs/Zwischenergebnis:

Die Punktzahl wird entsprechend übernommen. Die Wertung basiert auf folgenden Kriterien (s. auch Kapitel 10.4.3.4).

- »Selbständig: Die Person kann die Vorschriften selbständig einhalten. Das Bereitstellen einer Diät reicht aus.
- Überwiegend selbständig: Die Person benötigt Erinnerung, Anleitung. In der Regel reicht das Bereitstellen der Diät nicht aus. Darüber hinausgehendes Eingreifen ist maximal einmal täglich erforderlich.
- Überwiegend unselbständig: Die Person benötigt meistens Anleitung, Beaufsichtigung. Das Bereitstellen einer Diät reicht nicht aus. Darüber hinausgehendes Eingreifen ist mehrmals täglich erforderlich.
- Unselbständig: Die Person benötigt immer Anleitung, Beaufsichtigung. Das Bereitstellen einer Diät reicht nicht aus. Darüber hinausgehendes Eingreifen ist (fast) durchgehend erforderlich.«[163]

10.5.5.3 Anregungen zur praktischen Beschreibung bei einem Klienten

Beispiel: Medikation

Beurteilt wird: »Orale Medikation, Augen- oder Ohrentropfen, Zäpfchen und Medikamentenpflaster. Das Ausmaß der Hilfestellung kann von einmal wöchentlichem Stellen der Medikamente im Wochendispenser bis zu mehrfach täglicher Einzelgabe differie-

[163] Ebd., S. 67

ren. Werden Medikamente verabreicht, ist das Stellen nicht gesondert zu berücksichtigen.[164]

Mögliche Formulierungen zu diesem Kriterium in der Pflegedokumentation und in der Begutachtung:
Frau X erhält 5x täglich orale Medikamente und 2x täglich direkt vor der Vergabe vorbereitete Tropfen. Sie kann aufgrund ihrer Merkfähigkeitsstörung infolge von XXX nicht an der Medikamenteneinnahme mitwirken. Medikamente werden von Pflegeperson eingegeben.

Beispiel: Regelmäßige Einmalkatheterisierung und Nutzung von Abführmethoden (F 4.5.10)

Beurteilt wird: »Regelmäßige Einmalkatheterisierungen kommen insbesondere bei neurogenen Blasenentleerungsstörungen vor. Mit Abführmethoden sind Anwendungen von Klistier, Einlauf, digitale Ausräumung gemeint.«[165]

Mögliche Formulierungen zu diesem Kriterium in der Pflegedokumentation und in der Begutachtung:
Frau Y leidet aufgrund ihrer Lähmung an chron. Harnverhalt; laut ärztlicher Anordnung Einmalkatheterismus täglich, sie führt diesen unter Anleitung, Motivation, Unterstützung und Erfolgskontrolle durch Pflegefachkraft durch.

Beispiel: Besuche anderer medizinischer oder therapeutischer Einrichtungen (bis zu drei Stunden)

Beurteilt wird: »Hier ist das Aufsuchen anderer Therapeuten, z.B. Physiotherapeuten/Krankengymnasten, Ergotherapeuten, Logopäden, Psychotherapeuten, von Krankenhäusern zur ambulanten Behandlung oder Diagnostik oder anderer Einrichtungen des Gesundheitswesens zu berücksichtigen.«[166]

Mögliche Formulierungen zu diesem Kriterium in der Pflegedokumentation und in der Begutachtung:
Frau XY leidet unter schwerer Depression, sucht einmal alle 14 Tage die psychotherapeutische Praxis auf; Transport erfolgt durch Taxiunternehmen; die Praxis liegt 15 Minuten vom der Wohnung entfernt. (2x Fahrt von 15 Minuten = 30 Minuten, plus 45 Minuten Therapie bleibt unter 3 Stunden).

[164] Ebd., S. 64
[165] Ebd., S. 65
[166] Bitte lesen Sie parallel die Informationen in BRi, S. 66

Beispiel: Einhalten einer Diät oder anderer krankheits- oder therapiebedingter Verhaltensvorschriften

»Diese Vorschriften sind im Einzelnen zu benennen. Im Weiteren sind der Grad der Selbständigkeit zu beschreiben und der daraus resultierende Bedarf an personeller Unterstützung zu benennen.«[167] Beurteilt wird: »Im Zentrum steht die Compliance und Möglichkeit der Mitwirkung der betroffenen Person, nicht die Zubereitung einer Diät oder das Anlegen einer Sauerstoffmaske. Nicht gemeint ist die selbstbestimmte Ablehnung von ärztlichen Vorschriften bei erhaltenen mentalen Funktionen.«[168]

Tabelle 39: Vorschlag zur Beschreibung in einer konkreten Praxissituation

Selbständig 0 P.	Aufgrund Adipositas Diät notwendig. Frau A. hält die diätetischen Vorschriften zuverlässig und ohne personelle Hilfe ein.
Überwiegend selbständig 1 P.	Aufgrund Adipositas Diät notwendig. Frau A. muss je nach Tagesbefindlichkeit/Stimmungslage infolge bestehender Motivationsprobleme bei Depressionen immer wieder daran erinnert werden, welche Speisen sie zu den Mahlzeiten auswählen sollte.
Überwiegend unselbständig 2P.	Aufgrund Adipositas Diät notwendig. Frau A. ist aufgrund ihrer schweren Motivationsprobleme/starker Tagesschwankungen der Stimmungslage überwiegend nicht in der Lage sich zur Auswahl angemessener Mahlzeitenkomponenten zu motivieren und neigt zur Einnahme hochkalorischer, süßer Snacks. Sie muss deshalb mehrmals täglich an das Einhalten ihrer Diät erinnert werden. Es besteht umfassender Anleitungs- und Erinnerungsbedarf und mehrmals täglich Beaufsichtigungsnotwendigkeit mit Erfolgskontrollen der Einhaltung-Motivation.
Unselbständig 3 P.	Frau Y. kann ihre Diät (schwerste Adipositas) bedingt durch starken Motivationsmangel und durchgängige, erhebliche Antriebslosigkeit nicht einhalten. Sie ist dabei grundsätzlich motiviert, abzunehmen um ihre stark eingeschränkte Bewegungsunfähigkeit zu verbessern. Um Erfolge zu erzielen, benötigt sie durchgängig Anleitung und Beaufsichtigung, die Mahlzeiten werden auf den Teller vorportioniert. Sie benötigt kleinschrittige Unterstützung im Gespräch (gem. fachl. Vereinbarung aus Fallbesprechung) sowie durchgängig Durchführungs- und Erfolgskontrollen.

10.5.5.4 Bewertung des Moduls 5

»Abschließend wird der Summenwert für das Modul 5 ermittelt. Dieser ergibt sich aus der Addition der Zwischenergebnisse zu den Kriterien F 4.5.1 bis F 4.5.7, F 4.5.8 bis F 4.5.11, F 4.5.12 bis F 4.5.15 sowie dem Punktwert für das Kriterium F 4.5.16.«[169]

---

[167] Ebd., S. 67
[168] Ebd.
[169] Ebd., S. 84

So gehen Sie vor:

1. Sie haben die Summierung der Punkte in den Bereichen bereits pro Bereich durchgeführt. Jetzt folgt die Gesamtsummierung der Punkte aus den 4 Bereichen.
2. Der Gesamtwert der Punkte aus dem kompletten Modul liegt vor.
3. »Dem Summenwert für Modul 5 werden die gewichteten Punkte folgendermaßen zugeordnet:

keine Punkte:	gewichtete Punkte =	0
1 Punkt:	gewichtete Punkte =	5
2 bis 3 Punkte:	gewichtete Punkte =	10
4 bis 5 Punkte:	gewichtete Punkte =	15
6 bis 15 Punkte:	gewichtete Punkte =	20«[170]

4. Nun erfolgt die Gewichtung des Punktwertes in Hinblick auf den Pflegegrad: Modul 5 fließt hier mit 20 % ein.

10.5.6 Modul 6: Gestaltung des Alltagslebens und sozialer Kontakte

Dieses Modul bildet Bereiche des Alltagslebens ab, die nach dem bisherigen Pflegebedürftigkeitsbegriff nicht berücksichtigt wurden. Gerade die Gestaltung des Alltags nach den individuellen Gewohnheiten und Vorlieben der Klienten stellt Ihre Pflegekonzeption und -organisation vor Herausforderungen im Detail. Hier wird der konzeptionelle Bezug zur PflegeCharta ganz klar deutlich. Entsprechende Literatur zur Lebensweltbezogenen Pflege erleichtert Ihnen die Umsetzung.[171]

Das Modul setzt sich aus 6 Items zusammen, es können maximal 65 Punkte erreicht werden. Sie fließen mit insgesamt 15 % in die Gesamtwertung ein.

10.5.6.1 Kriterien der Einschätzung

Bei der Gestaltung des Alltagslebens spielen sowohl mentale als auch motorische Fähigkeiten eine Rolle. Der Gutachter stellt fest, ob die pflegebedürftige Person individuell und bewusst den Tagesablauf gestalten kann und ob sie in der Lage ist, mit den Menschen in ihrem unmittelbaren Umfeld Kontakt aufzunehmen. Wie bei den Modulen 1 und 4 erfolgt eine Bewertung gem. Selbständigkeitsskala (s. Kapitel 10.5.1 und 10.5.4)

170 Ebd., S. 85

171 Weiterführende Literatur: Kämmer, K.: Lebenswelten älterer Menschen kennen und gestalten. In: Kämmer 2015, S. 40

Tabelle 40: Kriterien des Moduls 6: Gestaltung des Alltagslebens und sozialer Kontakte

Ziffer	Kriterien	Selbständig	Überwiegend selbständig	Überwiegend unselbständig	unselbständig
6.1	Gestaltung des Tagesablaufs und Anpassung an Veränderungen	0	1	2	3
6.2	Ruhen und Schlafen	0	1	2	3
6.3	Sich beschäftigen	0	1	2	3
6.4	Vornehmen von in die Zukunft gerichteten Planungen	0	1	2	3
6.5	Interaktion mit Personen in direktem Kontakt	0	1	2	3
6.6	Kontaktpflege zu Personen außerhalb des direkten Umfeldes	0	1	2	3

»Jedes Kriterium wird je nach Ausmaß der Beeinträchtigung der Selbständigkeit mit 0, 1, 2 oder 3 Punkten berücksichtigt (0 = selbständig; 1 = überwiegend selbständig; 2 = überwiegend unselbständig; 3 = unselbständig). Die Punkte werden zu einem Gesamtwert summiert und je nach Schwere der Beeinträchtigungen einem gewichteten Punktwert zugeordnet, der das Ausmaß der Beeinträchtigung der Selbständigkeit bei der Gestaltung des Alltagslebens und sozialer Kontakte widerspiegelt.«[172]

10.5.6.2 Anregungen zur praktischen Beschreibung bei einem Klienten

Beispiel: Ruhen und Schlafen

Beurteilt wird: »Nach individuellen Gewohnheiten einen Tag-Nacht-Rhythmus einhalten und für ausreichende Ruhe- und Schlafphasen sorgen. Dazu gehört die Fähigkeit, die Notwendigkeit von Ruhephasen erkennen, sich ausruhen und mit Phasen der Schlaflosigkeit umgehen aber auch somatischen Funktionen, um ins Bett zu kommen und die Ruhephasen insbesondere nachts einhalten zu können.[173]

---

[172] Ebd., S. 85

[173] Ebd., S. 69

Tabelle 41: Vorschlag zur Beschreibung in einer konkreten Praxissituation

Selbständig 0 P.	Kann ihren gewohnten Tag-Nacht-Rhythmus selbständig einhalten und sich bei notwendigem Ruhebedürfnis ausruhen.
Überwiegend selbständig 1 P.	Kann ihren Tag-Nacht-Rhythmus wie gewohnt einhalten; die Nachtruhe ist ungestört, schätzt jedoch zeitweise ihre Kräfte falsch ein, nimmt sich zu wenig Zeit zum Ausruhen, braucht punktuell Anregung zum Einhalten des Nachtschlafes, mündl. Erinnerungen an den Zeitplan (sonst Schlafdefizite, Reizbarkeit und Schwierigkeiten, den Anforderungen in der Werkstatt gewachsen zu sein).
Überwiegend unselbständig 2 P.	Leidet unter gestörtem Tag-Nacht-Rhythmus; ständige und unmittelbare Eingreifbereitschaft zur Beruhigung, Orientierung und Anleitung sowie vermehrte nächtliche Kontrollgänge sind erforderlich.
Unselbständig 3 P.	Aufgrund der schweren Demenz ist kein Tag-Nacht-Rhythmus vorhanden, ein Bedürfnis nach Ruhepausen ist nicht erkennbar; es besteht Beaufsichtigungsbedarf in Form von Durchführungs- und Erledigungskontrollen, um physiologische Aktivität und Ruhephasen zu unterstützen.

10.5.6.3 Bewertung des Moduls 6

Gewichtete Punkte errechnen

»Das Modul fließt in die Berechnung des Gesamtpunktwertes mit einer Gewichtung von 15 Prozent ein. Dem Summenwert für das Modul 6 wird der gewichtete Punktwert folgendermaßen zugeordnet:

keine Punkte: gewichtete Punkte = 0
1 bis 3 Punkte: gewichtete Punkte = 3,75
4 bis 6 Punkte: gewichtete Punkte = 7,5
7 bis 11 Punkte: gewichtete Punkte = 11,25
12 bis 18 Punkte: gewichtete Punkte = 15[174]

10.6 Ergebnis der Begutachtung

Zur Feststellung der Pflegebedürftigkeit werden die Einzelergebnisse bzgl. der Module gem. der in § 15 SGB XI festgelegten Berechnungsregeln zusammengeführt. Dabei wird für jedes Modul sowohl der Summenwert als auch der gewichtete Punktwert ermittelt.

Der gewichtete Punktwert ergibt sich aus der Überführung des Summenwertes in eine fünfstufige Skala, die das Ausmaß der Beeinträchtigung im jeweiligen Modul aufzeigt, und der Gewichtung, mit der das Modul in die Gesamtbewertung fließt (s. Kapitel 10.1 und 10.4).[175]

174 Ebd., S. 86
175 Ebd., S. 73

10.7 Feststellung der Pflegebedürftigkeit bei Kindern

Die Einschätzung der Pflegebedürftigkeit bei Kindern (bis zum 18. Lebensjahr) erfolgt nach dem gleichen Vorgehen wie dem der Einschätzung bei Erwachsenen.

Der große Unterschied besteht darin, dass bei Kindern in der Bewertung allein die altersspezifische Abweichung zu altersentsprechend entwickelten Kindern zugrunde gelegt wird. In einigen Modulen gibt es keine Festlegung der Altersgrenzen, da hier nicht relevant. Ebenso ist die Einschätzung des Vorliegens besonderer Bedarfskonstellationen (KF 4.1.6) »Gebrauchsunfähigkeit beider Arme und Beine« altersunabhängig.

10.8 Die Module der Hilfebedürftigkeit

Neben den Modulen der Pflegebedürftigkeit gibt es auch ergänzende der Hilfebedürftigkeit, die das Gesamtbild der einzuschätzenden Bedarfslagen und Rehabilitationspotenziale abrunden. Es sind die Module Außerhäusliche Aktivitäten/Außerhäusliche Mobilität und Haushaltsführung. Sie werden in der Literatur[176] als Modul 7 und 8 geführt. Diese Bezeichnung übernehmen wir an dieser Stelle. Die Begutachtungsrichtlinien verwenden den Begriff Modul hier nicht mehr, sondern beschreiben die entsprechenden Inhalte unter F 6.1 und F 6.2.

10.8.1 Modul 7: Außerhäusliche Aktivitäten

Das Modul umfasst 2 Schwerpunkte:
1. Außerhäusliche Mobilität
2. Außerhäusliche Aktivitäten

10.8.1.1 Außerhäusliche Mobilität

Kriterien der Einschätzung

Beurteilt wird die Fortbewegung im außerhäuslichen Bereich in einer vierstufigen Skala von »selbständig« bis »unselbständig«. Es sind sowohl die motorischen Fähigkeiten als auch die örtliche Orientierungsfähigkeit sowie Sicherheitsaspekte zu berücksichtigen.[177]

Verlassen des Bereichs der Wohnung oder der Einrichtung (F 6.1.1)

Beurteilt wird: »Fähigkeit, den konkreten, individuellen Wohnbereich verlassen zu können, also von den Wohnräumen bis vor das Haus gelangen zu können.«[178]

---

[176] Vgl. Franke 2016, S. 19
[177] MDS & GKV 2016, S. 88 und 199 ff.
[178] Ebd., S. 88

Beispiel zur grundsätzlichen Strukturierung der Skala:

- Selbständig: (ohne Begleitung)
- Überwiegend selbständig: Punktuelle personelle Hilfen erforderlich, z. B. beim Überwinden von Treppenstufen, Bereitstellen des Rollstuhls, Öffnen der Türen, Bedienen eines Fahrstuhls oder Treppenlifts.
- Überwiegend unselbständig/völlig unselbständig: Aber mit Unterstützung einer Person möglich.
- Unselbständig (überwiegend/völlig): Hilfe durch zwei Personen erforderlich[179]

Fortbewegen außerhalb der Wohnung oder Einrichtung (F 6.1.2)

Beurteilt wird: »Fähigkeit, sich in einem Bewegungsradius von ca. 500 m sicher und zielgerichtet zu bewegen. Gemeint ist ein Umkreis der von den meisten Menschen üblicherweise zu Fuß bewältigt wird, z. B. für kurze Spaziergänge [...].[180]

Ausprägungen:

- Selbständig/nur auf gewohnten Wegen selbständig auf allen Wegen mit personeller Hilfe möglich/auch mit personeller Hilfe nicht möglich[181]

Nutzung öffentlicher Verkehrsmittel im Nahverkehr

Beurteilt wird: »Fähigkeit, in einen Bus oder eine Straßenbahn einzusteigen und an der richtigen Haltestelle wieder auszusteigen«[182]

Ausprägungen:

- Selbständig/nur auf gewohnten Strecken
- selbständig/auf allen Strecken nur mit personeller Hilfe möglich/auch mit personeller Hilfe nicht möglich[183]

Mitfahren in einem Kraftfahrzeug

Beurteilt wird: »Fähigkeit, in einen PKW ein- und auszusteigen und Selbständigkeit während der Fahrt«[184]

Die Beaufsichtigung während der Fahrt ist aus Sicherheitsgründen zu berücksichtigen. Schließt die Benutzung eines Taxis ein, allerdings soll die Frage, ob jemand telefonisch ein Taxi ordern kann oder nicht, bei der Bewertung unberücksichtigt bleiben.

Ausprägungen:

- Selbständig/benötigt Hilfe beim Ein- und Aussteigen/benötigt Hilfe auch während der Fahrt/nicht möglich, Liegendtransport oder Transport im Rollstuhl (Spezialfahrzeug)[185]

---

179 Ebd., S. 89
180 Ebd.
181 Ebd.
182 Ebd.
183 Ebd.
184 Ebd.
185 Ebd., S. 89 f.

10.8.1.2 Außerhäusliche Aktivitäten

In diesem Bereich kommt eine vereinfachte Selbständigkeitsskala zum Einsatz, da nur die selbständige Teilnahme an außerhäuslichen Aktivitäten berücksichtigt wird:

- Teilnahme selbständig möglich: Person kann ohne Begleitung an der Aktivität teilnehmen
- Nicht selbständig: Zur Teilnahme ist unterstützende Begleitung erforderlich, die Person benötigt zur Teilnahme und ggf. auch während der Teilnahme eine Begleitperson
- Teilnahme ist auch mit unterstützender Begleitung nicht möglich[186]

Teilnahme an kulturellen, religiösen oder sportlichen Veranstaltungen

Beurteilt wird: »Fähigkeit der Teilnahme an Veranstaltungen, bei denen in der Regel eine größere Anzahl von Personen versammelt ist. Dazu gehören [...] Theater, Konzert, Gottesdienst oder Sportveranstaltungen. Zur Teilnahme gehört die Fähigkeit, sich über die Dauer der Veranstaltung selbständig in einer größeren Ansammlung von Menschen aufhalten zu können.«[187]

Besuch von Arbeitsplatz, einer Werkstatt für behinderte Menschen oder einer Einrichtung der Tages- und Nachtpflege oder eines Tagesbetreuungsangebotes

Beurteilt wird: »Hierbei geht es um Lebensbereiche, die der Bildung, Arbeit und Beschäftigung dienen. Bei einigen dieser Aktivitäten übernehmen in der Regel andere Betreuungspersonen[...] in den entsprechenden Einrichtungen beaufsichtigende und ggf. steuernde Funktionen. Solche Aktivitäten kommen nur bei bestimmten Personen vor.«[188] Daher ist die vierte Ausprägung ergänzt um »nicht erforderlich«.

Teilnahme an sonstigen Aktivitäten mit anderen Menschen

»Damit sind soziale Aktivitäten außerhalb des engeren Familienkreises [...] gemeint. Hierunter fallen Besuche bei Freunden, Bekannten oder Verwandten sowie die Teilnahme an Sitzungen in Vereinen oder Selbsthilfegruppen.«[189]

10.8.2 Modul 8: Haushaltsführung

Das Modul 8 umfasst typische Haushaltsarbeiten sowie die Regelung der für die alltägliche Lebensführung notwendigen geschäftlichen Belange. Es ist hier nicht von Bedeutung, ob Selbständigkeitseinbußen aufgrund von somatischen oder mentalen Beeinträchtigungen bestehen.[190]

---

[186] Ebd., S. 90

[187] Ebd.

[188] Ebd., S. 90 f.

[189] Ebd., S. 91

[190] Ebd., S. 91 und 201 f.

Einschränkungen in der Haushaltsführung sind oft erste Zeichen einer beginnenden Abhängigkeit von personeller Hilfe. Hilfeleistender Fachbereich ist Hauswirtschaft.

Im Gutachten erscheint das Modul wie folgt:

8.1 Einkaufen für den täglichen Bedarf
8.2 Zubereitung einfacher Mahlzeiten
8.3 Einfache (körperlich leichte) Aufräum- und Reinigungsarbeiten
8.4 Aufwändige (körperlich schwere) Aufräum- und Reinigungsarbeiten einschließlich Wäschepflege
8.5 Nutzung von Dienstleistungen
8.6 Umgang mit finanziellen Angelegenheiten
8.7 Umgang mit Behördenangelegenheiten

10.8.2.1 Kriterien zur Beurteilung

Die Beurteilung erfolgt über die vierstufige Selbständigkeitsskala.

10.8.2.2 Anregungen zur praktischen Beschreibung bei einem Klienten

Beispiel: Einkaufen für den täglichen Bedarf[191]

Beurteilt wird: Wieweit die Person diese Aktivität selbständig erledigen kann

Tabelle 42: Vorschlag zur Beschreibung in einer konkreten Praxissituation

Selbständig	Die Person kann ihre Einkäufe für den täglichen Bedarf adäquat und selbständig durchführen.
Überwiegend selbständig	Kann durch Nutzung von Merkhilfen den Einkauf bewältigen; benötigt gelegentlich Hilfe beim Tragen.
Überwiegend unselbständig	Die Person kann Einkäufe für den täglichen Bedarf selbstständig durchführen. Größere Einkäufe und deren strukturierte Planung durch Pflegeperson erforderlich.
Unselbständig	Kann sich aufgrund von stark fortgeschrittener Demenz nicht an Einkäufen beteiligen.

Bewertung der Module 7 und 8

Von einer Bepunktung der Module wurde aufgrund inhaltlicher Erörterungsprozesse (Expertenbeirat) Abstand genommen.

191 Bitte lesen Sie parallel die Informationen in BRi, S. 91 f.

10.9 Pflegegrad 5 und besondere Bedarfskonstellationen

Neue Definition: § 15 SGB XI Ermittlung des Grades der Pflegebedürftigkeit, Begutachtungsassessment

(4) Pflegebedürftige mit besonderen Bedarfskonstellationen, die einen spezifischen außergewöhnlichen Hilfebedarf mit besonderen Anforderungen aufweisen, können aus pflegefachlichen Gründen dem Pflegegrad 5 zugeordnet werden, auch wenn ihre Gesamtpunkte unter 90 liegen.

Der Spitzenverband Bund der Pflegekassen konkretisiert in den Richtlinien nach § 17 Absatz 1 die pflegefachlich begründeten Voraussetzungen für solche Bedarfskonstellationen. Sie sind unter Gebrauchsunfähigkeit beider Arme und Beine in den BRi[192] beschrieben.

10.10 Licht und Schatten des Systems

10.10.1 Verlierer sind die rein körperlich beeinträchtigten Personen

Folgender Fall: Ein halbseitig gelähmter Pflegebedürftiger mit uneingeschränkter Kognition, hat nur Einschränkungen bei der Mobilität, bei der Selbstversorgung und ggf. bei der Bewältigung krankheits- und therapiebedingter Einschränkungen. Der Klient ist körperlich total abhängig, bekommt Hilfe beim Essen, wird transferiert, gelagert, erhält vollumfängliche Hilfe bei der Körperpflege und ist abhängig inkontinent. Doch der Klient ist geistig rege, hält Kontakte innerhalb und außerhalb aufrecht, gestaltet und strukturiert seinen Tag.

Dieser Klient erreicht nach der BRi maximal 60 Punkte. Damit ist dieser Klient, der körperlich völlig abhängig, aber geistig fit ist, lediglich in Pflegegrad 3. Vor 2017 wäre er in Pflegestufe III.

Kurzum: Wer pflegebedürftig wird und – wie oben beschrieben – voll umfänglich abhängig und unselbständig ist, wird nur in Pflegegrad 3 eingestuft. Er erhält lediglich ambulant 1298 Euro Sachleistung bzw. stationär 1262 Euro Zuschuss von der Pflegekasse. Vor 2017 hätte dieser Klient ambulant wie stationär 1612 Euro erhalten.

Anders verhält es sich bei Pflegebedürftigen, die einen vollständigen Verlust der Greif-, Steh-und Gehfunktion haben. Diese Menschen haben eine sogenannte »besondere Bedarfskonstellation« und werden automatisch in Grad 5 eingruppiert, unabhängig von ihrer tatsächlichen Lebenssituation und Kognition.

[192] Ebd., S. 41 f.

Wichtiger Hinweis

Wer bereits vor 2017 in Pflegestufe III eingestuft war, behält seine »höhere Stufe«. Alle, die zum 1. Juli 2016 eine Pflegestufe hatten, genießen laut SGB XI bis 2019 einen Bestandschutz. Sie werden nicht neu begutachtet. Einen Antrag auf einen höheren Pflegegrad kann der Pflegebedürftige natürlich immer stellen.

10.10.2 Gewinner des neuen Systems

Die psychisch Kranken, gleich um welche Art der Erkrankung es sich handelt, sind die eigentlichen Gewinner des neuen Pflegebedürftigkeitsbegriffs. Wurden bis 2016 nur die erforderlichen Hilfen bei der Grundpflege berechnet, werden nun auch die Einschränkungen der Kognition und die Verhaltensauffälligkeiten addiert.

Ein Beispiel: Ein demenziell Erkrankter ist noch mobil, findet auch fast immer die Toilette, benötigt beim Essen keine Hilfe, vergisst aber das Trinken und ist beim Waschen auf Hilfe angewiesen, weil er die Vorgänge nicht mehr beherrscht. Allerdings irrt dieser demenziell Erkrankte oft suchend umher, auch in der Nacht. Er kann seine Bedürfnisse nicht mehr verbal kundtun und seinen Alltag nicht mehr selbst gestalten. Dieser Pflegebedürftige war bis 2017 vermutlich eher der Pflegestufe I zuzuordnen. Er erhielt ambulant maximal 468 Euro Sachleistung Pflege und stationär 1.064 Euro Zuschuss. Nach dem neuen Pflegebedürftigkeitsbegriff hat dieser Klient vermutlich mit knapp 70 Gesamtpunkten einen Pflegegrad 3 und erhält 1298 Euro Sachleistung bzw. stationär 1.262 Euro Zuschuss von der Pflegekasse.

10.10.3 Wenn alles klappt, fließt die Leistung

Sind die Module und die Grade der Selbständigkeit zugeordnet sowie die Punkte gewichtet, ergeben sich die jeweiligen Pflegegrade und damit auch die Ansprüche auf Leistungen in der ambulanten und stationären Pflege.

Tabelle 43: Hauptleistungsbeträge im Entwurf des PSG II (in Euro)

	PG1	PG2	PG3	PG4	PG5
	PS 0	PS 1	PS 1 mit PEA PS 2	PS 2 mit PEA PS 3	PS 3 mit PEA Härtefälle
Geldleistung ambulant	125 Euro*	316 Euro	545 Euro	728 Euro	901 Euro
Sachleistung ambulant	–	689 Euro + 125 Euro	1.298 Euro + 125 Euro	1.612 Euro +125 Euro	1.995 Euro + 125 Euro
Stationär	125 Euro*	770 Euro	1.262 Euro	1.775 Euro	2.005 Euro

* Geldbetrag für Erstattung der Betreuungs- und Entlastungsleistungen

Anhand der Beträge sehen Sie auf einen Blick, wie wichtig es ist, dass die Pflegebedürftigen schon vor 2017 in der richtige Pflegestufe sind, um korrekt umgerechnet werden zu können und dass die eingeschränkte Alltagskompetenz einer Person ebenso dringend festgestellt sein muss.

Die Kollegen und Kunden in der ambulanten Pflege sehen vielleicht mit Sorge die 125 Euro und fragen sich, was aus den bis dato gestaffelten Beträgen (104 respektive 208 Euro) wurde. Das ist ganz einfach: Wer jetzt n och 104 Euro erhält, erhält ab 2017 dann maximal 125 Euro im Monat. Wer bis Ende 2016 monatlich bis 208 Euro erhält, behält diese weiter bis zu seinem Lebensende (§ 141 SGB XI). Wer aber 2017 neu dazukommt, muss mit dem Einheitsbetrag von 125 Euro leben.

10.10.4 Änderungen ab 2017

§ 87b SGB XI wird abgeschafft

Es muss, wie oben beschrieben, auf die Feststellung der Einschränkung der Alltagskompetenz dringend geachtet werden. Ebenso wichtig ist zu erkennen, dass die Leistungen nach § 87b im PSG II nicht mehr auftauchen. Das ist für stationäre Einrichtungen von besonderer Bedeutung. Denn bis Ende 2016 hat jeder Bewohner eines Heims, der gesetzlich kranken- und somit auch pflegeversichert ist, Anspruch auf zusätzliche Betreuungsleistungen. Der Personalschlüssel liegt dabei bei 1:20.

Da es die § 87b-Leistung nicht mehr als Standardleistung gibt, fließen die Leistungen nicht mehr automatisch und der Schlüssel einer Betreuungsquote von 1:20 wird automatisch zugrunde gelegt.

Die Einrichtungen können einen Vergütungszuschlag gemäß § 85 Abs. 8 SGB XI pro Bewohner in Höhe von 5 % der Personalaufwendung für eine zusätzliche Vollzeitstelle mit den Kassen vereinbaren. Rechnet man dies um, ist es zwar wieder der Schlüssel 1:20, aber er muss eben für 2017 neu verhandelt werden. Wer keine Vereinbarung über die Refinanzierung seiner Alltagsbegleiter trifft, hat ab 1. Januar 2017 keine Einnahme mehr aus diesem Topf!

Beispiel

Hat man als Einrichtung 100 Bewohner, die gesetzlich versichert sind, erhält man für alle 100 Bewohner Leistungen, im Schnitt 130 Euro im Monat. Damit konnte man die erforderlichen fünf Stellen mit Alltagsbegleitern besetzen und refinanzieren. Damit ist 2017 Schluss. Es werden nicht weiterhin die 130 Euro pro Bewohner gezahlt.

Wenn Sie jetzt erst den Antrag stellen, laufen Sie Gefahr, dass die Finanzierung der Alltagsbegleiter in der Schwebe hängt oder Sie müssen zumindest 2017 in Vorleistung treten und die Mitarbeiter weiter beschäftigen.

2017 soll die Richtlinie für zusätzliche Betreuungskräfte von den Kassen neu erlassen werden, denn die aktuelle Richtlinie nach § 87b hat zum 31. Dezember 2016 ausgedient.

Wichtig zu wissen ist auch, dass jeder Heimbewohner gemäß § 43b SGB XI ab 2017 ein Recht auf zusätzliche Betreuungsleistungen hat. Wer also bisher die § 87b-Leistungen nicht anbieten wollte, muss die zusätzliche Betreuung ab 2017 nun doch anbieten. Die Finanzierung dieser Leistung müssen Sie noch 2016 verhandeln, sofern es keinen Zuschlag in Ihrem Bundesland gibt.

11 STIMMIGE KONTEXTE FÜR EINE ENTBÜROKRATISIERTE ZUKUNFT SCHAFFEN

Karla Kämmer und Gerd Palm

»Jeder Mensch hat etwas, was ihn antreibt.«

(SLOGAN DER KAMPAGNE DER VOLKSBANKEN RAIFFEISENBANKEN 2016)

11.1 Zukunftsgerechte Führung: Supportive Leadership

Haben Sie das auch schon erlebt? Ein eher unterdurchschnittlich leistungsfähiger Mitarbeiter, fast ein Lowperformer, der immer wieder zu erhöhten Fehlzeiten neigt, an keinem Qualitätszirkel teilnimmt, mit Ach und Krach seine Tour bewältigt, ist plötzlich wie umgewandelt, weil er eine Aufgabe gefunden hat, die ihn emotional anspricht, ein Thema, das ihn persönlich berührt – vielleicht transportiert über eine Begegnung mit einem Bewohner. Und nach und nach entwickelt sich dieser Mitarbeitende zu einer Schlüsselperson, zu einem Teamunterstützer, zum unverzichtbaren Experten in Ihrem Dienst.

Der Leiter der Zentralstelle für neurobiologische Forschung an den Universitäten Göttingen/Mannheim/Heidelberg, Prof. Gerald Hüther, erklärt es so: »Dieser Mitarbeiter ist durch diese Begegnung oder Anforderung an seinem Potenzial berührt worden. Das machte für ihn – und im Weiteren auch für Führung und Organisation – den entscheidenden Unterschied!«[193]

11.1.1 Lasten gerecht verteilen

Ressourcen nutzen, das haben wir in den vergangenen Jahren gelernt: Mitarbeiter wie Bodenschätze behandelt, A-B-C-Player definiert, Leistungsfähigkeit ermittelt, gefördert und genutzt, die interne Konkurrenz angeregt.

Doch die aus der Not geborene Fokussierung auf besonders leistungsfähige Mitarbeiter (High Potentials) kippt derzeit: Alle Mitarbeiter, die Stärken zeigten, wurden in den letzten Jahren mit vielfältigen Zusatzaufgaben versehen. Heute tragen in unseren Diensten viele zusätzlich zu ihrer fachlichen Kernaufgabe noch Verantwortung in zwei bis drei (!) Feldern, z. B. als Praxisanleiter, Hygienebeauftragter, Wundmanager, Gerontofachkraft, Aromaexpertin oder Ethikbeauftragter. Schon beim Lesen spüren Sie es: Doch irgendwann sind die Ressourcen erschöpft. Gerade kompetente junge Mitarbeitende signalisieren deutlich: »Stopp!« Und das liegt meist nicht an Unmo-

---

193 Sinngemäß zitiert nach Prof. Gerald Hüther auf einem Workshop am 28.01.2010 im Siemens Technopark Bruchsal

tiviertheit, sondern an Überforderung und dem Gefühl irgendwie ausgenutzt zu werden. Lob und Bestätigung können nicht darüber hinwegtäuschen, dass die Fähigen immer mehr leisten müssen, ohne von Routineaufgaben entlastet zu werden. Dies wird bei den Generationen Y und Z nicht mehr funktionieren. Selbstausbeutung und Dauerstress stehen bei ihnen nicht hoch im Kurs, eher positive Erlebnisse, Entfaltung, Entschleunigung und Top-Entlohnung.

In Zukunft wird es um eine neue Verteilung von Arbeit und Verantwortlichkeit gehen. Wir müssen uns etwas anderes einfallen lassen, um die Organisation nach vorne zu bringen. Wir müssen alle einbinden und neu mixen: Klare Potenzialorientierung, jede/-r Mitarbeitende soll möglichst so eingesetzt werden, dass ihr/ihm die Arbeit leichtfällt. Mitarbeitende mit unterschiedlichen Kompetenzen und Potenzialen sollen sich gegenseitig stärken und ergänzen.

Damit Gerechtigkeit, Selbstentfaltung und Zusammenhalt gelingen, muss Führung fördern, eine stärkende Kultur vorleben und Strukturen schaffen, die geeignet sind, die Last gemeinsam zu tragen.

Die Vielfältigkeit der Mitarbeitergruppen, Lebenssituationen und Anforderungen erfordert es, eine Kultur zu entwickeln, in der das Zusammenspiel und der Austausch gelingen. Die Neurobiologie sagt ganz klar: Das Hirn (Kompetenz) entwickelt sich nicht aus der Verknappung (immer höher, weiter, schneller, einsamer) sondern aus der Fülle der Kombinationen.

Jede/-r ist wichtig und jede/-r kann beitragen zum gelingenden Ganzen – das ist das Mantra der anspruchsvollen Zukunftskultur. Wichtig sind Vernetzungsangebote statt Konkurrenz, Optionen und Handlungsräume, in denen Mitarbeitende positive Erfahrungen machen können.

11.1.2 Spannungsfelder ausbalancieren

Gehen wir noch einmal in die Perspektive der Neurobiologie zurück. Gerald Hüther beschreibt zwei Grundbedürfnisse, die zentral für Lernen und Entwicklung sind:

- das Bedürfnis nach Geborgenheit, Anerkennung und Wertschätzung
- die Sehnsucht nach Aufgaben, an denen man wachsen kann, nach Autonomie und der Freiheit, etwas leisten zu dürfen

Doch diese beiden Grundbedürfnisse widersprechen und behindern sich teilweise. Um die in diesen beiden Bedürfnissen enthaltene Spannung auszubalancieren, bedarf es einer übergeordneten, alle einbindenden (liebenden = wertschätzenden, achtsamen und zuverlässigen) Führung. Sie unterstützt Menschen darin, beides zu erleben. Dafür ist eine Haltung notwendig, die daran glaubt, dass Lernen und Entwicklung bis ins hohe Alter möglich sind und dass Menschen das Potenzial in sich tragen, jederzeit über sich hinauswachsen zu können.[194]

Diese Führungshaltung wird als »Supportive Leadership« (Unterstützende Führung) bezeichnet. Es ist das neurobiologisch sinnvolle Führungsverständnis, wenn es zukünftig darum geht, die Potenziale der Mitarbeitenden zur optimalen Entfaltung zu bringen.

Supportive Leadership

Supportive Leadership bezeichnet eine Führungshaltung,

- die Menschen wahrnimmt (in Verbundenheit von Kognition und Emotion);
- die Zeit in die Beziehung investiert;
- die den Mitarbeitenden etwas zutraut;
- die einlädt, ermutigt und inspiriert;
- die klare Erwartungen und Ziele formuliert;
- die ehrliche Rückmeldungen über die erbrachten Leistungen gibt.

Das erfordert von Ihnen als Führungsperson Toleranz, Mut und Vertrauen in sich und andere. Eigenschaften, die in Zeiten von Leistungs- und Zielorientierung lange Zeit auf der Strecke geblieben sind.

11.1.2.1 Die drei Säulen von Supportive Leadership

Einladen

Im Gegensatz zu äußeren Motivationsanreizen wie Belohnung und Bestrafung laden supportive leaders ihre Mitarbeitenden ein, sich auf ihre Weise auf eine (neue) Aufgabe einzulassen. Ein wichtiges Element ist hier emotionale Intelligenz und die emotionale Führungskompetenz. Es gilt, Mitarbeitende zu begeistern und auf der Gefühlsebene zu motivieren. Hüther dazu in seinem Workshop am 28.01.2010 im Siemens Technopark Bruchsal: »Sie müssen Ihrem Mitarbeiter klar machen, dass es Ihnen am Herzen liegt, wenn er sich auf ein neues Projekt einlässt oder Sie auf neuen Wegen begleitet.«

Will man mit Supportive Leadership erfolgreich sein, gilt es, eine beachtliche Hürde zu überwinden, nämlich ausgerechnet diejenigen auf diese schwierige Reise mitzunehmen, die einem am meisten Probleme bereiten – die Faulenzer, die Mut- und Lustlosen. Darin liegt eine große Hemmschwelle für Führungskräfte und daran scheitern viele, trotz guten Willens. Denn daran zeigt sich, dass ein unterstützender Führungsstil nicht nur vom Mitarbeitenden, sondern gerade auch von der Führungskraft ein Umdenken und Durchhalten erfordert.

---

194 Ebd.

Ermutigen

Supportive Leader ermutigen ihre Mitarbeitenden, sich auf ihre Art auf eine Aufgabe oder

eine Problemstellung einzulassen. Sie vertrauen ihren Mitarbeitenden, bestärken sie, bearbeiten negative Glaubenssätze und sind überzeugt davon, dass sie den richtigen Weg und eine gute Lösung finden. Sie sind verantwortungsbewusste Zukunftsgestalter mit dankbarer Wertschätzung für die Mitarbeitenden. Und auch hier gibt es eine Hürde für Führungskräfte: Umso handeln zu können, muss man selbst Mut haben und an sich selbst glauben.

Inspirieren

Supportive Leader schaffen es, Mitarbeitende um der Sache willen für etwas zu begeistern. Begeisterung ist Dünger fürs Gehirn. Begeisterung schafft Verknüpfung zwischen den Nervenbahnen und energetisiert die grauen Zellen. Es werden all jene Stoffe produziert, die für alle Wachstums- und Umbauprozesse von neuronalen Netzwerken gebraucht werden. Das Gehirn entwickelt seine Strukturen plastisch und flexibel für die Aufgaben, für die es mit Begeisterung benutzt wird.

Das ist der Grund, warum wir bei all dem, was wir mit Begeisterung machen, auch so schnell immer besser werden. Jeder kleine Sturm der Begeisterung führt gewissermaßen dazu, dass im Hirn ein selbst erzeugtes Doping abläuft.

Supportive Leader sind ihren Mitarbeitenden Sparringspartner, Begleiter und Berater – gelegentlich sparsam in ihren Interventionen, dann wieder energievoll in der konstruktiven Auseinandersetzung, mit Mut zur Entscheidung.

11.1.2.2 Die unterstützende Führungsperson

Unterstützend kann nur jemand führen, der sich selbst versteht, der seine Ängste und Ressourcen kennt und sich selbst hinterfragt. Das gelingt nur solchen Führungskräften, die in der Lage sind, sich selbst in einem über ihr eigenes Leben hinausreichenden Kontext zu betrachten, die sich als Suchende verstehen und sich gleichzeitig mit anderen verbunden fühlen.

Ein Supportive Leader lädt ein und ermutigt statt anzuweisen, er bzw. sie vermittelt Vertrauen und kann Offenheit erzeugen, kann Mut machen und andere inspirieren.

Gerade in einer Zeit des grundlegenden Wandels im Sozialsystem brauchen wir einen »Geist«, der bereit ist, eine positive Zukunft zu gestalten.

Was hält uns davon ab, mehr aus uns zu machen? Was limitiert uns?

Es ist das, was wir über uns und andere glauben. »Ob du denkst, du kannst es oder du kannst es nicht, du wirst jedenfalls Recht behalten«, meinte schon Henry Ford. Der Glaube an uns selbst, die Bestärkung durch andere sowie günstige Rahmenbedingungen sind Voraussetzungen, um ungenutztes Potenzial zu entfalten. Als Supportive Leader setzen wir an den stärkenden und schwächenden Glaubenssätzen an und unterstützen entsprechend. Damit wird neues Verhalten gefördert. Offenheit für neue Erfahrungen und Mut zum Experimentieren entstehen, Gedanken nehmen eine neue Richtung an, bessere Arbeitsergebnisse werden möglich. Idealerweise findet eine andere Form von Kontakt zwischen den Menschen statt, sie gehen in einen offeneren Austausch. Die Ergebnisse dieses veränderten Verhaltens führen zu bestärkenden Erfahrungen. Und diese sind der Zement für neue Glaubensmuster, gute Arbeitsergebnisse und Erfolg.

11.2 Aufbau einer potenzialorientierten Organisation

»Kompetenz ist die Lebensgrundlage, sie entfaltet sich im Erkennen und Handeln.«[195]

Wie kann ein Unternehmen Führungskräfte entwickeln, die weit über ihre Steuerungsfunktionen hinaus an einem sinnerfüllten Miteinander arbeiten, die es schaffen, ihre Mitarbeitenden in ihre höchstmögliche Kraft zu führen, die alles in ihrer Macht stehende tun, um ihre Mitarbeitenden in einen positiven Erfahrungsraum zu führen?

Eine potenzialorientierte Organisation schafft und sichert jeden Tag Bedingungen, in denen ganz normale Menschen so erfolgreich, wirkungsvoll und motiviert wie möglich tätig sind. Es geht in Zukunft verstärkt darum, die Vielfalt der Mitarbeiter zu sehen, sie anzunehmen und mit ihnen ganz individuell und als Team zu arbeiten: die verschiedenen Generationen mit ihren Lebenssituationen und Lebensentwürfen, mit ihren Begabungen, ihren Zielen und auch ggf. mit aktuellen Einschränkungen der Arbeitsfähigkeit und Performance.

Nicht umsonst sagt man: »Der Erfolg eines Unternehmens steht und fällt mit seinen Mitarbeitenden.«

Spätestens heute in Zeiten des Pflegenotstands sollten Sie sich im Kontext der neuen Herausforderungen der Pflegelandschaft (PSG II/PSGIII, SIS, NBI, BRi & PTVs, PTVa) Gedanken über die langfristige Bindung Ihrer Mitarbeiter machen und um

- einen befriedigenden, kompetenzspezifischen Personaleinsatz,
- Befähigung möglichst Vieler,
- eine angemessene, gerechte Struktur und Ablauforganisation,
- Gesunderhaltung und Stärkung der Verarbeitungskräfte bei Belastungen (Resilienz).

Die Gestaltungsräume im Arbeitsalltag sind die wichtigsten Grundlagen für Arbeitszufriedenheit und Spaß bei der Arbeit: Erfolgserlebnisse, Anerkennung für die geleistete Arbeit, die Arbeit selbst und eine passende Verantwortungsstruktur.

---

[195] Olbrich 2010, S. 15

Potenziale freisetzen

Potenziale werden frei, wenn es Ihnen gelingt, durch die Art Ihres Führens und Zusammenarbeitens den Mitarbeitenden zuverlässig das Gefühl zu vermitteln, dass sie vor allem mit ihren Stärken gesehen werden und dass sie sich positiv in die Gestaltung von Zukunft und Alltag einbringen können.

Wenn Sie dagegen eher defizitorientiert führen, riskieren Sie Denkblockaden und Verantwortungsvermeidung.

Voraussetzung für das Freiwerden von Energie und Kompetenz – auch unter schwierigen Rahmenbedingungen – ist, dass die Mitarbeitenden durch Sie als Führungsperson einen klaren, realistischen und verbindlichen Rahmen bekommen. Dies gilt insbesondere für den Personaleinsatz und die tagesgenaue Gestaltung der Abläufe unter Berücksichtigung der Klientenbedürfnisse.

Ziel muss sein, dass alle Teammitglieder durch die gemeinsame Vision von einer gelingenden Alltagsgestaltung in gemeinsamer Sorgeverantwortung getragen sind.

Als Führungsperson nutzen Sie Ihre emotionale Intelligenz, um Mitarbeitende mit beflügelnden Bildern und konkreten Handlungsschritten immer wieder auf gemeinsame Lösungswege auszurichten.

11.2.1 Potenziale identifizieren

Die Zukunft fordert von uns, möglichst viele Mitarbeiter gezielt ins Boot zu holen. Um Potenziale zu entdecken und zu entfalten, schauen Sie genau hin, welche Mitarbeitenden Sie im Team vorfinden. Um Ihnen eine praktikable Struktur zur Beobachtung an die Hand zu geben, schlagen wir die folgenden einfachen Zuordnungskriterien vor. Sie stammen aus einem Umsetzungsprozess der Franziska-Schervier-Altenhilfe in Zusammenarbeit mit Jochen Schneider. Auf dieser Basis können Sie unterschiedliche Fähigkeiten und Fertigkeiten identifizieren, mit den Mitarbeitenden besprechen und sie dann gemeinsam miteinander in Diensten und Schichten kombinieren:

Entdecken Sie:

- **Potenzialkräfte:** Welche Personen verfügen über das Potenzial zukünftig hohe Beiträge zur Weiterentwicklung zu generieren?
- **Leistungsträger:** Welche Personen bringen kontinuierlich hohe Leistungen?
- **Kompetenzträger:** Welche Personen verfügen über schwer ersetzbare und für den Erfolg der Einrichtung besonders wichtige Erfahrungen, Fähigkeiten, Wissen etc.?
- **Gestalter von Beziehungsstrukturen:** Welche Personen wirken als Netzwerkbildner, Meinungsbildner oder aktive Förderer interner/externer Beziehungen (intensive, breite Kontakte, hohe Akzeptanz)?

- **Vorbildliche Persönlichkeiten:** Welche Personen besitzen insgesamt eine Persönlichkeit, die den gewünschten Werten der Einrichtung entspricht und andere als positives Vorbild inspiriert etc.?
- **Inhaber von Schlüsselfunktionen:** Welche Personen nehmen Funktionen war, die für den aktuellen und zukünftigen Erfolg der Einrichtung von besonderer Bedeutung sind?

Die Liste der Kriterien ist hier bewusst nicht abschließend formuliert. Gehen Sie selbst aktiv auf Schatzsuche und kombinieren Sie gezielt.

11.2.2 Jeder nach seinen Möglichkeiten: das individuelle Aktivierungsniveau

»Wer viel kann, muss viel tun und wer nichts kann, muss nichts tun.«

Damit dieser Spruch bei Ihnen nicht mehr gilt, sondern alle Mitarbeitenden in ihren Fähigkeiten gefördert und gefordert, aber nicht unter- oder überfordert werden, stellen wir Ihnen hier den Aktivierungsansatz nach Hebb vor: Hebb hat die Hypothese aufgestellt, dass die Leistung zwar mit zunehmender Aktivierung steigt, dies aber nur bis zu einem bestimmten Aktivierungsniveau funktioniert und sich dann ins Negative umkehrt.[196]

Beispiel

Evelyn P., eine junge Frau mit mehreren gescheiterten Berufsstartersituationen, jobbte als hauswirtschaftliche Hilfskraft im ambulanten Pflegedienst »Glück auf« in Essen-Borbeck. Die Arbeit mit den überwiegend älteren Klienten machte ihr viel Freude, sodass sie begeistert in ihrem Tun aufging. In kurzer Zeit entwickelte sie sich zu einer echten Stütze des Teams.

Im Rahmen einer NRW-Qualifizierungsoffensive erhielt sie die Möglichkeit, einen Kurs zur Alltagsbegleiterin zu absolvieren, den sie mit Bravour abschloss. Sie zeigte sich als echter Mitunternehmer, hoch angesehen im Team und bei ihren Vorgesetzten. Ihre Leistungskurve stieg weiter an. Nun kam zu Einsatzfreude und Umsicht auch noch die Fachlichkeit hinzu. Schon nach etwas mehr als einem Jahr bat sie der Vorsitzende des Vereins darum, sich zur berufsbegleitenden Altenpflegeausbildung beim Berufsbildungswerk anzumelden. Evelyn P. aber zögerte: Systematisches Lernen und Dranbleiben an einer Sache über längere Zeit war noch nie ihre Sache

[196] Vgl. Lennefer, J., Palm, G. (2012). Kooperationsmanagement in der Altenhilfe. Führungskultur in Zeiten von Fachkraftmangel, Leistungsorientierung und Transparenz. Marburg: Tectum, S. 44

gewesen, ihr grauste vor dem Unterricht in den Abendstunden. Vorsitzender und Kollegen blieben hartnäckig und schließlich startete Evelyn P. mit der Schule. Keine gute Idee. Nach einem Jahr brach ihre Leistung ein – zuerst in der Schule und dann am Arbeitsplatz. Mit Ach und Krach gelang es, ihr den Arbeitsplatz in der Hauswirtschaft zu erhalten.

Was war geschehen?

Durch die Lernsituation in der Altenpflegeausbildung war sie überfordert, ihr Aktivierungsniveau war überschritten, der Leistungseinbruch die Folge.

11.2.2.1 Das individuelle Aktivierungsniveau finden

Nach Hebb besteht die Kunst darin, das individuelle Aktivierungsniveau der Mitarbeiter zu finden. Zu viel von etwas, in diesem Fall Überaktivierung, ist ebenso schlecht wie zu wenig von etwas, in diesem Fall Unteraktivierung. Beide Extreme wirken sich leistungsbehindernd auf die Mitarbeiter in der täglichen beruflichen Praxis aus. An dieser Stelle wird deutlich, wie individuell die Aspekte, die den Bereich der Mitarbeiterführung und insbesondere den Aspekt der Motivation von Mitarbeitern betreffen, zu beleuchten sind.

Ihre Aufgabe als Führungskraft

Wo und wie setzt man beim jeweiligen Mitarbeiter an? Hier hilft wieder beobachten, beobachten, beobachten und hinhören, einladen, ermutigen, inspirieren sowie eine positive Fehlerkultur!

11.2.2.2 Leistung hat vielfältige Einflussfaktoren

Ebenso deutlich ist, dass es um Leistung und Leistungssteigerung geht. Was aber beeinträchtigt bzw. prägt die Leistung eines Mitarbeiters? Leistung wird häufig als Kombination aus Fähigkeiten/Fertigkeiten und Motivation der Mitarbeiter beschrieben. Bereits durch die Kombination dieser beiden Aspekte zeigt sich, dass die Leistung eines Mitarbeiters unterschiedlich verursacht sein kann.

Mit anderen Worten: Ist ein Mitarbeiter hoch motiviert, verfügt aber nicht über die notwendigen Fähigkeiten bzw. Fertigkeiten, kann er nicht durch eine Erhöhung der Motivation zu einer Leistungssteigerung kommen, sondern muss in erster Linie befähigt werden.

Im Umkehrschluss gilt dies natürlich auch: Ein Mitarbeiter, der über die notwendigen Fähigkeiten verfügt, aber nicht ausreichend motiviert ist, muss nicht geschult werden, sondern durch entsprechende Anreizsysteme extern oder intern motiviert werden.

Die Berücksichtigung dieser beiden Einflussfaktoren reicht allerdings noch nicht aus. Natürlich spielen auch die Arbeitsbedingungen bzw. Ermöglichungsbedingungen eine zentrale Rolle. Es geht demnach um das Zusammenspiel, die individuelle Betrachtung und Berücksichtigung des Wollens, Könnens und Sollens bzw. Dürfens des jeweiligen Mitarbeiters in alltäglichen und speziellen Situationen. Alle drei Variablen müssen zueinander passen bzw. aufeinander abgestimmt werden. Ist nur eine der Bedingungen nicht in ausreichender Ausprägung vorhanden, kann der Mitarbeiter die ihm gestellte Aufgabe gar nicht oder nur anteilig erfüllen.

Wollen, Sollen und Können

Wollen, Sollen und Können müssen im Gleichgewicht sein. Sie beeinflussen sich gegenseitig.

- Wollen – wird im besonderen Maße geprägt durch Erfahrungen, Überzeugungen, Einstellungen und Haltungen
- Sollen – Strukturen, institutionelle Bedingungen und Ordnungen, in denen gelebt wird
- Können – individuelle physische und psychische Ressourcen, Kompetenzen, Wahrnehmungen und Wissen

Handlungen erfordern permanente Anpassungen oder Verhandlungen bzw. Abstimmungen oder hierarchische Entscheidungen. Ein bestmögliches Leistungsergebnis sowie eine Bedürfnisbefriedigung und eine Zufriedenheit aller Beteiligten kann nur dann erreicht werden, wenn die Anforderungen und die damit verbundenen Fähigkeiten dem Wollen, Sollen und Können des jeweiligen Mitarbeiters und seines Umfeldes entsprechen.

Nur wenn die drei Rahmensetzungen zueinander passen und aufeinander abgestimmt sind, kann der Mitarbeiter eine Aufgabe oder seine Tätigkeit mit Hingabe erbringen und ein Gefühl bzw. einen Zustand optimalen Erlebens (Flow) erleben. Die Tätigkeit als solche wirkt dann belohnend. Dieser Idealzustand und intrinsisch motivierende Zustand entsteht dann, »wenn eine subjektiv bedeutsame Tätigkeit als Herausforderung erscheint und die eigenen Fähigkeiten und Fertigkeiten der Herausforderung als voll entsprechend erlebt werden.«[197]

Um eine optimale Leistung innerhalb des Flows zu erreichen, bedarf es demnach einer auf die individuellen Fähigkeiten abgestimmten Belastung bzw. Herausforderung. Ist die Herausforderung im Verhältnis zu den Fähigkeiten oder der Motivation zu hoch, kommt es unweigerlich zur Überforderung (Stress, Beunruhigung). Ist die Herausforderung im Verhältnis zu den Fähigkeiten oder der Motivation zu niedrig, kommt es unweigerlich zur Unterforderung (Stress, Langeweile). In beiden Fällen

[197] Rosenstiel, L. v. (2007). Grundlagen der Organisationspsychologie, 6. Auflage, Ulm: Schäffer-Poeschel, S. 401

befindet sich der Mitarbeiter im Antiflow und der Idealzustand eines intrinsischen Motivationszustandes stellt sich nicht ein.

11.2.3 Handlungsrahmen transparent gestalten

Gestalten Sie den Handlungsrahmen so, dass er die Bedarfe der individuellen Mitarbeiterpersönlichkeit berücksichtigt, u. a. Kompetenzen, Wissen, Können, Motivation, Karrierewünsche und die aktuelle Lebenssituation. Dabei sollte jedes Teammitglied den Überblick über alle anfallenden Tätigkeiten haben und es sollte eine gemeinsame zeitliche Zuordnung stattfinden:

- Was steht wann an, um die Lebensqualität der Klienten zu sichern und einen gelingenden Ablauf zu erzielen?
- Wer macht verbindlich wann was?
- Wer unterstützt wen und wie?
- Wer bringt sich wo mit dem ein, was ihm leichtfällt (einmal aus der eigenen Fachlichkeit heraus, aber auch vor dem Hintergrund der eigenen Begabung, z. B. eher generalistisch, eher organisatorisch, eher kommunikativ und sozialpflegerisch oder eher praktisch im Sinne von Hands-on-Pflege)?

Diese Zuordnung muss für alle Teammitglieder auf einen Blick transparent sein, als Arbeitsablauf- oder als Tourenplanung sowie möglichst tagesgenau und abgestimmt auf Regel- und klar definierter notwendiger Mindestbesetzung.

11.3 Den Pflegeprozess abstützen – Leistungssicherheit verbessern mit dem Kompetenzkompass

Viele Führungskräfte kennen ihre Mitarbeitenden seit Jahren und leben in der Illusion, dass sie daher auch deren Kompetenzen mit hoher Wahrscheinlichkeit einschätzen können. Diese Annahme ist deshalb fatal, weil die Wahrnehmungsbrille im Alltag häufig den Blick verstellt für das, was der Person eigentlich an Möglichkeiten innewohnt.

Man sieht dann nur, was der/die Mitarbeitende unter den gegebenen Umständen zeigt bzw. was einem als Entscheider darüber berichtet wird, was die Person an Leistung bringt, was »mit ihr los« ist. Oft wird nicht ausreichend reflektiert, was an dieser Einschätzung situativ oder rahmenbedingt sein könnte: Ob sie durch die jeweilige Führungsperson, das Team und die Arbeitssituation beeinflusst ist oder ob sich der/die Mitarbeitende z. B. aktuell in einer Situation befindet, die das Leistungsverhalten beeinflusst (Trennung vom Partner oder Sorge um die Eltern etc.).

11.3.1 Mitarbeitende haben Stärken – und Schwächen

»Das Heil eines Unternehmens liegt nicht in den neuen Maßnahmen, sondern in einer anderen Gesinnung.«[198]

Oft werden gerade potenzielle Experten (z. B. für spezielle Fachthemen, für Einstufung oder zur Steuerung des Pflegeprozesses), Nachwuchs-Führungspersönlichkeiten und High Performer nicht frühzeitig genug erkannt und entsprechend gefördert, weil ihre speziellen Merkmale (besondere Reflexionsfähigkeit, kritisches Hinterfragen, Genauigkeit in der Sache, Leistungswille, Unangepasstheit) in der Praxis eher als störend empfunden werden bzw. ungenutzt untergehen.

Auch geht im stark administrativ geprägten Berufsalltag vieler Führungskräfte und im »Alltagsgewusel« verloren, welche Pflegefachkräfte wirklich mehr als andere Kollegen Probleme bei der Pflegediagnostik und Pflegeprozesssteuerung haben oder welche Mitarbeitenden stärkeren Hilfebedarf bei der Nutzung von Handlungsspielräumen und Entscheidungskompetenzen aufweisen als andere.

Die richtigen Mitarbeiter?

Generell haben viele Führungspersonen das Gefühl, irgendwie nicht die richtigen, leistungsfähigen Mitarbeiter zu haben, um für die Zukunft gewappnet zu sein. Aber ist das wirklich so?

Es sind oft die Unauffälligen, die die Qualität im Alltag bringen. Bei ihnen gibt es viele unerkannte Potenziale: hohe Einsatzfreude, Zuverlässigkeit, guten Umgang mit Bewohnern, Fairness im Team, Hilfsbereitschaft, emotionale Intelligenz, zuverlässig hohes Leistungsniveau, menschliche Wärme und Flexibilität. Vieles, was Ihre Einrichtung trägt, kommt durch diese unauffälligen Mitarbeitenden, die dafür sorgen, dass alles klappt. Ohne großes Aufsehen, hartnäckig, zuverlässig – sie geben viel und das, was sie können, mit hohem Einsatz im Sinne der Sache und oft (nicht immer) mit Erfolg. Da sie einfach da sind und Ihnen keine Arbeit machen, nehmen Sie ihre Leistung als selbstverständlich an und geben möglicherweise insgesamt zu wenig bestätigende, fördernde und anerkennende Rückmeldung. Das ist gefährlich: Irgendwann kann es passieren, dass diese Mitarbeitenden im Engagement nachlassen.

Die Konsequenz ist, dass Sie Ihre Mitarbeitenden kontinuierlich und systematisch im Alltag beobachten. Sonst finden sich Menschen plötzlich in Schubladen wieder, in die sie nicht hinein möchten. Oder sie haben das Empfinden, dass nur Teile ihrer Person betrachtet und in einseitiger Weise gedeutet, wichtige Eigenschaften oder Fähigkeiten aber übersehen werden.

[198] Zitiert nach Prof. Gerald Hüther auf einem Workshop am 28.01.2010 im Siemens Technopark Bruchsal

11.3.1.1 Kontinuierlich Feedback geben

Kontinuierliches Feedback soll Verbesserungspotenziale aufzeigen, Menschen in ihrem Handeln wahrnehmen, ihnen Hilfe geben, sie bestätigen, ihre Stärken vermehren, Lernprozesse und Veränderungen anregen. Durch Feedback machen Sie in der Einzelsituation deutlich, wie Sie die Unternehmenskultur umgesetzt sehen wollen.[199]

11.3.1.2 Vom Verbesserungspotenzial zum Kompetenzgewinn

In den Visiten werden noch bestehende Verbesserungspotenziale in Bezug auf den dokumentierten Pflegeprozess deutlich. Aus ihnen lässt sich ein klarer Personalentwicklungsbedarf für die Bezugspflegekräfte/Pflegeprozessmanager ableiten. So können Sie ganz gezielt, kleinschrittig und individuell passgenaue kleine Anleitungs-, Begleitungs- und Bildungsmaßnahmen festlegen. Das überfordert niemanden und wirkt sofort. Die betreffenden Mitarbeiter sind die Schlüsselpersonen rund um Ihren dokumentierten Pflegeprozess – aus diesem Grunde bedürfen sie besonderer Beachtung und Entwicklung. Hier ein Beispiel, wie individuelle Schwachstellen bei Darstellung des dokumentierten Pflegeprozesses in stärkende Personalentwicklungsmaßnahmen übersetzt werden (vgl. Tabelle 44).

Tabelle 44: Schwächen zu Stärken entwickeln

Bezugs-pflegekraft	Schwäche durch Visiten definiert	Personalentwicklungsmaßnahme
Vanessa Müller	Pflegerische Risiken sind nicht schlüssig dargestellt.	Praxisanleitung durch internen Pflegeprozess-Manager: 10 Bewohner werden besucht und »am Bett« die Risikoeinschätzung eingeübt.
Jeannette Schlüter	Pflegeprobleme und Ressourcen lückenhaft erfasst, Pflegemaßnahmen sind nicht nachvollziehbar geplant.	Eintägiges Seminar »Pflegeprozessplanung« bei einem externen Anbieter außerhalb der Einrichtung.
Maria dos Santos Pauli	Pflegerische Beobachtungen im Bericht nicht nachvollziehbar.	Fachbegleitung bei der Tour (ambulant) bzw. der morgendlichen Versorgung (stationär) zugewiesener Bewohner durch Praxisanleiter. Einüben der »Übersetzung« pflegerischer Beobachtungen auf den Pflegebericht.

Das Vorgehen ist sehr kleinteilig, vielleicht erscheint es Ihnen aufwendig. Aber letztlich ist es sehr erfolgreich, wirksam und effizient: In einem Zeitraum von sechs bis zwölf Monaten werden Sie damit nachhaltige Erfolge erzielen. Denn das ehrliche Benennen von noch bestehenden Veränderungsbedarfen und die gleichzeitige Beseitigung durch

---

199 Vgl. Radatz, S. (2009). Veränderung verändern. Das Relationale Veränderungsmanagement. Die zukunftsweisende 4. Schule des Veränderungsmanagements. Wien: Verlag systemisches Management, S. 5 ff.

konstruktive Maßnahmen bringt Sie – und vor allem Ihre Mitarbeiterin/Ihren Mitarbeiter qualitativ nach vorne und führt zu einer sicheren Darstellung des dokumentieren Pflegeprozesses in Ihrer Einrichtung.

11.3.1.3 Feedback wirkt – wenn Sie es richtig angehen!

Setzen Sie Ihre Feedbacks überlegt ein. Sie sollten – auch bei kritikwürdigen Anlassen – darin münden die betreffende Person zu bestätigen, ihre Stärken zu vermehren, Lernprozesse und Veränderungen anzuregen.

Deshalb sollten Sie jeden Tag die Ressourcenbrille aufsetzen und sehen, was ihren Mitarbeitenden (anscheinend) leichtfällt, was gelingt, was positiv ist, und vor allem, was ihnen Spaß macht. Und nicht vergessen: Sprechen Sie es aus! Lassen Sie sie spüren, dass Sie ihre Arbeit, ihr Bemühen, ihre Zuverlässigkeit überaus schätzen. Diese Leistungsträger tragen jeden Tag auch zu Ihrem Erfolg bei, stabilisieren Sie sie durch Anerkennung und Wertschätzung!

Damit Ihre Leistungsträger nicht in Routinearbeiten untergehen, sorgen Sie für ein Unterstützungsnetz. Verteilen Sie konsequent Aufgaben und Kompetenzen gemäß Potenzial an Teammitglieder, deren Zufriedenheit eher in diesem Bereich liegt. Dieser Prozess gelingt umso leichter, wenn auch sogenannte »einfache« Pflegetätigkeiten wie Körperpflege, Essen-Eingeben oder Abführmaßnahmen eine höhere Bedeutung und Wertschätzung von Führungspersonen in dem Sinne erfahren, dass sie wichtig für das Wohlbefinden der Klienten sind und Schaden von ihnen abwenden.[200]

11.4 Der Kompass und sein Nutzen in der praktischen Personalentwicklung

Um Ihnen das Auffinden von Potenzialen zu erleichtern, stellen wir Ihnen hier unseren Kompass mit verschiedenen Nutzungsmöglichkeiten unter dem Fokus der Gestaltung des Pflegeprozesses/Aufbau von Expertensystemen vor. Lesen Sie, was Sie mit den Ergebnissen der Kompassauswertungen ganz gezielt tun können, um Potenzialentwicklung zu betreiben.

Der komplette Kompetenzkompass kombiniert die Dimensionen des pflegerischen Handelns nach Olbrich[201] mit den Aspekten des von Knigge-Demal und Hundenborn speziell für die Pflege entwickelten deutschen Qualifikationsrahmens (DQR) – das würde den Rahmen dieses Buches zum Pflegeprozess sprengen. Lernen Sie hier mit Christa Olbrich die ersten Schritte des Kompasses kennen. Informieren Sie sich über weiterführende Hilfen, z. B. die Verknüpfung mit den Qualifikationsniveaus und die Umsetzung in EDV.[202]

---

[200] Vgl. Olbrich 2010, S. 57
[201] Olbrich 2010
[202] Siehe auch: Kämmer 2015, S. 177 ff.

Zentrale Botschaften des Kompetenzkompasses

1. Die Praxis prägt die Entwicklung einer Person. Machen Sie Angebote!
2. Es gibt klare Merkmale, um den Entwicklungsstand von Pflege- und Betreuungspersonen zu beschreiben. Lernen Sie sie erkennen!
3. Es gibt gezielte Interventionen. Setzen Sie sie individuell und handverlesen ein.
4. Eine (Weiter-)Entwicklung/Stärkung von Kompetenzen ist immer möglich. Der Maßstab ist individuell.

11.4.1 Pflegekompetenzmessung und -entwicklung nach Christa Olbrich

Damit sich ein/-e Mitarbeiter/-in als erfolgreich und kompetent erlebt, müssen sich Kompetenzen, Aufgaben und Verantwortung in der Organisation immer entsprechen.[203] Das bedeutet, dass für möglichst viele Mitarbeiter ein Arbeits- und Anforderungs-mix gestaltet werden soll und kann, der ihnen vom Grunde her entspricht und ihre Weiterentwicklung fördert. Damit diese Passung gelingt, gilt es, jeden Mitarbeitenden sorgfältig in den Blick zu nehmen.

Christa Olbrich beschreibt vier Dimensionen pflegerischen Handelns[204], die hierarchisch aufeinander aufbauen: Regelgeleitetes Handeln beruht auf der Anwendung von (Fach-) Wissen, es bildet die Basis für die Routine des Pflegealltags, auf der Stufe des situativ-beurteilenden Handelns tritt eine verstärkte Wahrnehmung hinzu, die auf den Klienten in seiner Gesamtsituation gerichtet ist. Darauf baut das reflektierende Handeln auf, in der die Pflegende sich selbst in das subjektive Geschehen einbindet. Danach wird aktiv-ethisches Handeln möglich, wenn Bedeutungen reflektiert und Werte anerkannt werden.[205] Die Dimensionen helfen uns, vor allem die praxisrelevanten Aspekte von Kompetenz besser fassen, definieren und in unserem Führungsverhalten gezielt berücksichtigen zu können.

Die vier Kompetenzdimensionen

1. Regelgeleitetes Handeln
2. Situativ-beurteilendes Handeln
3. Reflektierendes Handeln
4. Aktiv-ethisches Handeln

---

[203] Vgl. Ulrich, P. & Fluri, E. (1992). Management. Eine konzentrierte Einführung. Bern: Haupt, S. 122

[204] Vgl. Olbrich 2010, S. 67 ff.

[205] Ebd., S. 264

Da die Kompetenzdimensionen aufeinander aufbauen, können Sie Mitarbeitende gezielt dabei zu unterstützen, sich von einer zur nächsten Kompetenzstufe zu entwickeln.

Im Folgenden stellen wir die einzelnen Dimensionen mit ihren Merkmalen vor und beschreiben die Interventionsmöglichkeiten im betrieblichen Wissensmanagement.

11.4.1.1 Dimension 1: Regelgeleitetes Handeln

Sie gibt es in jedem Team, die Mitarbeitende, die den Pflegealltag mit seinen Aufgaben routiniert abwickelt, pünktlich kommt und geht, zuverlässig ist und keinen Anlass zu Beschwerden gibt. Souverän setzt sie das »alltägliche Programm« (Körperpflege, Essenreichen, Inkorunde) um. Sie erfüllt korrekt ihre Arbeiten – nicht mehr und nicht weniger. In der Kompetenzentwicklung bezeichnet man sie als »regelgeleitet handelnd«. Sie stabilisiert die Organisation und sichert das ab, was »immer schon da war«.

Regelgeleitetes pflegerisches Handeln stützt sich auf erworbenes Fachwissen. Wenn Pflegepersonen ihr Wissen und Können regelgeleitet anwenden, »verfügen sie über Prinzipien und wissen, was sie zum Beispiel bei bestimmten Erkrankungen, angeordneten Maßnahmen oder Pflegeproblemen der Reihe nach alles zu tun ist. Dieses pflegerische Tun orientiert sich an allgemeinen und speziellen Grundsätzen, die gelernt wurden und in den Lehrbüchern nachzulesen sind. Vielfach kann auf dieser Ebene auch auf Standards zurückgegriffen werden. In dieser Dimension sind auch Normen einbezogen, die [...] üblicherweise gültig sind. Das pflegerische Handeln wird an dem ausgerichtet, was die Kolleginnen auch tun würden.«[206]

Regelgeleitetes Handeln ist verankert in Routine. Sie ermöglicht, dass die Pflegepersonen sicher und präzise werden in der Ausführung ihrer Tätigkeiten. Motorisches und pragmatisches Geschick gehören zu ihrer Grundausrüstung. Schnelles, praktisches Handeln dient nicht nur einer effizienten Arbeitsleistung, sondern ist auch aus hygienischen oder fachlichen Gründen notwendig. Routine ist ein immanenter Bestandteil von Kompetenz, in gewisser Weise bildet sie die Basis für das weitere. Routine erfordert Übung, Zeit und Erfahrung, sie beinhaltet ritualisiertes Handeln, das jedoch kontinuierlich auf Sinn und Unsinn zu prüfen ist. Am ehesten entspricht diese Dimension des pflegerischen Handelns dem Prinzip der Funktionspflege, innerhalb der für die Pflege ganz bestimmte – auch zeitliche, generell genormte Regeln gelten (z.B. dass in einem bestimmten Zeitkorridor alle Klienten zu waschen, zu wiegen oder evaluieren sind).

Regelgeleitet handeln

Sich eng an festgelegten Abläufen orientieren.

[206] Ebd., S. 60

Es erfolgt keine Orientierung an der individuellen Situation der Klienten. Deshalb geht das Routinehandeln oft an den Bedürfnissen von alten Menschen vorbei, deren Potenziale sich ja oft dann erschließen, wenn ihnen individuell und persönlich begegnet wird.

Bezogen auf eine einzelne Tätigkeit sagt die Beschreibung »regelgeleitet« etwas über das Wie, über die Art/Qualität der Ausführung aus: Sie wird sicher und zuverlässig, jedoch eher schematisch und routiniert als personenbezogen und reflektiert ausgeführt.

Mitarbeitende, die regelgeleitet handeln, fragen sich häufig:

- Wann ist welche Arbeit in welcher Zeit und in welcher Reihenfolge optimal zu schaffen?
- Was ist zu tun?
- Wie wird die Pflege korrekt durchgeführt?

Sie fragen sich weniger:

- Was ist der Sinn der Tätigkeit?
- Wie sind Durchführung und Zeitpunkt für den Klienten am besten?
- Passt die Pflegeleistung zu diesem Zeitpunkt in die Bedürfnislage des Klienten, in seine Lebenssituation oder geht sie an seinem empfundenen Bedarf vorbei?

Mitarbeitende, die regelgeleitet handeln,

- hinterfragen Vorschriften und Anordnungen eher nicht, agieren aber durchaus selbständig innerhalb dieser Vorgaben;
- verantworten, dass sie ihre Handlungen fachgerecht ausführen;
- wenden ihr Wissen und ihre Fähigkeiten eher reaktiv als aktiv an;
- entwickeln Sicherheit bzw. Routine in der technisch genauen Ausführung und in schnellem effektiven Arbeiten;
- reflektieren in der Regel nicht ihre Erfahrungen und den vorgegebenen Rahmen;
- werden bei Rückmeldungen/Abweichungen eher nicht problemlosend aktiv, bleiben bei der Routine;
- besitzen die Fähigkeit, ihr Wissen auf einer methodisch handelnden Ebene anzuwenden.

Mitarbeitende, die regelgeleitet handeln, beschreiben ihre Arbeitsweise beispielsweise wie folgt:

- Ich arbeite gerne mit/in festen Strukturen und mit klaren Regeln.
- Ich liebe es, Dinge zu tun, die ich gut beherrsche.
- Es fällt mir eher schwer, von meinem einmal getroffenen Plan abzuweichen und die Prioritäten zu ändern.
- Auf mich ist Verlass. Ich tue das, was man mir sagt und wie man es mir gesagt hat.
- Am besten bin ich im praktischen Tun. Ich sehe gerne, was ich geschafft habe.

Pflegebezug in der Dimension des regelgeleiteten Handelns: Wissen anwenden können

Die Pflegeperson richtet ihr Handeln auf die pflegebedürftige Person. Sie ist das Objekt von Pflege.

Bedeutung des regelgeleiteten Arbeitens für die Gestaltung des Pflegeprozesses

Regelgeleitete Mitarbeitende ziehen praktisches Arbeiten Schreibarbeiten vor. Übermäßiges Nachdenken über Klienten ist nicht ihr Ding (»Man weiß doch, was wichtig ist!« – »Immer das Gleiche, was ansteht.«). Sinnverstehendes und hermeneutisches Deuten von Pflegesituationen und differenzierten Pflegebedarfen, wie es der Abstimmungsprozess im SIS-Bogen vorsieht, liegt ihnen (noch) nicht.

Für Sie in der Führungsverantwortung bedeutet das erst einmal: Vorsicht! Diese Mitarbeitergruppe kann nicht ohne Aufsicht Anleitung/engmaschige Überprüfung die Steuerung des Pflegeprozesses übernehmen, denn ein routinemäßiges Abarbeiten des Bogens gefährdet die sinnvolle Umsetzung. Das heißt: In der potenzialorientierten Betrachtung darauf achten, ob die Mitarbeitende den Wunsch (das WOLLEN) hat, sich hier zu entwickeln, ob die persönliche Begabung (das, was ihr leichtfällt) nicht eher in einer anderen Entfaltungsdimension liegt (z. B. einer eher technischen Richtung: Medikamenten- oder Wundmanagement, Hygiene o. Ä.)

Ein Vorteil der entbürokratisierten Dokumentation kommt Ihnen hier zugute: Da der Aufwand für und die Häufigkeit der Planungsarbeit im Pflegeprozess deutlich abnimmt, brauchen Sie auch nicht mehr jede Fachkraft zwingend in der Steuerung. Es gibt genug anderes Sinnvolles fachlich zu tun, ohne dass zwei Klassen von Fachkräften entstehen.

Bedeutung des regelgeleiteten Arbeitens für die Organisation

Regelgeleitete Mitarbeiter bilden eine stabile Basis in der Organisation: Sie tun das, was sie gelernt haben und was von ihnen erwartet wird.

Einschätzung

Die Erfahrung zeigt: Auch diese Mitarbeiter sind Potenzialträger. Mindestens 30 % von ihnen können mehr, bewusster, beflügelter und sinnstiftender arbeiten und damit die Ergebnisqualität in Ihrer Einrichtung/Ihrem Dienst verbessern. Achten Sie auf positive Ansätze in der Arbeit der betreffenden Person und geben Sie entsprechendes Feedback. Wo zeigt sich eine Entwicklung, z. B. hin zu einem situativ-beurteilenden Handeln?

Mitarbeiterentwicklung

Machen Sie den Weg für situatives Handeln frei. Unterstützen Sie die betreffende Person darin, Klienten- und Arbeitssituationen im Bewohnerkontakt umfassender wahrzunehmen und angemessener, individueller und flexibler darauf einzugehen. Entwerfen Sie gemeinsam ein Bild von ihrer Arbeit und ihren Erfolgen in den nächsten Monaten. Was möchte sie in den nächsten zwölf Monaten fachlich Neues ausprobieren und für sich entdecken?

11.4.1.2 Dimension 2: Situativ-beurteilendes Handeln

Am Morgen wird der gewohnte Ablauf in der Wohnküche jäh unterbrochen: Frau P. muss mit dem Rettungswagen ins Krankenhaus gebracht werden: Verdacht auf Herzinfarkt! Sie ist eine beliebte alte Dame; die Mitbewohner sind besorgt, ängstlich und irritiert: Wird alles gutgehen? Die Fachkraft, die Frau P. versorgt hat und nun mit den Tabletten von Tisch zu Tisch geht, greift die Stimmung auf und fasst die guten Wünsche in einer kurzen Fürbitte zusammen. Alle werden still. Die Bewohnerinnen nicken. Zuversicht wird spürbar: Auch in der Krise sind wir nicht allein. Wir stehen zusammen!

Nach dem Mittagessen setzt die Alltagsbegleiterin ihre Arbeitsprioritäten anders: Sie ermöglicht es allen Bewohnerinnen, auf einer Karte voller guter Wünsche zu unterschreiben, und kümmert sich darum, dass diese ins Krankenhaus gelangt.

Was die beiden gezeigt haben, ist situatives Handeln, das heißt: Sie haben ihre Routine unterbrochen und genau das getan, was in dieser Situation zur Stabilisierung der psychischen Situation der Gruppenmitglieder wichtig war.

Situativ-beurteilend handeln

Die Fähigkeit, Situationen fachlich einzuschätzen und in Hinblick auf die betroffenen Personen zu reflektieren.

Die Situation mit ihren Erfordernissen wird mit den Vorgaben (für die Fachkraft: zügiges Austeilen der Medikamente, für die Alltagsbegleiterin: heiteres Rätselraten) verglichen und angepasst.

Olbrich beschreibt es weiterführend so: »Es werden über die ganz konkrete Situation hinausführende Fragen gestellt: ›Was bedeutet diese ärztliche oder pflegerische Behandlung für den Patienten?‹, oder: ›Wie wirksam ist diese Methode?‹ Aufgrund dieser situativen Beurteilung kann auch mit zukünftigen Ereignissen antizipatorisch umgegangen werden. […] Diese Kategorie des situativ-beurteilenden pflegerischen Handelns findet ihren Ausdruck im Konzept des Pflegeprozesses und der Pflegeplanung […] Zusammenfassend kann situativ-beurteilendes Handeln als die Berücksichtigung der individuellen und einzigartigen Situation eines ganz bestimmten Patienten innerhalb seines Kontextes gesehen werden.«[207]

Situativ-beurteilende Mitarbeitende können sich in die pflegebedürftige Person und ihr Umfeld vertieft einfühlen und das Wesentliche wahrnehmen. Sie verfügen über entwickelte hermeneutische, analytische und planerische Fähigkeiten. Denn: Sie können Schlüsse aus Prozessen ziehen und zukunftsorientiert verarbeiten.

Mitarbeitende, die situativ-beurteilend handeln, fragen sich häufig:

- Wird das, was ich hier tue, dem Bedürfnis des Klienten gerecht?
- Werden seine Anliegen ausreichend berücksichtigt?
- Hilft ihm das, was wir leisten, ein Stück glücklicher oder zufriedener zu werden?
- Können wir mit veränderter Handhabung/verändertem Ablauf in seinem Sinne besser werden?

Sie fragen sich weniger:

- Was geht schneller? Wie komme ich mit dem geringsten Aufwand durch den Arbeitsberg? (Abgrenzung zum Routinedenken)?
- Was möchte ich lernen/verändern, um trotz des Arbeitsvolumens diesem herausfordernden Klienten besser helfen zu können?
- Wie kann ich besser (kommunizieren, handeln, meine Emotionen in den Griff bekommen), um …?

Mitarbeitende, die situativ-beurteilend handeln,

- erfassen und berücksichtigen die Gesamtsituation, nehmen nicht nur Einzelaspekte wahr;
- denken über Feinheiten in der Ausführung nach (z. B. eine Mitarbeiterin der Hauswirtschaft, die das täglich erforderliche Eiweißpräparat in wechselnde Komponenten einarbeitet, damit die immobile Bewohnerin Abwechslung beim Essen hat);
- beurteilen und bewerten das Geschehen;
- erfassen Situationen sowohl kognitiv als auch emotional;
- überdenken Möglichkeiten und Grenzen der Pflegeintervention;
- erfassen die Individualität des Bewohners sowie die Einzigartigkeit einer Situation;
- überprüfen und überdenken ihr Wissen und Können bei jeder Anwendung neu;
- ziehen die Bewohner selbst sowie ihr Umfeld in das Geschehen mit ein.

Mitarbeitende, die situativ-beurteilend handeln, beschreiben ihre Arbeitsweise beispielsweise wie folgt:

- Ich kann auch in stressigen Situationen das Wesentliche erkennen.
- Es fällt mir leicht, den Überblick zu haben.
- Ich achte darauf, die Klienten aktiv mit ihren aktuellen Bedürfnissen in die konkrete Pflegesituation einzubeziehen.

---

[207] Ebd.

- Ich hinterfrage die Wirksamkeit unseres Tuns sehr bewusst und passe mein Vorgehen an.
- Es fällt mir leicht, Planungen an neue Bedarfe anzupassen.

Pflegebezug in der Dimension des situativ-beurteilenden Handelns

vertieft einfühlen/wahrnehmen

Hier wird der Klient als Subjekt betrachtet, das heißt, er wird als Person in seiner Lebenswelt wahrgenommen. Die Pflegehandlungen geschehen in Interaktion, das bedeutet, dass die im Vorfeld geplanten Aufgaben in der konkreten Situation flexibel gehandhabt werden. Innerhalb des Pflegebezugs kommt es zur Partizipation, das heißt, die betroffene Person wird in ihre Pflege mit einbezogen.[208]

Bedeutung des situativ-beurteilenden Arbeitens für die Gestaltung des Pflegeprozesses

Mitarbeitende, die situativ-beurteilend handeln, eignen sich für die Steuerung des Pflegeprozesses: Bezogen auf die SIS sind sie in der Lage, das narrative Interview zu führen und die Maßnahmen zu planen. Hinsichtlich der Verfeinerung ihrer Reflexion bedürfen sie Ihres Pflegecontrollings, des individuellen und situationsadäquaten Feedbacks im Rahmen von Coaching.

Bedeutung des situativ-beurteilenden Arbeitens für die Organisation

Diese Mitarbeiter sind schon echte Leistungsträger. Sie sind in der Regel geeignet, Schichtleitungsaufgaben zu übernehmen, Tourenpläne vorausschauend zu aktualisieren, zu steuern, Arbeitsprozesse zu reflektieren und komplexere Pflegesituationen zu bewältigen. Sie sind bestrebt, zuverlässig und fachlich adäquat bezogen auf einen Klienten in einer speziellen Einzelsituation zu handeln. Im Alltag fühlen wir uns als Leitungspersonen oft sicher, wenn situativ-reflektierende Mitarbeitende im Dienst sind, da sie mit Übersicht und Blick für die Einzelsituation ausgestattet sind.

Einschätzung

Auch hier wird es Mitarbeitende geben, die auf dieser Kompetenzstufe zufrieden arbeiten und nicht mehr wollen. Sie als Führungsperson sollten wieder genau hinschauen und sich fragen, bei wem das Potenzial bestehen könnte, sich in Richtung »reflektierendes Handeln« zu entwickeln und die Person darin unterstützen. Denn: Wenn das reflektierende Handeln Schritt für Schritt gestärkt wird, kann die Pflegeperson sich noch besser selbst einschätzen, steuern und einbringen. Sie wird kritikfähiger und

[208] Ebd., S. 118

selbstbestimmter, was einen deutlichen Qualitätssprung in ihrer Wirksamkeit in Team und Pflegesituation bedeutet.

Mitarbeiterentwicklung

Stärken Sie in kleinen Coachingsequenzen die Pflegeperson in Richtung Selbstreflexion und differenzierte Wahrnehmung des eigenen Handelns.

Fragestellungen:

- Wo sehen Sie Möglichkeiten, auf das, was Sie schon können aufzubauen und noch angemessener (feiner, differenzierter) auf … zu reagieren?
- Was kann ich als Ihre Leitungsperson tun, um Sie in Ihrer Arbeit an sich selbst zu unterstützen?)
- Hilfreiche Fragen zur Stärkung der Selbstreflexion können sein:
- Was hat die soeben erlebte Situation mit mir zu tun?
- Wie spreche ich über … (eine Situation/ein Problem/einen Klienten) und was beabsichtige ich damit?
- Wozu handele ich, wie ich handele?
- Was an meinem Handeln erlebe ich als sinnvoll?
- Wo sehe ich den Sinn in …?

Selbstreflexion

Selbstreflexion in dieser Form zu entwickeln, heißt, dass zu dem Wahrnehmungsfokus auf den Klienten und seine Situation auch verstärkt das Nachdenken über die eigene Person, Motivation und das eigene Handeln tritt.

11.4.1.3 Dimension 3: Reflektierendes Handeln

In der häuslichen Pflegesituation bei Familie Klers fühlt sich Pflegekraft Edita Torowski deutlich unwohl: Immer wenn sie mit dem im Haushalt lebenden Sohn die Mutter ins Bad begleitet, streift seine Hand wie zufällig ihre Brust oder ihr Gesäß. Ekel und Wut steigen in ihr auf – dieses übergriffige Verhalten erinnert sie an Vorfälle aus der eigenen Jugend.

Sie hat das Bedürfnis, dem Sohn auf die Finger zu hauen. In der kollegialen Beratung wird ihr geraten, ihre Beobachtung unter vier Augen dem Sohn zu schildern und ihn zu bitten, diese Berührungen zu unterlassen. Dabei achtet sie darauf, dass sie den Sachverhalt so formuliert, als seien die Berührungen unabsichtlich geschehene »Ausrutscher«.

Edita Torowski handelt reflektierend, indem sie eine in die Situation eingebundene Selbstreflexion vornimmt, sich Rat holt und professionell handelt. Sie beschimpft nicht, wertet nicht ab, sieht ihre eigene – durch ihre Vorgeschichte aktualisierte – Verletzlichkeit. Sie beschämt das Gegenüber nicht und verändert damit erfolgreich die Situation!

Christa Olbrich beschreibt reflektierendes Handeln wie folgt: »Die Pflegepersonen formulieren hier ihren Eigenbezug zu der Situation, z. B. was diese Pflege oder diese Aussage des Patienten ihnen bedeutet, wo sie selbst einen Sinn sehen, oder auch wo sie keinen Sinn in einer Vorgehensweise sehen. Sie können die Gefühle erkennen und artikulieren.«[209]

Reflektierendes Handeln

Innerhalb des reflektierenden Handelns ist nicht nur der Klient Gegenstand der Reflexion, sondern auch die eigene Person wird als Subjekt in das Geschehen mit einbezogen.

Mitarbeitende, die reflektierend handeln, weisen über die Qualitäten der ersten zwei Dimensionen hinaus zusätzliche Fähigkeiten auf. Sie

- nehmen die eigene Person bewusst wahr und beziehen sie in das Pflegegeschehen ein;
- können sich in andere sowie in sich selbst einfühlen, darüber nachdenken und dies auch artikulieren;
- begegnen den Bewohnern nicht auf der Ebene von Subjekt zu Objekt, sondern als Menschen, mit denen sie in einem zwischenmenschlichen Beziehungsprozess stehen.

Mitarbeitende, die reflektierend handeln, beschreiben ihre Arbeitsweise beispielsweise wie folgt:

- Es liegt mir, über mein Handeln nachzudenken.
- Ich nehme auch meine fachlichen Unsicherheiten bewusst wahr und arbeite daran sie abzustellen, hole mir bei Kollegen Rat.
- Ich liebe es, eigenverantwortlich zu handeln.
- Ich arbeite aktiv daran, meine Beziehungen zu anspruchsvollen und »schwierigen« Klienten zu verbessern.
- Die Werte der Charta sind wichtig für mein Handeln, ich messe mich täglich daran.

[209] Ebd., S. 62

Pflegebezug in der Dimension des reflektierenden Handelns: selbstreflexiv sein

In dieser Güte-Ausprägung bezieht sich die Pflegeperson auch selbst in die Beziehung ein. Ihre eigenen Gedanken, Ideen, Gefühle und Grenzen sind integrativer Teil der Pflegebeziehung, auch wenn sie sie nicht expliziert formuliert. Pflege ist interpersonaler Beziehungsprozess.

Bedeutung des reflektierenden Arbeitens für die Organisation

Reflektierende Mitarbeitende sind ein Segen für die Organisation, da sie im Team und in der Fachlichkeit hilfreiche Prozesse anleiten, unterstützen und vorleben. Sie zeichnen sich auch in schwierigen Situationen durch intersubjektives Vorgehen aus, sind in der Lage sich in andere sowie in sich selbst einzufühlen, sich adäquat in Pflegesituationen zu verhalten, tragfähige Lösungen zu finden, dialogfähig zu sein, zu argumentieren sowie fachlich adäquat tätig zu sein.

Einschätzung

Mitarbeitende, die reflektierend handeln, sind die Top-Kandidaten für die Expertenrolle Pflegeprozess/Einstufungsexperte, weil sie persönliche Lernprozesse vollzogen haben und voll-ziehen, die es ihnen ermöglichen, eine hohes Einfühlungsvermögen mit kritischer Reflexion der eigenen Werte und Vorstellungen zu verbinden, entsprechend fachlich zu handeln und zu argumentieren.

Mitarbeiterentwicklung

Ähnlich wie bei den vorherigen Güte-Ausprägungen (Dimensionen) der Pflegekompetenz wird es auch hier wieder Mitarbeitende geben, die auf dieser Kompetenzstufe zufrieden arbeiten und nicht mehr wollen. Und gerade, weil wir es hier schon mit Top-Kräften zu tun haben, sind Sie als Führungsperson ganz besonders gefragt, ihnen mögliche Wege zur persönlichen Excellence aufzuzeigen. Denn: Auf diesem Level geht es darum zu klären, ob die Mitarbeitende perspektivisch eher eine Fach- oder Führungskarriere einschlagen sollte. Und: Wie die Schritte dahin sind/wie diese aussehen könnten. Sehr hilfreich ist hier die Anwendung des weiterführenden Kompasses auf Basis der Qualifikationsniveaus, wo die Begabungstypen (z. B. Pflegegeneralist/-in, Organisator/-in, Beziehungspflegeexpertin, Hands-on-Pflege-Expertin) sich deutlich zeigen.

11.4.1.4 Dimension 4: Aktiv-ethisches Handeln

Pflege ist ein zutiefst ethisches Geschehen. Pflegende sind Anwälte der Klienten. Oder, wie Olbrich es ausdrückt: »Ethisches Handeln wird dann notwendig, wenn Werte der Patienten oder der Pflegeperson nicht beachtet oder verletzt werden, z. B. wenn der Wille eines Patienten nicht respektiert wird, wenn Patienten nicht ihr Recht bekommen, wenn die Würde des Menschen verletzt wird, wenn Gewalt angewendet wird, wenn das Sterben nicht akzeptiert wird, wenn Pflege nicht nach dem jetzigen Wissensstand ausgeführt werden kann oder die Gefühle von Pflegepersonen nicht geachtet werden.«[210]

Aktiv-ethisches Handeln

Kompetenz, ausgedrückt im aktiv-ethischen Handeln, bedeutet ein bewusstes Aufgreifen der Werte, die dem Gesamtgeschehen zugrunde liegen.

Zugrunde liegt eine Stärke der Person an sich: sich seiner sicher sein, entscheiden können, mitfühlend und einfühlend sein, mutig und engagiert, konstruktiv streiten und etwas vertreten, auch wenn es außerhalb der Routine oder gegen die Meinung anderer ist. Es handelt sich um eine Kompetenz, mit der die Pflegeperson ihre Autonomie ausdrückt und sich mit sich persönlich und beruflich als authentisch erlebt.

Mitarbeitende, die aktiv-ethisch handeln, weisen über die Qualitäten der ersten drei Dimensionen **zusätzliche Fähigkeiten** auf. Sie

- reagieren sensibel auf Ereignisse, in denen Patienten Unrecht erfahren, unwürdig behandelt werden, unnötig leiden oder nicht nach dem heutigen Stand der Pflege versorgt werden können;
- greifen bewusst die Werte bzw. Werteverletzungen, die einem Gesamtgeschehen zugrunde liegen, auf;
- können die erkannten Werte innerhalb der Pflege aktiv handelnd oder kommunikativ vertreten und für die Bewohner sichtbare Hilfe erreichen.

Mitarbeitende, die aktiv-ethisch handeln, beschreiben ihre Arbeitsweise beispielsweise wie folgt:

- Ich achte – auch gegen Routinen – sorgfältig darauf, dass Klienten nach dem allgemein anerkannten Stand des Wissens versorgt werden.
- Ich verfolge meine Vorstellungen von guter Arbeit konsequent, auch wenn es unbequem ist.
- Ich liebe es, eigenverantwortlich zu handeln.
- Kritische Situationen kann ich gut bewältigen.

---

210 Ebd., S. 64

Pflegebezug in der Dimension des aktiv-ethischen Handelns

Personal stark sein.

In dieser Dimension der Pflegekompetenz kommt zu der Subjektbeziehung noch eine aktiv gelebte Qualität der ethischen Orientierung hinzu. Es handelt sich um hervorragende Komponenten pflegerischer Beziehung, in der sich die Pflegende durch eine hohe Ich-Stärke ihres beruflichen Verständnisses und ihrer persönlichen und beruflichen Identität auszeichnet.

Bedeutung des aktiv-ethischen Arbeitens für die Organisation

Gerade komplexe, kritische und widersprüchliche Situationen sollten durch eine aktiv-ethische Pflegeperson begleitet werden. Sie sollte – wenn sie ihre Weiterentwicklung im Fachbereich sieht – in jedem Fall als Expertin, in der innerbetrieblichen Wissensvermittlung und in der Beratung von Kollegen zum Zuge kommen.

Einschätzung

Aktiv ethisch zu sein ist eine wichtige Voraussetzung, um zu einer Führungsperson zu werden, weil Führungspersonen den Mut brauchen, persönliche Verantwortung für die Veränderung von Regeln zu übernehmen. Hier ist die geschilderte personale Stärke ein zentrales Element.

Mitarbeiterentwicklung

Kompetenz auf diesem Level benötigt den passenden Rahmen: geeignete, d. h. optimale Unterstützung, Freiräume zur Gestaltung und zum Lernen und um Fehler zu machen, angemessene Entscheidungs-, Verantwortungs- und Anordnungskompetenzen und stimmige Anforderungen zur Gewährleistung des Flows.

11.5 Aufbau von Expertennetzen

Um die Entwicklung der Einrichtung nachhaltig und klug zu fördern, gilt es, Mitarbeitende in Netze der Verantwortung einzuweben. Ob sich dazu etwa Weiterbildung, Mentoring (Patenschaften durch erfahrene Experten/Führungspersonen) oder Coaching eignet, lässt sich am besten im Personalgespräch erörtern. Wichtig ist, dass Sie sich mit Ihren Führungspersonen um die Weiterentwicklung Ihrer Mitarbeitenden und den Aufbau kompetenzorientierter Teams kümmern. Nur wer seine Beschäftigten individuell fördert, wird von zufriedenen Mitarbeitern profitieren, die bestenfalls lange im Unternehmen bleiben.

Bei der Mitarbeiterentwicklung kommen neben Fort- und Weiterbildung, Hospitation, Kollegiale Beratung, Lern- und Problemlösungsgruppen, Projektarbeit, Rotation, Sonderaufträge, Workshops oder Coaching zur Anwendung. Ein Baustein zum

Einstieg in ein strukturiertes Kompetenz- und Talentmanagement kann die Etablierung eines internen Expertentums – aufbauend auf Ihre Arbeit mit dem Kompass – sein. Expertennetze können umfangreicher oder kompakter sein, das kommt auf Ihren Bedarf in der Organisation an. Ein sehr weit entwickeltes Netz stellt folgende Abbildung der St. Gereon Altenhilfe in Hückelhoven-Brachelen von Bernd Bogert und Gerd Palm dar.

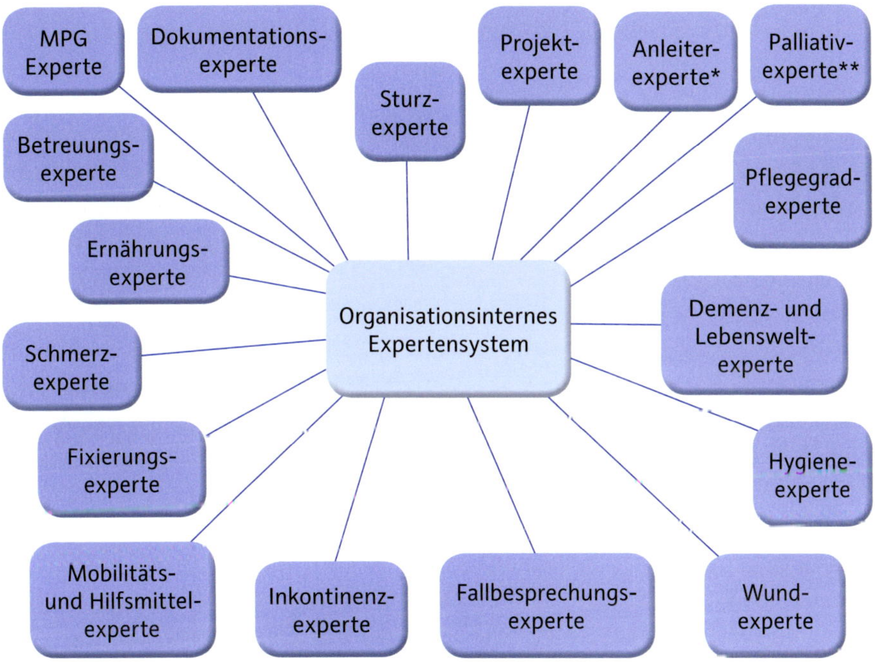

*
- Eigenständiger Besuch und Organisation von 2 fachbezogenen Fortbildungen
- Durchführung und Moderation Arbeitskreis Anleitung
- Durchführung und Moderation von Fallbesprechungen (Beginn Praxiseinsatz)
- Organisation und Monitoring von internen Schulungen
- Kollegiales Coaching
- Kommunikation und Kontakt zu internen Ausbildungskoordinatoren
- Konzeptionelle Weiterentwicklung aufgrund neuer Erkenntnisse aus dem Fachbereich

**
- Eigenständiger Besuch und Organisation von 2 fachbezogenen Fortbildungen
- Durchführung und Moderation Arbeitskreis Palliativ
- Durchführung und Moderation von mindestens 4 internen ethischen Fallbesprechungen
- Unterstützung und Monitoring bei allen Sterbeprozessen
- Kommunikation und Kontakt zu externen Kooperationspartnern
- Konzeptionelle Weiterentwicklung aufgrund neuer Erkenntnisse aus dem Fachbereich

Abb. 7: Organisationsinternes Expertensystem am Beispiel der St. Gereon Altenhilfe, Hückelhoven-Brachelen.

LITERATUR

Alfaro-LeFevre, R. (2010). Pflegeprozess und kritisches Denken. Praxishandbuch zum kritischen Denken, Lösen von Problemen und Fördern von Entwicklungsmöglichkeiten. Bern: Huber

Beikirch, E.; Kämmer, K. & Roes, M., BMG (Hrsg.) (2015). Handlungsanleitung (Version 1.1) zur praktischen Anwendung des Strukturmodells (ambulant/stationär), der integrierten Strukturierten Informationssammlung (SIS) mit der Matrix zur Risikoeinschätzung, der Maßnahmenplanung und der Evaluation sowie mit Hinweisen zum Handlungsbedarf auf der betrieblichen Ebene. Im Internet: https://www.ein-step.de/fileadmin/content/documents/Handlungsanleitung_zum_neuen_Strukturmodell.pdf

Beikirch E. et al., Projektbüro Ein-STEP (Hrsg.) (2015). Informations- und Schulungsunterlagen für Pflegeeinrichtungen und Multiplikatoren/innen, Version 1.0. Berlin

Benner, P.; Tanner, C. & Chesla, C. (2000). Pflegeexperten, Pflegekompetenz, klinisches Wissen und alltägliche Ethik. Bern: Huber

Blonski, H. (2014). Risikomanagement in der stationären Altenhilfe. Anforderungen., Methoden, Erfahrungen. Hannover: Schlütersche

BMG & BMFSFJ (Hrsg.); Wingenfeld K., Engels, D. et al. (2011). Entwicklung und Erprobung von Instrumenten zur Beurteilung der Ergebnisqualität in der stationären Altenhilfe. Bielefeld, K

Böcken J.; Braun, B.; Amhof, R. & Schnee, M. (Hrsg.) (2006). Gesundheitsmonitor 2006. Gesundheitsversorgung und Gestaltungsoptionen aus der Perspektive von Bevölkerung und Ärzten. Gütersloh: Bertelsmann

Bradberry, T. & Greaves, J. (2016). Emotionale Intelligenz 2.0. München: mvg

Brandenburg, H. (1998). Kooperative Qualitätssicherung aus der Perspektive der Pflegewissenschaft. In: Klie, T. (Hrsg.). Kooperative Qualitätssicherung in der geriatrischen Rehabilitation. Forschungs- und Projektbericht Nr. 15. Freiburg: Kontaktstelle für praxisorientierte Forschung e. V. an der Evang. Fachhochschule Freiburg, S. 52–77

DNQP (Hrsg.) (2013). Expertenstandard Sturzprophylaxe in der Pflege einschließlich Kommentierung und Literaturstudie. 1. Aktualisierung. Osnabrück

DNQP (2014). Expertenstandard nach § 113a SGB XI Erhaltung und Förderung der Mobilität in der Pflege. Abschlussbericht. Osnabrück

DNQP (Hrsg.) (2014a). Expertenstandard Erhaltung und Förderung der Mobilität. Osnabrück

DNQP (Hrsg.) (2015). Expertenstandard Schmerzmanagement in der Pflege bei chronischen Schmerz einschließlich Kommentierung und Literaturanalyse. Osnabrück

Ein-STEP (2016). Einführung des Strukturmodells zur Entbürokratisierung der Pflegedokumentation. Folienpräsentation zu den Informations- und Schulungsunterlagen (Version 1.2) des Projektbüros Ein-STEP, c/o IGES Gmbh Berlin

Fiechter, V. & Meier, M. (1981). Pflegeplanung. Eine Anleitung für die Praxis. Basel: RECOM

Franke, N. (2016). NBA und Pflegegrade. Hannover: Vincentz Network

Fry, S. T. (2008). Ethics in nursing practice. A guide to ethical decision making. International Council of Nurses. Oxford: o.V.

Gaßner, M. & Strömer, J. (2012). Im Dickicht der Standards verfangen –Haftungsrechtliche Sorgfaltspflichten in der Pflege. In: MedR (2012) S. 487 ff.

Geraedts, M. et al. (2014). Wie werden Pflegeeinrichtungen ausgewählt? In: Die Schwester/Der Pfleger, 53, 5. Melsungen: Bibliome

Goleman, D. (1997). Emotionale Intelligenz. München: dtv

Hasseler, M. & Wolf-Ostermann, K. (2010). Wissenschaftliche Evaluation zur Beurteilung der Pflege-Transparenzvereinbarungen für den ambulanten (PTVA) und stationären (PTVS) Bereich. Hamburg, Berlin

Heiber, A. (2016). Das SGB XI Beratungshandbuch 2016/2017.Hannover: Vincentz Network

Heiber, A. (2016a). Keine Panik! In: CAREkonkret vom 15.07.2016. Ausgabe 29. S. 3. Hannover Vincentz Network

Hüther, G. (2015). Die Macht der inneren Bilder. Wie Visionen das Gehirn, den Menschen und die Welt verändern. Göttingen: Vandenhoeck und Ruprecht

Kämmer, K. (2012). Pflegemanagement in Zeiten des Fachkraftmangels. Hannover: Vincentz

Kämmer, K. (2014). Personalentwicklung. Hannover: Schlütersche

Kämmer, K. (Hrsg.) (2015). Pflegemanagement in Altenpflegeeinrichtungen. Zukunftsorientiert führen, konzeptionell steuern, wirtschaftlich lenken. 6., vollständig überarbeitete Auflage. Hannover: Schlütersche

Käppeli, S. (2006). Das therapeutische Bündnis in Medizin und Pflege – wie lange noch? Ethique Le Journal. In: Schweizerische Ärztezeitung, 87. Jahrgang 26/2006, S. 26 f.

KDA (Hrsg.), Riesner, C., Müller-Hergl, C: & Mittag, M. (Übers.) (2012). »Wie geht es Ihnen?« Konzepte und Materialien zur Einschätzung des Wohlbefindens von Menschen mit Demenz. Informations- und Koordinierungsstelle der Landesinitiative Demenz-Service NRW. Im Internet: http://www.demenz-service-nrw.de/tl_files/Landesinitiative/Die%20Landesinitiative/Veroeffentlichungen/Band%203 %20fuer%20 WEB.pdf

König, Jutta (2011). Dokumentationswahnsinn in der Pflege – es geht auch anders: Mit fünf Bereichen alles erfassen und perfekt dokumentieren. Hannover: Schlütersche

König, J. (2016). Das neue Begutachtungsinstrument. Hannover: Schlütersche

Koloroutis, M. (Hrsg.) & Mischo-Kelling, M. (Hrsg. Der deutschsprachigen Ausgabe) (2011). Beziehungsbasierte Pflege: Ein Modell zur Veränderung der Pflegepraxis. Bern: Huber

Lay, R. & Menzel, B. (1999). Pflegeplanung – Pannenhilfe für eine pflegerische Verfahrensweise. In: PR-Internet [Pflege-]Pädagogik, 2. Jg., Ausgabe 2

Lay, R. & Brandenburg, H. (2002). Pflegeplanung – eine kritische Bestandsaufnahme. In: Psych Pflege 2002; 8: 149–152

Lennefer, J., Palm, G. (2012). Kooperationsmanagement in der Altenhilfe. Führungskultur in Zeiten von Fachkraftmangel, Leistungsorientierung und Transparenz. Marburg: Tectum

Mahlberg-Breuer, A. & Mybes, U. (2007). Pflegedokumentation stationär: Das Handbuch für die Pflegeleitung. Hannover: Vincentz

Marckmann, G. (2014). Hauptsache strukturiert – Modelle ethischer Fallbesprechungen im Vergleich. 10 Jahre Zentrale Mobile Ethikberatung im Klinikum Nürnberg. »Selbstbestimmung und Fürsorge«. Auf dem Weg zu guten Entscheidungen in schwierigen Situationen. Vortrag am 18.11.2014, Nürnberg. Im Internet: http://www.egt.med.uni-muenchen.de/personen/leitung/marckmann/materialien/vortragsfolien/nuernberg-18_11_14.pdf

Mayerhofer, B. & Janas, D. (2016). Aus Fehlern lernen. In: Altenheim 8/2016. Hannover: Vincentz

MDS & GKV-Spitzenverband (Hrsg.) (2014). Qualitätsprüfungs-Richtlinien Transparenzvereinbarung, Grundlagen der Qualitätsprüfungen nach § 114 ff. SGB XI in der stationären Pflege

MDS & GKV-Spitzenverband (2014a). Qualitätsprüfungs-Richtlinien, Transparenzvereinbarung. Grundlagen der Qualitätsprüfungen nach den §§ 114 ff. SGB XI in der ambulanten Pflege. Essen, Berlin

MDK & MDS (Hrsg.) (2015). Ergänzende Erläuterungen für Qualitätsprüfungen in Pflegeeinrichtungen nach den Qualitätsprüfungsrichtlinien – QPR bei Umsetzung des Strukturmodells zur Effizienzsteigerung der Pflegedokumentation. Version 3, S. 26. Im Internet: https://www.mds-ev.de/uploads/me

MDS (Hrsg.) (2016). Die Selbständigkeit als Maß der Pflegebedürftigkeit – Das neue Begutachtungsinstrument der sozialen Pflegeversicherung. Essen. S. 4. Im Internet: https://www.mds-ev.de/fileadmin/dokumente/Publikationen/SPV/Begutachtungsgrundlagen/Fachinfo_PSG_II.pdf

MDS & GKV (Hrsg.) (2016). Richtlinien zum Verfahren der Feststellung von Pflegebedürftigkeit sowie zur pflegefachlichen Konkretisierung der Inhalte des Begutachtungsinstruments nach dem Elften Buch des Sozialgesetzbuches (Begutachtungs-Richtlinien – BRi) vom 15.04.2016

Müller-Hergl, C. (o.J.) Fallbesprechung. Gerontopsychiatrie. Im Internet: http://www.klinik-viersen.lvr.de/media/lvr_klinik_viersen/fachpublikum/fachbeitraege/Fallbesprechung.pdf

Nolte, K. (2015): Sie sind am Zug. In: Altenpflege. Vorsprung durch Wissen. Dossier 04. Dokumentation: Das neue Strukturmodell: Wie es funktioniert und wie Sie es richtig umsetzen. S. 2. https://www.altenpflege-onli-ne.net/silver.econtent/catalog/vincentz/altenpflege/buecher_und_ebooks/themendossiers/altenpflege_dossier_04_dokumentation

Olbrich, C. (2010). Pflegekompetenz. 2. Auflage. Bern: Huber

Peplau, H. (1952/1991). Interpersonal Relations in Nursing. 3rd ed. New York: Springer Publishing Co.

Radatz, S. (2009). Veränderung verändern. Das Relationale Veränderungsmanagement. Die zukunftsweisende 4. Schule des Veränderungsmanagements. Wien: Verlag systemisches Management

Rommel, U. & Vittek, S. (2015). Erhebliches Potenzial. In: Altenpflege. Vorsprung durch Wissen. Dossier 04. Dokumentation: Das neue Strukturmodell: Wie es funktioniert und wie Sie es richtig umsetzen. Im Internet: https://www.altenpflege-online.net/silver.econtent/catalog/vincentz/altenpflege/buecher_und_ebooks/themendossiers/altenpflege_dossier_04_dokumentation

Rommel, U. & Endreß, M. (2015). Einschneidender Prozess. In: Altenpflege. Vorsprung durch Wissen. Dossier 04. Dokumentation: Das neue Strukturmodell: Wie es funktioniert und wie Sie es richtig umsetzen. Im Internet: https://www.altenpflege-onli-ne.net/silver.econtent/catalog/vincentz/altenpflege/buecher_und_ebooks/themendossiers/altenpflege_dossier_04_dokumentation

Rosenstiel, L. v. (2007). Grundlagen der Organisationspsychologie, 6. Auflage, Ulm: Schäffer-Poeschel

Roßbruch, R. (1988). Die Pflegedokumentation aus haftungsrechtlicher Sicht. In: PflegeRecht 1988, S. 126 ff.

Segmüller, T. (Hrsg.) (2015). Beraten, Informieren und Schulen in der Pflege. Ein Rückblick auf 20 Jahre Entwicklung. Frankfurt: Mabus

Steinkamp, N. & Gordijn, B. (2010). Ethik in Klinik und Pflegeeinrichtung. Ein Arbeitsbuch. Neuwied, Köln: Luchterhand

Stemmer, R. & Arnold, J. (2012). Kurzexpertise zur »Bewertung von Qualitätsindikatoren in der ambulanten und stationären Langzeitpflege« mit besonderer Berücksichtigung der vom Institut für Pflegewissenschaft der Universität Bielefeld entwickelten und erprobten Instrumente zur Beurteilung der Ergebnisqualität in der stationären Altenhilfe. Mainz

Sträßner, U. (2012). Rechtliche Anmerkungen zur Pflegedokumentation. In: PflegeRecht Heft 5/2012, S. 279 ff. (282/283)

Szabo, P. & Kim Berg, I. (2009). Kurz(zeit)coaching mit Langzeitwirkung. Dortmund: Borgmann

Ulrich, P. & Fluri, E. (1992). Management. Eine konzentrierte Einführung. Bern: Haupt

Wiese, U. (2009). Heimrechtliche Anordnung aufgrund von Dokumentationslücken. In: Pflegerecht, Heft 11/2009, S. 534 ff.

Wilkinson, J. M. (2012). Das Pflegeprozess-Lehrbuch. Bern: Huber

Wingenfeld, K. et al. (2011). Entwicklung und Erprobung von Instrumenten zur Beurteilung der Ergebnisqualität in der stationären Altenhilfe. Bielefeld/Köln

Yura, H. & Walsh, M. B. (1978). The Nursing Process. Assessing, Planning, Implementing, Evaluating. New York: Appleton-Century-Crofts

Zegelin, A. (2015). Alltag leben trotz Krankheit – pflegerische Unterstützung umfasst Informationen, Beraten und Schulen. In: Segmüller, T. (Hrsg.): Beraten, Informieren und Schulen in der Pflege. Ein Rückblick auf 20 Jahre Entwicklung. Frankfurt: Mabuse

REGISTER